新ME早わかり
Q&A

3 呼吸療法装置

編集 「新ME早わかりQ&A」編集委員会
編集担当 廣瀬 稔

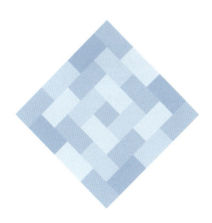

南江堂

■編 集

「新 ME 早わかり Q & A」編集委員会

○峰島三千男　みねしま みちお　　（「1. 血液浄化装置」編集担当）
　見目　恭一　けんもく きょういち　（「2. 人工心肺・補助循環装置」編集担当）
　廣瀬　稔　ひろせ みのる　　　　（「3. 呼吸療法装置」編集担当）
　加納　隆　かのう たかし　　　　（「4. 治療機器」編集担当）
　嶋津　秀昭　しまづ ひであき　　（「5. 生体計測装置」編集担当）
　小野　哲章　おの のりあき　　　（「6. 医療機器安全管理」編集担当）
　（○：代表）

■「3. 呼吸療法装置」編集担当

　廣瀬　稔　ひろせ みのる　　　　北里大学医療衛生学部医療工学科臨床工学専攻教授

■執 筆（執筆順）

　新井　正康　あらい まさやす　　北里大学医学部附属新世紀医療開発センター，集中治療医学教授
　廣瀬　稔　ひろせ みのる　　　　北里大学医療衛生学部医療工学科臨床工学専攻教授
　塚尾　浩　つかお ひろし　　　　北里大学医療衛生学部医療工学科臨床工学専攻講師
　木下　春奈　きのした はるな　　北里大学病院 ME 部係長
　東條　圭一　とうじょう けいいち　北里大学病院 ME 部技師長
　内藤　亜樹　ないとう あき　　　北里大学病院看護部集中ケア認定看護師
　森安　恵実　もりやす めぐみ　　北里大学病院集中治療センター RST・RRT 室集中ケア認定看護師
　大谷　尚也　おおたに なおや　　北里大学病院集中治療センター RST・RRT 室集中ケア認定看護師
　齊藤　耕平　さいとう こうへい　北里大学病院看護部集中ケア認定看護師
　早速　慎吾　はやみ しんご　　　北里大学病院 ME 部主任
　田村美沙紀　たむら みさき　　　北里大学病院 ME 部主任
　堀江千恵子　ほりえ ちえこ　　　北里大学病院看護部集中ケア認定看護師
　飯島　光雄　いいじま みつお　　北里大学東病院 ME 部主任
　髙倉　照彦　たかくら てるひこ　亀田総合病院医療技術部 ME 室室長
　藤井　正実　ふじい まさみ　　　北里大学病院 ME 部係長
　中村　恭子　なかむら きょうこ　北里大学病院 ME 部主任
　古平　聡　こひら さとし　　　　北里大学病院 ME 部副技師長
　立野　聡　たての さとし　　　　北里大学病院 ME 部主任

シリーズ刊行にあたって

科学技術の進歩に伴い，新しい医療技術，医療機器が開発され，やがて診断や治療に応用される．近代医療にとって医療技術，医療機器は不可欠な存在であり，今後ますますその重要性を増していくことであろう．これらの基礎となる学問体系がいわゆる ME（medical engineering）である．文字どおり医学と工学との学際領域であり，関連する双方の知識をともに理解する必要がある．ME の基礎となる医学と工学をそれぞれ勉強し，医療の現場で働く医療国家資格を定めたのが 1987（昭和 62）年に制定された臨床工学技士法である．

透析装置や人工心肺装置に代表されるようなハイテク医療機器の操作は，医師や看護師ではなく臨床工学技士が担当する時代となってきている．このような機器の原理，操作技術などの系統だった教育を受けていないスタッフが操作すること自体リスクを負っていると考えるべきで，医師は診療の主たる行為（診断，治療計画の策定，指示など），看護師は患者のケアといった本来の業務に集中するほうが，医療安全やリスクマネジメントの面でも有効と考えられる．

一方，医療は常に変化する．周辺科学技術の進歩には目を見張るものがあり，医療スタッフは技術の進歩に柔軟に対応できる能力を身につけておく必要がある．透析や体外循環といった実際の臨床に使用されている治療機器・装置に関する知識・技術を習得するのは当然であるが，新規医療機器や技術に基づく新しい治療が台頭したときに右往左往することのないよう，基礎知識やスキルをしっかりと身につけておく必要がある．

「新 ME 早わかり Q＆A」シリーズは，その前身である「ME 早わかり Q＆A」シリーズをリニューアルしたものである．旧シリーズが 1986 年に発刊されて以来，実に約 30 年ぶりの刷新となるが，改訂の動機は単に内容が古くなっただけではなく，今なお，一部の学校の教科書として根強く利用されており，教育現場からのニーズに応えるためでもある．

本シリーズの特徴は，Q＆A 方式をとって実務に直結した具体的な説明を主としながらも，その内容は細部にわたっており，基礎的なところから順番に読んでいけば教科書としての役割を十分果たしている点であろう．また，目次の項目がクエスチョン（Q）となっているため事典のように利用することも可能である．特に応用的な項目の Q に対するアンサー（A）についてはかなり臨床的な記述となっており，現場で働く医療スタッフがみずからの知識を確認する際，十分利用できるようになっている．

本シリーズは，血液浄化装置，人工心肺・補助循環装置，呼吸療法装置，治療機器，生体計測装置などを機器の種類別にまとめるほか，医療機器の安全管理については別に 1 巻をあてる予定である．いずれも基礎的な内容から臨床の最前線に関するものまで網羅的に取り上げる編集方針としている．本シリーズを通じて ME に精通した医療スタッフが一人でも増え，最善の医療を提供するとともに，医療安全に少しでも貢献できれば望外の喜びである．旧シリーズ同様，臨床工学技士を目指す学生および臨床工学技士をはじめとする医療スタッフに長く愛読していただくことを願っている．

2015 年 11 月

「新 ME 早わかり Q＆A」編集委員会 代表 峰島三千男

編集の序

　人工呼吸器を駆使して行われる呼吸管理は，約60年前に気道内陽圧換気法による人工呼吸器が開発されて以来，臨床・研究の積み重ねと工学技術の進歩によって機器性能や安全性が著しく向上しています．以前は，人工呼吸器は集中治療室や手術室などの限られた場所で使用されていましたが，現在では一般病棟や在宅医療でも日常的に汎用されています．

　しかし，この人工呼吸器は誰もが簡単に操作できるわけではなく，ヒトの呼吸や循環などの機能（呼吸生理学），人工呼吸器などの機能や特性，そして的確な操作方法と保守点検，およびトラブル対応などの理解と十分な訓練ができている医療者により操作が行われることが重要です．また，過去に起こった事故事例をみると，事故原因の多くは使用上の簡単な操作ミスや確認ミスであり，人工呼吸器などに関する基礎的な部分の理解がいまだ不十分であるといわれています．今後も複雑かつ多様化する一方で，このような状況で使用される傾向は益々強くなると考えます．

　このような背景から，本書『新 ME 早わかり Q＆A シリーズ 3．呼吸療法装置』は，前身である『ME 早わかり Q＆A シリーズ 2．人工呼吸器・麻酔器』が 1987 年に発行されて以来 31 年ぶりの改訂になります．本書は前書の Q＆A 形式を承継しており，クエスチョン（Q）は前書の項目を基本として，基礎的な内容から新たに登場した臨床の最前線での項目を追加して，人工呼吸療法を中心とした 157 の Q を取り上げました．また解説については，人工呼吸療法に初めて関わる医療者の方，医療者を目指す養成校の学生さんにも理解できるように，「分かりやすい解説にする」ということを心がけて，各執筆者に丁寧に解説していただきました．

　読者の皆様が医療者として今後も活躍されるなかで，本書を十分活用していただき，その結果が人工呼吸療法や酸素療法など呼吸療法の質の向上と医療安全向上に繋がれば，編者にとってこの上ない喜びです．

　最後に，お忙しいなか本書の企画趣旨にご賛同いただき，執筆を快く引き受けていただきました執筆者の方々に改めて感謝申し上げます．また，膨大な編集作業にもかかわらず辛抱強くご尽力いただきました株式会社南江堂の諸氏に心から深謝申し上げます．

2018 年 8 月

廣瀬　稔

目　次

Ⅰ．人工呼吸器

1．人工呼吸器を理解するための基礎知識—呼吸の仕組みと呼吸不全

- Q1. 呼吸の目的は何ですか……………………………………………新井　正康　**2**
- Q2. 換気の仕組みについて教えてください………………………………新井　正康　**3**
- Q3. 肺気量分画と肺容量について教えてください………………………新井　正康　**5**
- Q4. ガス交換（拡散）の仕組みについて教えてください………………新井　正康　**7**
- Q5. 換気と血流の関係を教えてください…………………………………新井　正康　**10**
- Q6. 呼吸不全と人工呼吸の適応について教えてください………………新井　正康　**11**
- Q7. 人工呼吸で呼吸不全は治せないのでしょうか………………………新井　正康　**14**
- Q8. 呼吸状態の見方を教えてください……………………………………新井　正康　**15**
- Q9. 血液ガス分析でわかることは何ですか………………………………新井　正康　**16**
- Q10. 酸塩基平衡について教えてください…………………………………新井　正康　**20**
- Q11. 酸素解離曲線とは何ですか……………………………………………新井　正康　**23**
- Q12. 肺と組織間のガス運搬（酸素，二酸化炭素）について教えてください…………新井　正康　**24**
- Q13. 高濃度酸素による合併症について教えてください…………………新井　正康　**26**
- Q14. 胸部 X 線像の見方の基本事項について教えてください……………新井　正康　**27**
- Q15. 急性呼吸促迫症候群（ARDS）について教えてください……………新井　正康　**29**
- Q16. 慢性閉塞性肺疾患（COPD）について教えてください………………新井　正康　**30**

2．人工呼吸器の原理と構造

- Q17. 人工呼吸器とはどのようなものですか………………………………廣瀬　稔　**33**
- Q18. 人工呼吸器を使用するための使用環境条件がありますか…………廣瀬　稔　**36**
- Q19. 人工呼吸器の基本構成を教えてください……………………………廣瀬　稔　**37**
- Q20. 人工呼吸器（陽圧換気）の動作原理を教えてください……………廣瀬　稔　**39**
- Q21. 非再呼吸式の意味を教えてください…………………………………廣瀬　稔　**41**
- Q22. 自発呼吸と人工呼吸（陽圧換気）の生理学的な違いを教えてください………廣瀬　稔　**41**
- Q23. 陽圧換気が及ぼす循環器系への影響について教えてください……廣瀬　稔　**43**
- Q24. 陽圧換気が及ぼす呼吸器系への影響について教えてください……廣瀬　稔　**44**
- Q25. 人工呼吸器の酸素濃度調節機構を教えてください…………………廣瀬　稔　**46**
- Q26. 吸気努力の検知方法（トリガ）について教えてください…………廣瀬　稔　**48**
- Q27. デマンドバルブ方式や回路内定常流方式の特徴を教えてください………廣瀬　稔　**50**
- Q28. なぜ加温加湿器が必要なのですか……………………………………塚尾　浩　**50**
- Q29. 相対湿度と絶対湿度について教えてください………………………塚尾　浩　**53**
- Q30. 加温加湿器の 1 日に必要な水分量はどの程度ですか………………塚尾　浩　**54**
- Q31. 人工鼻とは何ですか……………………………………………………塚尾　浩　**55**
- Q32. 呼吸回路の特徴を教えてください……………………………………塚尾　浩　**57**
- Q33. 小児用人工呼吸器の特徴は何ですか…………………………………塚尾　浩　**57**
- Q34. 人工呼吸器にはどのようなアラームが装備されていますか………塚尾　浩　**58**

vii

Q35. 人工呼吸療法の実施に必要な設備があれば教えてください……………塚尾　浩　59

3. 換気モード―どんな換気が行えるのでしょうか

Q36. 換気方式について教えてください………………………………………塚尾　浩　61

Q37. 量規定と圧規定の違いは何ですか…………………………………………塚尾　浩　63

Q38. 呼気終末陽圧（PEEP）と持続気道陽圧（CPAP）の違いについて教えてください
………………………………………………………………………………塚尾　浩　64

Q39. 吸気終末休止（EIP）とは何ですか．どのように設定すればよいですか…………塚尾　浩　65

Q40. 同期式間欠的強制換気（SIMV）について教えてください…………………塚尾　浩　66

Q41. 圧支持換気（PSV）について教えてください………………………………塚尾　浩　67

Q42. 二相性陽圧換気（BIPAP）について教えてください………………………塚尾　浩　68

Q43. 気道内圧開放換気（APRV）ついて教えてください…………………………塚尾　浩　69

Q44. 吸気呼気比逆転換気（IRV）について教えてください………………………塚尾　浩　70

Q45. 分離肺換気（DLV）について教えてください…………………………………塚尾　浩　70

Q46. 高頻度換気（HFV）について教えてください………………………………塚尾　浩　71

Q47. 非侵襲的陽圧換気（NPPV）について教えてください………………………塚尾　浩　71

Q48. NPPV の代表的な換気モードを教えてください………………………………塚尾　浩　73

4. 使用の実際

Q49. 人工呼吸療法の開始基準を教えてください……………………………………新井　正康　75

Q50. 目標とする換気条件を教えてください…………………………………………新井　正康　76

Q51. 人工呼吸器の初期設定はどのようにすればよいですか……………………新井　正康　78

Q52. 疾患別の人工呼吸器の選択について教えてください………………………新井　正康　80

Q53. アラーム設定の目安を教えてください…………………………………………木下　春奈　82

Q54. 回路内の適正な温度や湿度の設定方法について教えてください…………木下　春奈　84

Q55. パルスオキシメータの使用目的は何ですか……………………………………東條　圭一　86

Q56. カプノメータの使用目的は何ですか……………………………………………東條　圭一　89

Q57. 経皮的ガス分圧モニタで何がわかりますか……………………………………東條　圭一　91

Q58. 人工呼吸器装着時の注意点を教えてください……………内藤　亜樹・森安　恵実　93

Q59. 人工呼吸器装着中の観察のポイントは何ですか…………内藤　亜樹・森安　恵実　95

Q60. PaO_2 を調整するにはどのようにすればよいですか……………………………森安　恵実　97

Q61. $PaCO_2$ を調整するにはどのようにすればよいですか…………………………森安　恵実　99

Q62. PEEP はどのように決定すればよいですか………………大谷　尚也・森安　恵実　101

Q63. EIP はどのように決定すればよいですか…………………大谷　尚也・森安　恵実　103

Q64. 気管チューブのカフ圧の管理はどうすればよいですか…………齊藤　耕平・森安　恵実　104

Q65. 挿管し人工呼吸器を使用している患者の体位変換を行う際の注意点は何ですか
………………………………………………………齊藤　耕平・森安　恵実　106

Q66. ウィーニングの進め方を教えてください…………………齊藤　耕平・森安　恵実　108

Q67. 在宅人工呼吸療法の適応について教えてください…………………………早速　慎吾　111

Q68. 在宅人工呼吸療法実施時の注意点を教えてください………………………早速　慎吾　114

5. 換気力学について理解しよう

Q69. 換気力学とはどういうことですか………………………………………………廣瀬　稔　116

Q70. コンプライアンスについて教えてください……………………………………廣瀬　稔　118

Q71. 動的コンプライアンス・静的コンプライアンスとは何ですか………………廣瀬　稔　119

viii　目　次

Q72.　気道抵抗とは何ですか……………………………………………………廣瀬　稔 **121**
Q73.　人工呼吸中の気道内圧値はどのようにあらわせますか…………………廣瀬　稔 **122**
Q74.　グラフィックモニタの基本的な見方と評価方法について教えてください………廣瀬　稔 **123**
Q75.　グラフィックモニタであらわされるループ波形の見方と評価法について教えてください
　　　　………………………………………………………………………廣瀬　稔 **126**
Q76.　回路内コンプライアンスとは何ですか……………………………………廣瀬　稔 **128**

6.　トラブルと対処法

Q77.　人工呼吸器のトラブルと対処法について教えてください…………………東條　圭一 **130**
Q78.　気道内圧異常・換気量異常・加湿異常について教えてください……………木下　春奈 **134**
Q79.　バッグバルブマスクとジャクソンリース回路の構造と特徴を教えてください……田村美沙紀 **138**
Q80.　手動換気時の注意点について教えてください………………………………田村美沙紀 **139**
Q81.　呼吸療法サポートチーム（RST）について教えてください………………早速　慎吾 **140**

7.　人工呼吸中の患者管理

Q82.　人工呼吸管理中の感染防止策について教えてください……………………新井　正康 **143**
Q83.　人工呼吸中の肺損傷発生要因を教えてください……………………………新井　正康 **144**
Q84.　肺保護戦略による人工呼吸管理とはどのようなことですか………………新井　正康 **146**
Q85.　肺リクルートメント法とはどのようなものですか…………………………新井　正康 **149**
Q86.　気管挿管に伴う合併症を教えてください……………………………………新井　正康 **150**
Q87.　気管切開の適応と合併症を教えてください…………………………………新井　正康 **152**
Q88.　気管吸引の適応・方法・注意点を教えてください………………堀江千恵子・森安　恵実 **153**
Q89.　患者と人工呼吸器との非同調の原因と対応について教えてください
　　　　…………………………………………………………堀江千恵子・森安　恵実 **155**
Q90.　nasal CPAP の適応と使用上の注意点を教えてください……………大谷　尚也・森安　恵実 **158**
Q91.　肺内パーカッション療法とは何ですか………………………………………早速　慎吾 **160**

8.　人工呼吸器に関する保守点検

Q92.　日常点検の方法について教えてください……………………………………田村美沙紀 **163**
Q93.　フィルタ交換はどの程度で行うべきでしょうか……………………………田村美沙紀 **167**
Q94.　定期点検の方法を教えてください……………………………………………木下　春奈 **168**
Q95.　定期点検に必要な測定器を教えてください…………………………………木下　春奈 **172**
Q96.　人工呼吸器や呼吸回路の滅菌や消毒方法について教えてください………木下　春奈 **174**
Q97.　呼吸回路の交換の目安がありますか…………………………………………木下　春奈 **175**

Ⅱ.　酸素療法用機器

1.　原理・基礎

Q98.　低酸素血症とはどのような状態ですか………………………………………新井　正康 **178**
Q99.　酸素療法の目的と適応を教えてください……………………………………新井　正康 **181**
Q100.　酸素療法の方法（低圧酸素療法・高気圧酸素療法）について教えてください……飯島　光雄 **182**
Q101.　ハイフローセラピーとは何ですか……………………………………………飯島　光雄 **184**
Q102.　酸素流量計の種類と構造について教えてください…………………………飯島　光雄 **185**
Q103.　酸素療法の合併症を教えてください…………………………………………新井　正康 **187**

2. 低圧酸素療法用機器

Q104. 低圧酸素療法に用いられる器具にはどのようなものがありますか………飯島 光雄 **190**

Q105. ベンチュリマスクの原理を教えてください………………………………飯島 光雄 **193**

Q106. 酸素療法用機器の取り扱い上の注意点を教えてください……………………飯島 光雄 **195**

Q107. 酸素の加湿は必要ですか……………………………………………………飯島 光雄 **197**

Q108. ボンベの塗色と保管方法を教えてください…………………………………飯島 光雄 **198**

Q109. ボンベ用圧力調整器の構造を教えてください………………………………飯島 光雄 **200**

3. 高気圧酸素療法装置

Q110. 原理について教えてください…………………………………………………髙倉 照彦 **202**

Q111. 適応について教えてください…………………………………………………髙倉 照彦 **203**

Q112. 治療装置の構造を教えてください……………………………………………髙倉 照彦 **205**

Q113. 高気圧酸素治療室の設置基準について教えてください……………………髙倉 照彦 **208**

Q114. 絶対気圧とゲージ圧について教えてください………………………………髙倉 照彦 **209**

Q115. 一般的な治療の工程（加圧・減圧プログラム）を教えてください………髙倉 照彦 **210**

Q116. 治療前の確認項目を教えてください…………………………………………髙倉 照彦 **211**

Q117. 治療中・治療後の確認ポイントを教えてください…………………………髙倉 照彦 **212**

Q118. 治療中の合併症はありますか…………………………………………………髙倉 照彦 **212**

Q119. 治療装置や湿潤器の消毒方法について教えてください……………………髙倉 照彦 **213**

Q120. 酸素マスクの選択基準はありますか…………………………………………髙倉 照彦 **214**

Q121. メディカルロックや緊急遮断弁の役割について教えてください…………髙倉 照彦 **214**

Q122. 装置内の温湿度制御や換気制御について教えてください…………………髙倉 照彦 **215**

Q123. 第2種治療装置の消火設備について教えてください………………………髙倉 照彦 **216**

Q124. 第2種治療装置に装備しなければいけない備品には，どのようなものがあるのでしょうか

…………………………………………………………………………髙倉 照彦 **216**

Q125. 治療中に使用する椅子・ストレッチャーなどに選択基準はありますか…………髙倉 照彦 **217**

Q126. ペースメーカや植込み型除細動器（ICD）の植込み患者の治療は可能ですか……髙倉 照彦 **217**

Q127. 装置内で使用できるME機器について教えてください……………………髙倉 照彦 **218**

Q128. 治療中に装置の異常警報が出ました．対処方法を教えてください………髙倉 照彦 **219**

4. 在宅酸素療法用装置

Q129. 適応基準を教えてください……………………………………………………廣瀬 稔 **221**

Q130. 在宅酸素療法での酸素供給装置について教えてください…………………廣瀬 稔 **222**

Q131. 呼吸同調装置の役割は何ですか………………………………………………廣瀬 稔 **223**

Q132. 酸素濃縮器の原理と構造・特徴について教えてください…………………廣瀬 稔 **224**

Q133. 酸素濃縮器のトラブル対策とメンテナンスについて教えてください……廣瀬 稔 **226**

Q134. 酸素ボンベの航空機への持ち込みはできますか……………………………廣瀬 稔 **227**

Ⅲ. 吸入療法用機器

1. 吸入療法の基礎

Q135. 吸入療法の目的は何ですか……………………………………………………藤井 正実 **230**

Q136. エアロゾルの大きさと沈着部位に関係はありますか………………………藤井 正実 **231**

Q137. 給湿方法（方式）と使用する装置の原理構造を教えてください…………藤井 正実 **232**

x 目 次

Q138. 使用される薬剤を教えてください……………………………………藤井 正実 **234**

2. 吸入療法装置

Q139. 吸入療法に用いる装置の原理や構造を教えてください………………中村 恭子 **237**

Q140. 定量吸入器の仕組みと使用方法を教えてください……………………中村 恭子 **240**

Q141. 超音波ネブライザの保守について教えてください……………………中村 恭子 **242**

Ⅳ. 麻酔器

Q142. 麻酔器の使用目的は何ですか………………………………………古平 聡 **246**

Q143. 麻酔器の構造を教えてください………………………………………古平 聡 **247**

Q144. 循環方式の分類と違いを教えてください……………………………古平 聡 **251**

Q145. 麻酔器に組み込まれている安全機構を教えてください……………古平 聡 **252**

Q146. 気化器の原理と構造を教えてください………………………………古平 聡 **254**

Q147. 酸素フラッシュや APL 弁の役割は何ですか………………………立野 聡 **256**

Q148. 二酸化炭素吸収剤の効果と交換の目安を教えてください…………立野 聡 **257**

Q149. 麻酔器の日常点検の方法を教えてください…………………………立野 聡 **258**

Q150. 呼吸回路のリークテストの方法を教えてください…………………立野 聡 **261**

Q151. 麻酔ガス排除システムの必要性と仕組みについて教えてください……………立野 聡 **263**

Ⅴ. 医療ガス

Q152. 医療ガス配管端末器の供給圧や供給流量はどの程度ですか…………………廣瀬 稔 **266**

Q153. 医療ガスに関連する警報装置を教えてください……………………廣瀬 稔 **267**

Q154. 配管端末器のピン方式について教えてください……………………廣瀬 稔 **267**

Q155. 医療ガス配管の識別色を教えてください……………………………廣瀬 稔 **268**

Q156. ボンベの塗色区分と検査について教えてください…………………廣瀬 稔 **269**

Q157. 医療ガス安全管理委員会について教えてください…………………廣瀬 稔 **270**

索 引 ——————————————————————————————— **271**

I

人工呼吸器

I．人工呼吸器

人工呼吸器を理解するための基礎知識—呼吸の仕組みと呼吸不全

Q1 呼吸の目的は何ですか

　生き物が生命を維持するためには，各臓器やその組織が生きており，その臓器，組織が特有の機能を発揮する必要があります．そのためには，それを構成する細胞1つひとつが生きており，細胞自体の生命や機能を維持するために必要なエネルギーが産生されなければなりません．このエネルギー産生には酸素が必要であり，細胞内に取り込まれた酸素により，細胞質内のTCA回路を通してアデノシン三リン酸（ATP）が産生され，さらにこのATPがミトコンドリアの電子伝達系で，水素イオン（H^+）を放出して，そのかたちをアデノシン二リン酸（ADP）やアデノシン一リン酸（AMP）に変換させていきながら（酸化），エネルギーを産生していくことになります（図1）．このように生体のエネルギーとは，代謝基質のもつ化学的エネルギーが，水素イオンの放出などのさまざまな生化学的な化学反応を経て，異なったかたちに変化していくことによって得られると考えられています（bioenergics）．そして，その結果老廃物として二酸化炭素が産生されます．
　このような現象を維持するためには，生体は外界から酸素を取り込み細胞に届けられな

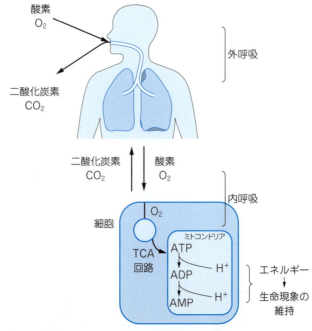

図1　細胞のbioenergicsと外呼吸と内呼吸

ければなりません．酸素は，①気道系，②呼吸器系，③循環器系，④代謝系の各系統を経て，細胞内に達します．さらに，逆の経路を経て二酸化炭素を排出する必要があります．酸素を取り込み，二酸化炭素を排出することを大まかに呼吸といいます．厳密には，呼吸は外呼吸と内呼吸に分けられます（図1）．内呼吸とは，細胞が細胞内に酸素を取り込んで，細胞外に二酸化炭素を排出することをさします．エネルギー産生の現場で行われているのが内呼吸ということになります．一方，外呼吸とは，肺の毛細血管において血液中に酸素を取り込んで，血液中の二酸化炭素を排出することをさします．これが一般的にいう，呼吸の目的ということになります．そして，人工呼吸器という医療機器は，まさにこの外呼吸を肩代わり，または補助することが目的ということになります．

- 生命維持を維持するためには，外界から酸素を取り込み，二酸化炭素を排出させる必要があります．
- 外呼吸とは，肺において酸素を取り込み，二酸化炭素を排出させることをいいます．
- 人工呼吸器とは外呼吸を肩代わり，または補助することが目的です．

Q2 換気の仕組みについて教えてください

換気とは，外界から酸素を取り込み，二酸化炭素を排出させる，ガスの出入りをいいます．

A 呼吸回数（図1）

脳幹には呼吸中枢が存在し，自律的に一定の間隔で神経インパルスを出しています．呼吸中枢が興奮すると，遠心性の神経路を介して肋間筋や横隔膜が収縮し，肺胸郭が拡張して吸気が発生します．興奮が低下すると筋肉が弛緩し，胸郭が小さくなり呼気が発生します．このようにして呼吸回数が決定されます．生体内でpHが低下し，動脈血二酸化炭素分圧（$PaCO_2$）が上昇するような変化（発熱，アシドーシス，換気不全）が起きると，大動脈ならびに頸動脈小体にある化学受容体がそれを感知して，呼吸中枢に伝えて呼吸回数が増加します．

B 換気のメカニズム（図2）

1．吸 気

胸腔内圧は呼気－5 cmH₂Oから，吸気－8 cmH₂Oで変動します．肋間筋や横隔膜が収縮し，胸郭サイズが増加すると胸腔内圧が低下し肺胞が拡張して，肺に向かう気流が発生します．自発呼吸では，気流の起点は肺胞の拡張にあります．

2．呼 気

横隔膜，内肋間筋が弛緩し始めると，胸郭は受動的にもとの大きさに戻ろうとします．

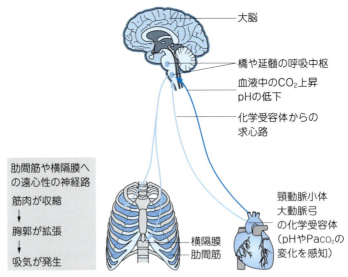

図1 呼吸調節

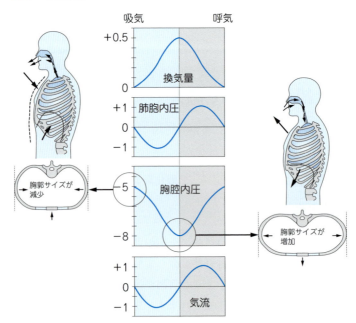

図2 換気のメカニズム

胸郭サイズが減少するため，肺から口へ向かう気流が発生します．

3．人工呼吸のときの換気のメカニズム

現代の人工呼吸器の多くは気道内陽圧装置です．自発呼吸とは逆に，吸気の気流の起点は人工呼吸器内にあり，口から肺に気流が発生し，最後に肺胞が拡張します．

POINT
- 動脈血pHの低下やPaco$_2$の上昇により，大動脈ならびに頸動脈小体にある化学受容体がそれを感知し神経を介して，呼吸中枢に正のフィードバックを戻します．
- 胸腔内圧は呼気−5 cmH$_2$Oから，吸気−8 cmH$_2$Oで変動します．
- 自発呼吸と人工呼吸器による肺胞の拡張メカニズムは逆となっています．

肺気量分画と肺容量について教えてください

肺気量分画を知ることは，呼吸機能や疾病の診断に結びつきます．呼吸のときの吸気量や呼気量を測定し呼吸機能（能力）を調べることをスパイロメトリーといいます．

A 基本的な肺気量分画（図1）

- 全肺気量（TLC）：最大に息を吸ったときに肺内にあるガスの全体（約4L）．
- 1回換気量（TV）：安静時に息をしている状態で出入りしているガスの量．
- 肺活量（VC）：空気を最大限吸入して，最も吐き出したときに出てきたガス量．
- ％肺活量（％VC）：年齢や性別から算出された予測VCに対しての，実測VCの比率．
- 努力肺活量（FVC）：最大吸気位からできるだけ速く最大呼気をさせて得られる肺気量変化．
- 1秒量（FEV_1）：先ほどの最大吸気位から最初の1秒間に頑張って，最も吐き出せるガス量．
- 1秒率（FEV_1％）：FVCに対するFEV_1の比率．末梢気道閉塞の状態をあらわしています．

B 肺気量分画の異常と代表的疾患，病態（図2）

- FEV_1％ 70％未満は閉塞性換気障害，％VC 80％未満は拘束性換気障害，両方とも基準値を下回っているものを混合性換気障害といいます．

C フローボリューム曲線（図3）

FVCの測定時に，換気量と流量の関係をループにしてあらわしたのがフローボリューム

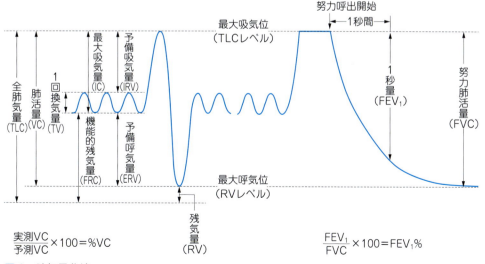

図1 肺気量曲線

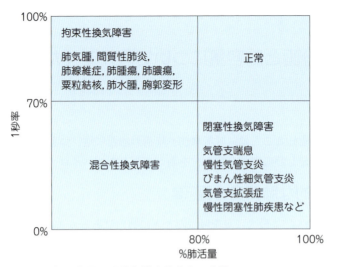

図2　肺気量分画の異常と代表的疾患，病態

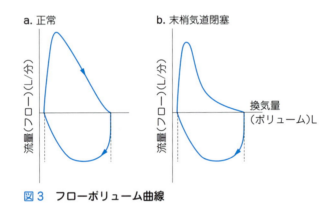

図3　フローボリューム曲線

曲線（流量−換気量曲線）です．図3にあるように，呼気の部分で流量の低下があってループが下に凸になっていると末梢気道での気流閉塞があると考えられます．

D スパイロメトリーでは測定できない肺気量分画

残気量（RV），機能的残気量（FRC），TLCはガス希釈法により求められます．

- FRC（図1）：安静呼吸において，息を吐いた後に肺内に残っている空気の量をいいます．FRCが小さいということは，空気を含まず閉存している肺胞が少ないことを意味しており，低酸素血症などに陥りやすいことを予測させるものです．
- RV：最大呼気位となった後に，なお肺内に残っている空気の量をいいます．RVの増加は，肺の過膨張をあらわしており，代表疾患としては肺気腫があげられます．
- RVとVCをあわせると，TLCになります．
- クロージングボリューム（CV）[図4]：末梢気流閉塞の程度を評価する検査方法で，窒素洗い出し法で求めます．この方法は立位で，まず最大呼気位まで呼出した後，純酸素を精一杯吸い込み，ゆっくり呼出していったときの窒素の濃度の推移を測定します（図4）．末梢気流閉塞がある場合には，図4のような曲線になることが予想されます．

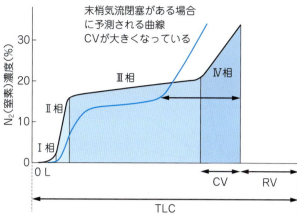

図4 クロージングボリューム
CV：closing volume（クロージングボリューム），RV：residual volume（残気量），TLC：total lung capacity（全肺気量）．

- FEV_1%が70%未満となるものを閉塞性換気障害，%VC が80%未満となるものを拘束性換気障害といいます．
- フローボリューム曲線の異常から，末梢気道での気流閉塞を意味しています．
- FRC とは，安静呼吸において，息を吐いた後に肺内に残っている空気の量をいい，FRC が小さいと低酸素血症に陥りやすいことを予測させます．

Q4 ガス交換（拡散）の仕組みについて教えてください

A 肺胞周辺の解剖（図1）

　気管，気管支が23回分岐し，細気管支，終末気管支と名前をかえ，どんどん細くなっていった先にあるのが肺胞です．肺胞は決して風船のような単純な構造ではありませんが，おおむねその径は100〜200 μm とされています．その内側はⅠ型肺胞上皮細胞とⅡ型肺胞上皮細胞で覆われています．前者は基底膜を介して毛細血管内皮細胞と接して肺胞-血液間のガス交換に関与し，後者は肺サーファクタント（肺胞界面活性剤）を産生して肺胞の虚脱を防いでいます．肺胞全体としては60〜80 m²の表面積があり，これはテニスコートの半面に相当する面積といわれています．肺胞の内面は肺胞上皮細胞によって覆われていますが，同時に毛細血管によっても構成されています．

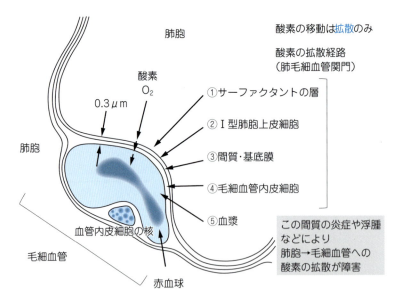

図1 肺胞中隔の微細構造の模式図と酸素の拡散

B 酸素の移動

　換気とは吸気と呼気の繰り返しによって，肺においてガスの出入りが行われることです．吸気時に空気が肺胞に達すると肺胞気酸素分圧（P_{AO_2}）が高まり，その後酸素は毛細血管へと移動していきます．この移動は拡散のみによって行われます．したがって，P_{AO_2}が大切ということになります．移動する経路は，肺胞→サーファクタントの層，肺胞上皮細胞→間質・基底膜→血管内皮細胞→血漿という順序で肺毛細血管内の血液に拡散していき，動脈血酸素分圧（P_{aO_2}）が高まることになります．肺胞上皮細胞も血管内皮細胞も，いずれも脂質二重層の生体膜を有しており，酸素はこれらを突破していかなければなりません．肺胞壁の厚みは0.2～0.6μmと非常に薄く，酸素の拡散に有利な構造となっていますが，この一連の通過経路を肺毛細血管関門といいます．参考として，赤血球の径が8～10μm，毛細血管径が5～10μm程度です．「換気-拡散-灌流」が1セットとなって酸素化された血液が左心房に灌流し，左心室から全身に駆出されることになります．

C 二酸化炭素の移動

　次に，呼気になると肺毛細血管から，ちょうど酸素とは逆の経路をたどって二酸化炭素が肺胞に拡散し，その後呼気として大気に排出されます．二酸化炭素は生体膜を通過しやすいという特性があり，その速度は酸素の20倍以上ともいわれています．したがって，肺胞周辺の動脈血，静脈血の二酸化炭素分圧（P_{aCO_2}，P_{vCO_2}），リンパ液，肺胞間質などと肺胞の二酸化炭素分圧（P_{ACO_2}）は極めて似た数値となっています．

D 拡散障害

　低酸素血症の1機序として拡散障害があります．拡散の量は以下の式で定義されています．

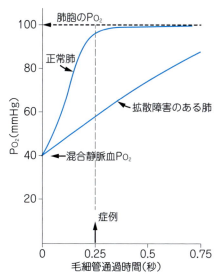

図2 肺毛細血管内のPo₂の変化

$$\dot{V}_{gas} \propto \frac{A \times D \times (P_1 - P_2)}{T}$$

$\dot{V}_{gas}$：単位時間あたりに組織を移動するガス量，A：組織の面積（正常に機能する肺胞），T：組織の厚さ（肺胞上皮，間質，血管内皮の厚さ），P_1-P_2：ガスの分圧差，D：拡散定数（Kroghの拡散係数）．

したがって，拡散障害によって $\dot{V}_{gas}$ が減少する機序としては，Aが小さくなる，Tが厚くなる，P_1 と P_2 の圧格差が小さくなる，そしてDが変化する，などが考えられます．Tが厚くなるのは肺水腫，肺線維症，間質性肺炎などが考えられます．なお CO_2 と O_2 の拡散速度の違い（20倍）は，溶解度（D）の違いによるものです．

拡散障害による低酸素血症では，酸素がこの肺毛細血管関門を通過する速度が遅くなり，酸素移動が平衡に達するまでの時間が長くなります（図2）．血液が肺毛細血管を通過する時間は0.75秒ですが，正常であれば0.25秒でほぼ毛細血管内の酸素分圧（Po₂）は肺胞のPo₂と同じレベルになります．したがって，運動などをして血流速度が速くなり，通過時間が仮に1/3（0.25秒）になっても，普通であれば低酸素血症には陥りません．しかし拡散障害がある場合には，拡散が緩徐になるので，血液が毛細血管通過中（0.75秒）に，十分にPao₂は上昇しません．そこへ運動負荷で血流の通過速度がさらに速くなると，低酸素血症が著明になります．肺線維症，間質性肺炎，アスベスト肺，サルコイドーシス，肺胞蛋白症，膠原病［強皮症，全身性エリテマトーデス（SLE），Wegener肉芽腫症など］，肺胞上皮癌などが典型的です．肺胞気-動脈血酸素分圧較差（A-aDo₂）の開大する低酸素血症ですが，吸入酸素濃度（Fio₂）を上げることで酸素化の改善がある程度得られます．

- 酸素は肺胞に達すると，肺胞→サーファクタントの層，肺胞上皮細胞→間質・基底膜→血管内皮細胞→血漿という順序で肺毛細血管内の血液に拡散して行き，Pao_2が高まります．
- 肺胞上皮，間質，血管内皮の厚さといった組織の厚みが増すことにより起こる低酸素血症を拡散障害といいます．$A-aDo_2$の開大する低酸素血症ですが，Fio_2を上げることで酸素化の改善が得られます．
- 運動負荷時の低酸素血症が顕著となります．

Q5 換気と血流の関係を教えてください

　一般的に正常の肺胞換気量（$\dot{V}_A$）は約4L/分で肺血流量（$\dot{Q}$）は約5L/分程度といわれています．このバランスを換気血流比（$\dot{V}_A/\dot{Q}$）といって換気効率をみるもので，約0.8近辺に維持されることが望ましいとされています（図1a）．もしこのバランスが崩れて，$\dot{V}_A$が少なくなり（低換気），相対的に$\dot{Q}$が多い領域が増加すると，酸素化されずまた二酸化炭素の排泄されない血流が左房に灌流することになります（図1b）．逆に，$\dot{Q}$が低下し（肺血栓塞栓症，心停止時の心臓マッサージ中や出血性ショックなど），相対的に換気量が増加すると肺胞死腔が増した状態となります．いずれも換気効率が低下しており好ましくありません．$\dot{V}_A/\dot{Q}$とは肺全体の平均値をさしており，肺局所ではそれぞれ異なった$\dot{V}_A/\dot{Q}$となっています．

　肺血流は，肺灌流中に重力の影響を受けて肺内に分布します．したがって，立位，仰臥位，腹臥位では，それぞれ肺血流が肺内で分布する領域が異なります．肺血流は，立位で

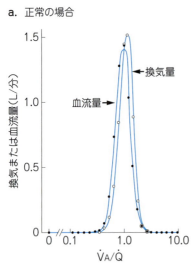
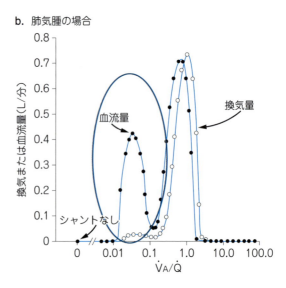

図1　換気血流の分布
b：肺気腫では血流量はあるが換気量は少なくなる．$\dot{V}_A/\dot{Q}$ 0.01〜0.1が増加するために，低酸素血症となる．

あれば肺底部に多く（肺底部の$\dot{V}_A/\dot{Q}$は0.6前後，肺尖部では3.3前後），仰臥位であれば背側に多く，腹臥位では腹側の血流が増加します．一方，換気は均一かといえばそうではありません．肺は胸郭の中で特徴的な形状をしており，肺局所の気道抵抗やコンプライアンスには，不均一性が存在します．また，部位によって胸腔内圧の影響を強く受ける部位とそうでない部位があります．例えば，肺底部は横隔膜に近接しているため，胸腔内圧の変動の影響を最も受けて伸び縮みして良好な換気を維持します．しかし，肺底部，背側の部分は仰臥位では腹腔内臓器の重量の影響を受けコンプライアンスはわるく，換気がよいとはいえません．そのため，同部位は人工呼吸中に無気肺になりやすい部位でもあります．このように，血流も換気も肺内において均一ではないという特徴がありますが，一般的に立位においては，$\dot{Q}$は肺底部で多く，$\dot{V}_A$も肺底部で多いという原則は存在します．

$\dot{V}_A/\dot{Q}$不均等分布は低酸素血症の機序の1つであり，血液ガス上では，PaO_2の低下として確認されます．その著明なものとして急性呼吸促迫症候群（acute respiratory distress syndrome：ARDS）があり，ARDSではシャント，$\dot{V}_A/\dot{Q}$不均等分布，拡散障害などさまざまな低酸素機序が複合的に関与して重篤化しています．$\dot{V}_A/\dot{Q}$が変化する代表的疾患として肺気腫（$\dot{V}_A/\dot{Q}>0.8$），肺血栓塞栓症（$\dot{V}_A/\dot{Q}<0.8$），ARDSなどがあげられます．ARDSで行われる腹臥位体位管理にはさまざまな利点が考えられていますが，その1つがまさにこの$\dot{V}_A/\dot{Q}$の改善によるPaO_2の改善を意図したものです．ARDSでは背側に無気肺ができるため換気が極めてわるくなります．一方，肺血流はここに最も多く分布するため，この無気肺領域では大きな$\dot{V}_A/\dot{Q}$の不均等分布（$\dot{V}_A/\dot{Q}<0.8$）が生じることになります．逆に腹側は，換気は良好ですが，肺血流が少ない領域（$\dot{V}_A/\dot{Q}>0.8$）となります．そこで腹臥位にすると，無気肺がなくて換気良好であった肺領域に，重力によって肺血流が同部位に集中するために$\dot{V}_A/\dot{Q}$の不均等分布が改善し，低酸素血症が改善します．

- 正常の$\dot{V}_A$は約4 L/分でQは約5 L/分，$\dot{V}_A/\dot{Q}$は0.8程度です．
- $\dot{V}_A/\dot{Q}$のバランスが崩れる低酸素血症の機序を$\dot{V}_A/\dot{Q}$の不均等分布と呼び，A-aDO_2の開大する低酸素血症ですが，FiO_2を上げることで酸素化の改善が得られます．
- $\dot{V}_A/\dot{Q}$は肺の部位によっても異なり，体位によっても異なります．

呼吸不全と人工呼吸の適応について教えてください

A 呼吸不全とは

呼吸不全とは肺を含めた呼吸器系という臓器系の機能不全のことであり，「動脈血ガスが異常な値を示し，それがために生体が正常な機能を営みえない状態」と定義されていま

表 1 呼吸不全の定義

空気呼吸下に
・$Pao_2 < 60$ mmHg（I 型呼吸不全）
・$Pao_2 < 60$ mmHg に加えて $Paco_2 > 45$ mmHg（II型呼吸不全）

（日本呼吸器学会：呼吸器の病気＜http://www.jrs.or.jp/modules/citizen/index.php?content_id=36＞（Accessed 31 May 2018）を参考に著者作成）

す．大きく酸素化不全と，酸素化不全に加えて換気不全がある場合の2つに分けて定義されています（表1）．酸素化不全は，空気呼吸下で $Pao_2 < 60$ mmHg で定義されておりこれをI型呼吸不全と呼びます．この場合 $Paco_2$ は正常な場合も，低値の場合もあります．一方，$Pao_2 < 60$ mmHg に $Paco_2 > 45$ mmHg がある場合をII型呼吸不全といいます．

B なぜ $Pao_2 < 60$ mmHg なのか

$Pao_2 < 60$ mmHg がなぜ呼吸不全の基準として用いられているかといえば，簡単にいうとそのレベルから下回ると低酸素症による臓器症状が出現する可能性があるからです．脳であれば意識障害，心電図であれば心電図異常などです．

1分間に心臓から全身に向けて拍出される酸素の量は次の式で求められます．なお，この式は心拍出量（CO）を，ある特定の臓器や，局所的な組織の血流（$\dot{Q}$）に置き換えることで，臓器や局所組織における酸素運搬や酸素需給バランスの解析にもあてはめることができます．

$$\dot{D}o_2 = Cao_2 \times CO = (1.34 \times Hb \times Sao_2 + 0.003 \times Pao_2) \times CO$$

$\dot{D}o_2$：酸素供給量（L/分），Cao_2：動脈血酸素含量，Hb：ヘモグロビン濃度（g/dL），Sao_2：動脈血酸素飽和度（%），Pao_2：動脈血酸素分圧，CO：cardiac output（心拍出量）［L/分］．

酸素供給を規定する因子として，①血流量，②Hb，③動脈血酸素飽和度，④動脈血酸素分圧があります．$1.34 \times Hb \times Sao_2$ とは Hb に結合している酸素の量をあらわします．$0.003 \times Pao_2$ とは血漿中に物理的に溶解している酸素の量ですが値としては非常に小さくなります（溶解係数 0.003 mL/dL/mmHg）．酸素運搬において，Hb に結合している酸素が重要であることがわかります．ここで，Hb や CO が変化しなければ，$\dot{D}o_2$ はほぼ Sao_2 に依存することになります．肺の酸素化が悪化して Sao_2 が低下していくとき，それに伴い $\dot{D}o_2$ が低下していきますが，すぐに組織は低酸素症には陥りません．なぜなら，生体は酸素摂取率を上昇させて酸素消費量（$\dot{V}o_2$）に必要な酸素を，$\dot{D}o_2$ から取り込もうとするからです．これを酸素摂取率といい，酸素摂取率＝$\dot{V}o_2/\dot{D}o_2$ であらわされ，おおむね 0.2〜0.3 程度です．なお，$\dot{V}o_2$ は普通であれば 250 mL/分です．しかし，さらに $\dot{D}o_2$ が低下し，酸素摂取率の限界に達すると $\dot{V}o_2$ に見合う $\dot{D}o_2$ が供給されなくなります．この状態になってはじめて混合静脈血酸素飽和度（$S\bar{v}o_2$）は低下が始まります．これは組織の低酸素症が始まることを意味しています．混合静脈血は全身の酸素需給バランスをみていることになりますが，このことは特定の臓器や，局所的な組織を灌流して出てくる静脈血の酸素飽和度においても同様のことがいえます．呼吸不全の定義である $Pao_2 < 60$ mmHg は，普通の状態ですと組織の $\dot{V}o_2$ に見合う酸素が，組織に供給されなくなるポイントとして定義されました．

表2 人工呼吸の適応

1. 無呼吸
2. 急性換気不全
3. 急性換気不全の切迫状態
4. 重症酸素化障害

(田中竜馬ほか（翻訳）：ヘスとカクマレックの THE 人工呼吸ブック，第 2 版，メディカル・サイエンス・インターナショナル，東京，p146, 2015 より引用)

C 人工呼吸の適応

人工呼吸は上記呼吸不全，すなわち PaO_2 が低下している低酸素血症（重症酸素化障害）に対して，あるいは PaO_2 低下に加えて $PaCO_2$ の上昇している低換気（急性換気不全）に対して行うものです（表2）.

切迫する急性換気障害とは，さまざまな治療にもかかわらず酸素化や換気の悪化が進行する場合です．低換気に陥る前であっても，初期には努力呼吸などで代償されうるため，血液ガスは一見正常なこともあります．たとえその時点で PaO_2 や $PaCO_2$ が正常であっても，頻呼吸や呼吸補助筋を用いた努力呼吸によって，すでに呼吸に必要な筋肉の仕事量は増大しており，そのままでは破綻することが目にみえている場合も，やはり人工呼吸の適応となります．例えば，神経筋疾患患者，胸郭変形，喘息患者で治療に抵抗を示す場合などは，急性換気不全が実際に生じる前に，人工呼吸器の導入を決意しなければなりません．

無呼吸が人工呼吸の適応であることは論を待ちません．急性換気不全とは，$PaCO_2$ が実際に上昇し，急性呼吸性アシドーシス（pH<7.30）が生じている場合です．ただし，どのレベルの $PaCO_2$，あるいはどのレベルの pH が絶対的に換気の補助の適応か否かの正確な限界は患者によって異なります．

重症 ARDS や肺炎による低酸素血症も，補正されなければ換気障害へと向かうことになります．単純な酸素化障害だけであれば持続気道陽圧（continuous positive airway pressure：CPAP）だけでも対処可能です．しかし，吸入気酸素分画（FIO_2）>0.8，呼気終末陽圧（positive end expiratory pressure：PEEP）>10 cmH$_2$O を必要とする場合は，換気補助を加えるためにも人工呼吸器管理を行うべきです．人工呼吸による呼吸負荷の除去は呼吸の酸素コストを減少させるという効果もあることから，血液の酸素化に有利といえます．

- 呼吸不全とは，「動脈血ガスが異常な値を示し，それがために生体が正常な機能を営みえない状態」と定義されており，空気呼吸下で PaO_2<60 mmHg が I 型呼吸不全（酸素化不全），PaO_2<60 mmHg に $PaCO_2$>45 mmHg がある場合を II 型呼吸不全（換気不全）といいます．
- PaO_2<60 mmHg とは，低酸素症による臓器症状が出現する可能性がある限界であり，組織を灌流した静脈血酸素飽和度の低下が始まるラインでもあります．
- 人工呼吸の適応とは，無呼吸，急性換気不全，切迫している急性換気障害，重症酸素化障害です．

人工呼吸で呼吸不全は治せないのでしょうか

　治せません．そもそも人工呼吸とは単に気道の中に圧力を加えるだけの装置であり，あくまでの生命維持装置です．呼吸不全という病態に対して，PaO_2や$PaCO_2$を適正化するために装着ならびに作動させるもので，呼吸不全の原因になっているさまざまな疾患までも治癒せしめる医療行為ではありません．もちろん，人工呼吸器を装着している間に病気が治癒することはあります．しかしそれは，人工呼吸器がその特異的機能によって，呼吸不全の原因となっている疾患を治癒させたわけではありません．人工呼吸器を装着し，呼吸不全による死亡から患者の生命を守っている間に，患者の自己の治癒能力を引き出し，あるいは時間的猶予を確保することによって現在行っている治療が効を奏するチャンスを得ます．それが人工呼吸器の役割です．こういう機能や位置づけを，臨床現場では慣習的に「橋渡しの治療」，「ブリッジ」，ということがあります．人工呼吸が「橋渡しの治療」や「ブリッジ」であるという意味は，人工呼吸をしている間に原疾患を治療する方策があることを意味しています．逆にいえば，原疾患を治療する方策がない呼吸不全に対して人工呼吸を行うということは，まさに生命維持が目的となり，時にこれを延命措置と呼ぶことになります．典型的なのが，悪性腫瘍も含めた疾患の終末期です．

　肺炎により呼吸不全に陥っている場合には，人工呼吸を行って呼吸不全に対処します．その間，体位ドレナージ，抗菌薬投与，栄養管理を行い，肺炎が鎮静化し呼吸不全が改善したら，人工呼吸器から離脱します．心不全肺水腫の場合は，人工呼吸を行って呼吸不全に対処しながら利尿薬を投与し，血管拡張療法で心負荷を軽減し，強心薬で心収縮力をサポートします．その間，虚血性心疾患が原因であればこれに対してカテーテル治療を行い，肺水腫が改善したら人工呼吸器から離脱します．頭部外傷による硬膜下血腫で意識障害に陥った患者の換気不全に対しては，人工呼吸を行って呼吸不全に対処しながら，手術で血腫除去術を行い，意識の回復を待って人工呼吸器から離脱します．これで人工呼吸は呼吸不全の原因を治療するものではないこと，「橋渡しの治療」や「ブリッジ」の意味が理解できたでしょう．

　人工呼吸器は原疾患を治癒する装置ではなく，生命を維持して，疾患が治癒するチャンスを確保するための機械です．したがって，人工呼吸療法自体で，患者に不利益があってはなりません．このことが人工呼吸を行ううえでの非常に重要なポイントです．人工呼吸器は，気道内陽圧を加え，平均気道内圧を上昇させることによってさまざまな利益を引き出そうとする機械であると同時に，この気道内陽圧が人工呼吸に関連した種々の合併症の原因となります．したがって，人工呼吸を行う場合には，人工呼吸の合併症を熟知したうえで行わなければなりません．また，人工呼吸器は不要になったら可能な限り早期に離脱し，短時間で終了することを目標にしなければなりません．

1. 人工呼吸器を理解するための基礎知識―呼吸の仕組みと呼吸不全　　15

- 人工呼吸器は生命維持装置であって，疾患を治癒せしめる機器ではありません．
- 人工呼吸器で生命を維持している間に疾患を治療するのであり，それを「橋渡しの治療」や「ブリッジ」といいます．
- したがって，人工呼吸器で合併症を作ってはなりません．

呼吸状態の見方を教えてください

急性呼吸不全や急変に先立って，最も早期に変化するのが呼吸回数で，動脈血酸素飽和度（SaO_2）ではありません．

A 正常な呼吸とは

正常な呼吸は，みていてわからないくらい「静か」なもので，陥没や不必要な筋肉の収縮，体の動きがないものです．人工呼吸器設定の目標とは，血液ガスを正常化することではなく，呼吸回数やパターンを最善にすることです．

B 呼吸回数

呼吸回数は強力に予後や疾患の重症度をあらわします．基準値は12〜21回/分程度です．肺外の要因で呼吸回数が変化する場合と（敗血症，疼痛，薬物など）と肺自体［肺胸郭コンプライアンス（C）ならびに気道抵抗（R）］に問題がある場合（表1）があります．

C 呼吸パターン（図1）

CやRに異常が生じた場合に，胸腔内圧がスムースに変動せず，そのため必要な換気量が得られないときに頑張って胸腔内を陰圧にしようとする動きが，呼吸補助筋（胸鎖乳突筋，僧帽筋，その他頸部筋群）を使った異常な呼吸パターンであり，肩，口，顎が動く呼吸，喉頭の下方牽引などが相当します．強い胸腔内陰圧が体表から観察できるのが陥没呼吸，シーソー呼吸といえます（図1b，c）．

表1　肺胸郭コンプライアンス，気道抵抗の異常を呈する疾患，病態

肺胸郭コンプライアンス（C）の異常	気道抵抗（R）の異常
・肺水腫，無気肺，肺炎，間質の線維化 ・胸水，胸膜炎，気胸 ・側彎症，その他の胸郭異常，肋骨骨折 ・肥満，軟部組織の浮腫など ・高い腹圧（腹水，腸管浮腫など） ・巨大な腫瘍，占拠病変または肥大，拡大した心臓	・舌根沈下，喉頭浮腫，喉頭蓋炎 ・反回神経麻痺（声門閉鎖） ・喀痰，気管腫瘍，気道異物 ・気管支の攣縮，気管支炎，気管支喘息 ・気管支の浮腫，うっ血性心不全，肺水腫

I. 人工呼吸器

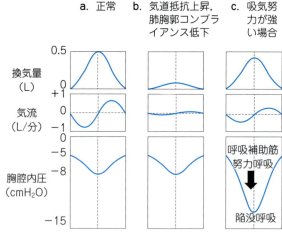

図1 異常な呼吸パターンを理解するための胸腔内圧変動

- 呼吸不全に際して，最も早期に変化するのは呼吸回数であって SaO_2 ではありません．
- 正常な呼吸は，みていてわからないくらい「静か」なものです．
- 異常な呼吸パターンを理解するポイントは胸腔内陰圧です．

血液ガス分析でわかることは何ですか

A なぜ血液ガスを測定するのか

　生体には外呼吸と内呼吸があることはQ1で述べました．肺では外呼吸により，外界から酸素を取り込み，これを組織まで運搬します．さらに内呼吸により細胞内に酸素が供給され，細胞内で酸素が代謝されます．すると産生された二酸化炭素が拡散により細胞内血中に移動し，再び肺に運搬されて肺から呼出されます．血液ガス分析から得られる情報は，これらすべての過程に関わる情報を提供してくれます（図1）．すなわち PaO_2 は肺の酸素化能を，SaO_2 や CaO_2 は組織への酸素運搬能を，PaO_2 と SaO_2 の関係をあらわした酸素解離曲線，P_{50} は，酸素の Hb からの解離する情報を，pH，HCO_3^- や BE は酸素を用いた細胞内での代謝の状態を，そして $PaCO_2$ は呼吸器系の換気能力を教えてくれるものです．これらは生体の恒常性維持や，生命の維持に関わる基本的事項です．なお，酸素解離曲線や P_{50} に関連したことは Q11 で，酸塩基平衡の pH，HCO_3^- や BE に関連したことは Q10 で述べ，本項では PaO_2 と SaO_2 と CaO_2 と $PaCO_2$ と静脈血の血液ガスについて述べます．

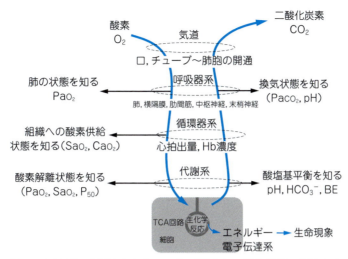

図1 血液ガス分析からわかること（酸素と二酸化炭素の経路と介在する系統別機能）

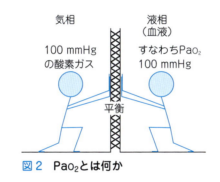

図2 PaO_2とは何か

B PaO_2とは何か

　動脈血酸素分圧（PaO_2）100 mmHgとは，気相の100 mmHgの酸素と，液相（すなわち血液）の酸素が，どちらにも拡散していかず平衡を保っている状態をいいます（図2）．PaO_2は肺における酸素化能をあらわしています．肺の酸素化をあらわす方法としてはA-aDO_2やPaO_2/FiO_2（P/F比）があります．酸素の最終目的地は細胞内のミトコンドリアです．そこに到達するまでには，いくつかの細胞膜を突破して行かなければなりません．この突破力こそ分圧なのです．ここではHbにいくつ酸素が結合していようが（SaO_2），そのかたちでの酸素は全く役に立ちません．肺毛細血管から細胞に至るまで，酸素分圧は少しずつ目減りしていきます．その様子をあらわしたのが「酸素の滝」と呼ばれる図です（図3）．肺胞気で150 mmHgあった酸素分圧は，毛細血管を走り抜ける間に，PaO_2は90 mmHgから40 mmHgに低下します．この間，Hbからどんどん酸素が解離して，酸素飽和度も低下しいきます．細胞内に入った酸素はさらに小さな数値となってミトコンドリアに到達し，電子伝達系を動かしてエネルギーを産生するのです．そのために最低限必要な圧力が60 mmHgです．

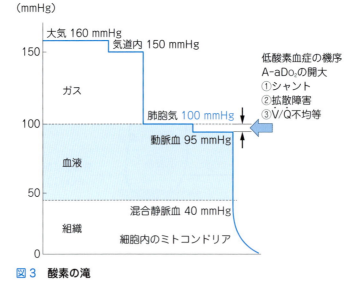

図3 酸素の滝

C SaO_2，CaO_2とは何か

　Hb 1 分子には，最大酸素分子 4 つが結合できます．動脈血酸素飽和度（SaO_2）とは，この Hb に結合可能な酸素分子数のうち，実際に結合している酸素分子の割合を示しています．血中の酸素は，Hb に結合した酸素と血漿中に溶解した酸素の 2 つのかたちで存在しています．血液単位容積あたりに含まれる酸素の量，酸素含量（CaO_2）は，

$$CaO_2 \,(\mathrm{mL/dL}) = 1.34\,\mathrm{mL/Hb}\,1\,\mathrm{g} \times SaO_2/100 \times Hb\,(\mathrm{g/dL}) + PaO_2 \times 0.003$$

であらわされます．1.34 mL とは Hb 1 g に結合できる酸素の量です．Hb を 15 g，SaO_2 を 98％，PaO_2 を 100 mmHg と仮定すると，Hb に結合している酸素は 19.7 mL/dL，血漿に溶解している酸素は 0.3 mL/dL で，合計すると動脈血 1 dL 中に酸素が約 20 mL 含まれていることになります．この式でわかることは，心臓から組織までの酸素運搬では，Hb に結合した酸素が重要であり，溶解した酸素の量としては極めてわずかということです．この微量な PaO_2 を無視し，Hb が急激には変化しないことを前提にすると，SaO_2 が酸素運搬を決定します．SaO_2 と CaO_2 が同じように酸素運搬の指標とされるのは，このような理由からです．

D $PaCO_2$ とは

　$PaCO_2$ は肺胞換気量（$\dot{V}_A$）の指標です．$PaCO_2$ と肺胞換気量，全身の二酸化炭素産生量（$\dot{V}_{CO_2}$）との間には関連があり，以下の式であらわされるとともに，図4 のような関係があります．

$$PaCO_2 \fallingdotseq P_{ACO_2} = 0.863 \times [CO_2 産生量；\dot{V}_{CO_2}\,(\mathrm{mL/分})] / 肺胞換気量（\dot{V}_A）[\mathrm{L/分}]$$

　すなわち，肺胞換気量が多いほど $PaCO_2$ は低下し，二酸化炭素産生量が多いほど，同じ $PaCO_2$ にするためには，より多い肺胞換気量が必要です．$PaCO_2$ が高値な場合は，相対的に

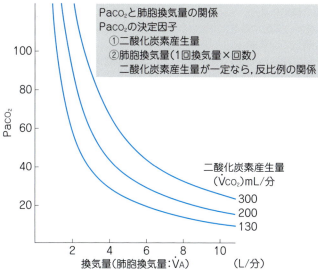

図4 肺胞換気量と二酸化炭素産生量，$Paco_2$の関係
(諏訪邦夫：血液ガストレーニング，第2版，中外医学社，東京，p63，1993を参考に著者作成)

は肺胞低換気があるといえます．肺胞低換気の原因としては，中枢神経の異常，神経や筋疾患，胸郭脊柱の異常，気道抵抗が上昇する病態，肺胸郭コンプライアンスが上昇する病態がありえます．また心停止やショック，肺血栓塞栓症のように肺血流がなくなる場合にも$Paco_2$は上昇します．$Paco_2$の上昇は呼吸性アシドーシスにつながります．二酸化炭素は，生体膜を通過しやすいガスです．その速度は酸素の20倍以上ともいわれています．$Paco_2$を呼気でモニタリングするのも，二酸化炭素のそのような特性を利用しているともいえます．

E $S\bar{v}o_2$とは

静脈血ガスにも大きな意味があります．生体において，肺で二酸化炭素を排出し酸素を受け取る直前の肺動脈血を混合静脈血ともいいます．これは全身のいろいろな組織，臓器を灌流し終わった血液の混合血という意味です．動脈血と混合静脈血の酸素の差は，組織で取り込まれた酸素をあらわしています．通常，$S\bar{v}o_2$は75％くらいです．すなわち，心臓が組織に送り込んだ酸素の1/4だけが組織に取り込まれ，3/4は心臓に戻ってきます．これを酸素摂取率25％といいます．$S\bar{v}o_2$は送り込んだ酸素，すなわち酸素供給量（$\dot{D}o_2$）と酸素消費量（$\dot{V}o_2$）のバランスで決まるともいえます．$\dot{D}o_2$が低下する，もしくは$\dot{V}o_2$が増加し，酸素摂取率を上げても$\dot{V}o_2$に見合う酸素供給が組織になされないと，$S\bar{v}o_2$が低下するという関係がありました．$\dot{D}o_2$を決定する因子は，CO，Hb，Sao_2でした．したがって，$S\bar{v}o_2$に影響する因子はCO，Hb，Sao_2と$\dot{V}o_2$となります．$S\bar{v}o_2$は全身の平均的な酸素需給バランスをみていることになります．

- Pao_2は肺の酸素化能を，Sao_2やCao_2は組織への酸素運搬能を，酸素解離曲線やP_{50}からは，Hbから酸素の解離状態を，pH，HCO_3^-やBEは細胞内での代謝の状態を，そして$Paco_2$は換気能力を示しています．
- Sao_2はHbの結合した酸素をあらわして，組織まで大量に酸素を運搬する役目があります．Pao_2は血漿に溶存した酸素をあらわし，細胞膜を突破してミトコンドリアに到達するために必要な圧力をあらわしています．
- 全身の平均的な酸素需給バランスをみているといわれている$S\bar{v}o_2$は，通常75％くらいです．$\dot{D}o_2$と$\dot{V}o_2$のバランスで決まり，$S\bar{v}o_2$の値に影響する4つの因子は，CO，Hb，Sao_2と$\dot{V}o_2$です．

Q10 酸塩基平衡について教えてください

A pHの意味

　酸とは水素イオン（H^+）を放出する能力のあるもの，塩基とはH^+を受け取るものと定義されています．pHとは水素イオン濃度の逆数の常用対数です．すなわち，$pH = -\log[H^+]$（対数の底は10）であり，pHとはH^+をあらわしています．pHが0.3低下するということは，H^+が倍増していることを意味しています．pH 0.3の増減は，大変な変化です．動脈血（血漿）pHは7.4±0.04が正常であり，人体では非常に狭い範囲に調節されています．それは，身体機能（細胞）が最も適正に機能する条件が「動脈血（細胞内）pH 7.4」であり，このことが生命や臓器機能の維持の観点から極めて重要だからです．pHを調節している主な臓器が腎臓と肺です．腎臓はHCO_3^-を産生し，酸を排泄しており，肺はCO_2の調節を通してpHの恒常性に寄与しています．これらの関係として，Henderson-Hasselbalchの式が有名です．

$$pH = 6.1 + \log[HCO_3^-]/0.03 \times Pco_2$$

　$[HCO_3^-]$は腎臓を中心とした代謝性因子，Pco_2は呼吸性因子です．したがって，酸塩基平衡を理解するためには腎臓と肺の生理機能を知る必要があり，われわれが呼吸管理を行う理由として，$Paco_2$を通してpHを適正に管理することにあります．

B 腎臓と肺における調節

　図1に酸塩基調節と腎臓と肺の関係を示しました．われわれが食事などから生体に負荷されるH^+の量は1 mEq/kg/日といわれています．このH^+は腎臓と肺といった2つの臓器で調節され，大きく肺と腎臓の2つの経路から排出され，調節を受けます．まずH^+は，生体の豊富な緩衝系の1つである炭酸-重炭酸緩衝系によって，以下の式の反応が起こ

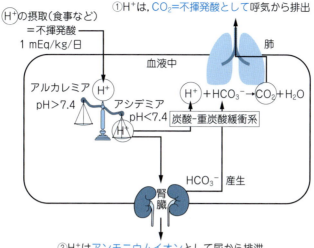

図1 酸塩基調節と腎臓と肺の関係
(飯野靖彦：日腎会誌 43：621-630, 2001 を参考に著者作成)

ります．

$$H^+ + HCO_3^- \rightarrow CO_2 + H_2O$$

　この二酸化炭素（CO_2）が肺から呼出されることになります．これを揮発性酸といい，H^+はこのような揮発酸というかたちで排出されることになります．H^+はその他に腎臓においても調節を受けています．近位尿細管では，H^+ポンプを介して，大量のH^+分泌を行っています．このH^+は，尿細管のHCO_3^-と結合したり，尿を酸性化して排泄する機序，アンモニウムイオンとしての排泄などの経路があります．生体においてpHが大きく変化することは回避しなければなりません．そのため，生体内には極めて豊富な緩衝塩基系をもっています．それらは，①HCO_3^-，②HPO_3^-，③蛋白質（Hbなど）などです．

C アシドーシスとアルカローシス

　pHが正常値よりも低く，実際に酸性に傾いている場合をアシデミア，pHが正常値よりも高く，実際にアルカリ性に傾いていることをアルカレミアといいます．アシドーシスとは血液を酸性に傾かせるような病態があること，アルカローシスとは血液をアルカリ性に傾かせるような病態があることをいいます．アシドーシスがあればアシデミアであるとは限りません．代償反応が起きていれば，アシドーシスがあっても血液のpHは正常である場合もありえます．そこでこれら用語の使い分けが大切になってきます．血液を酸性やアルカリ性に傾かせる因子には，代謝因子と呼吸因子があったわけなので，酸塩基平衡の病態解析としては，代謝性アシドーシスと代謝性アルカローシス，呼吸性アシドーシスと呼吸性アルカローシスの4つを考えることになります．

D アニオンギャップ

　生体内は電気的に中性で保たれています．すなわち，陽イオンの総和と陰イオンの総和

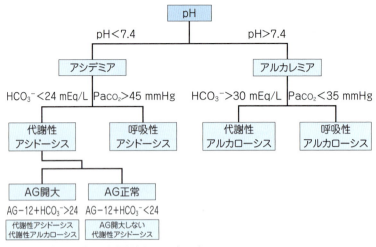

図2 酸塩基平衡の病態解析アルゴリズム

は等しいことになります．しかし，陰イオンのすべてが測定可能というわけではないので，わかるものだけで実際に計算すると陽イオン（Na^+）と陰イオン（Cl^-，HCO_3^-）との間には差が生まれます．この差が測定されない陰イオン分ということになります．これをアニオンギャップ（AG）といい，正常値は 12±2 mEq/L です．この中には，硫酸イオンや硝酸イオン，乳酸イオン，ケトン体などが含まれます．アルブミンも AG の構成要素の1つであるため，低アルブミン血症では AG が開大します．

正常の AG は，$Na^+ - (Cl^- + HCO_3^-) = 12$ です．

E 酸塩基平衡の病態解析アルゴリズム

酸塩基平衡診断に際しては，図2に従えば，おおむね解析することができます．

- pH とは H^+ をあらわしており，H^+ 濃度の逆数の常用対数としてあらわしたものです．
- 身体機能（細胞）が最も適正に機能する条件が「動脈血 pH 7.4」です．
- pH が正常値よりも低い場合をアシデミア，その逆がアルカレミアと呼び，血液を酸性に傾かせるような病態があることをアシドーシス，その逆がアルカローシスです．

酸素解離曲線とは何ですか

A 酸素解離曲線とは？

血液中には Hb と結合した酸素（SaO_2）と，血漿に溶解している酸素（PaO_2）があります．SaO_2 と PaO_2 の関係を示したものが酸素解離曲線です．

B S状曲線の意味

酸素解離曲線は特徴的なS状曲線を呈しています（図1）．酸素が不要なところでは，酸素と Hb の親和性は高くなっており，曲線は緩やかになっています．しかし赤血球が，PaO_2 の低い毛細血管を通過するときには，Hb と酸素の親和性は低下し，PaO_2 を高めます．これが急峻な直線部分です．

C 左方移動，右方移動

$PaCO_2$，体温，2,3-ジホスホグリセリン酸の上昇，アシドーシス，代謝亢進では，酸素解離曲線は右方移動します．図2において，①→②よりは右方移動した曲線上の③→④のほうが，酸素飽和度の低下が大きくなります．右方移動した曲線では，組織の酸素需要に見合うよう，Hb が酸素を放出しやすくなっています．

酸素解離曲線の位置は P_{50} で判断できます．P_{50} とは SaO_2 が50％のときの PaO_2 です．これが 27 mmHg より大きいと右方移動であり，小さいとその逆になります．

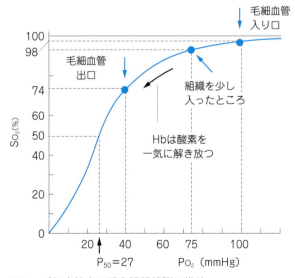

図1　毛細血管内の酸素解離状態の推移

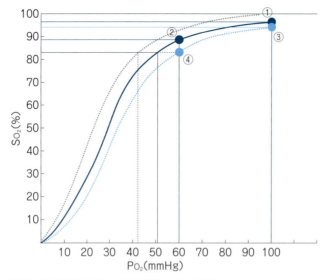

図2 酸素解離曲線の右方移動，左方移動

- 酸素解離曲線とは，SaO_2とPaO_2の関係をあらわしたS状曲線です．
- Hbは，PaO_2が低い場所では酸素を放出しやすくなります．
- 酸素解離曲線の右方移動では，Hbと酸素の親和性は低下しています．

Q12 肺と組織間のガス運搬（酸素，二酸化炭素）について教えてください

A 酸素の運搬

酸素は肺毛細血管で赤血球内のHbと結合してから，左心房，左心室に戻り，そこから駆出されて全身の組織に運搬されます．酸素運搬量は次の式であらわされます（Q6，Q9参照）．

$$\dot{D}O_2 = CaO_2 \times CO = (1.34 \times Hb \times SaO_2 + 0.003 \times PaO_2) \times CO$$

$\dot{D}O_2$：酸素供給量（L/分），CaO_2：動脈血酸素含量，Hb：ヘモグロビン濃度（g/dL），SaO_2：動脈血酸素飽和度（%），PaO_2：動脈血酸素分圧，CO：cardiac output（心拍出量）[L/分]．

血中の酸素は，Hbに結合した酸素と血漿中に溶解した酸素の2つのかたちで存在しています．Hbを15g，SaO_2を98%，PaO_2を100 mmHgと仮定すると，Hbに結合している酸素は19.7 mL/dL，血漿に溶解している酸素は0.3 mL/dLで，合計すると動脈血1 dL中

に酸素が約20 mL含まれていることになります．これにCOの5 L/分をかけると1分間に心臓から全身の組織に向けて送り出される酸素の量（$\dot{D}o_2$）は約1,000 mL/分となります．$\dot{D}o_2$を決定する主たる因子は，①Hb，②Sao_2，③COとなります．心臓から拍出された血液は，血管分枝に従い各臓器，組織に分布します．毛細血管に入る前までの酸素含量のレベルは大きくはかわりません．しかし毛細血管に入り，組織への酸素供給が始まると，酸素解離曲線に従ったHbからの酸素の放出が始まり，血漿から組織に酸素が移行していきます．

B 二酸化炭素の運搬

組織で産生された二酸化炭素は血液中に拡散し，血漿，赤血球内に入ります．大まかには次の3つの経路で肺まで運搬されるといわれています．

①血漿中CO_2（20％）
②赤血球内で $CO_2 + H_2O \rightarrow H_2CO_3 \rightarrow H^+ + HCO_3^-$（70％）
　→血漿に拡散したHCO_3^-は血漿のH^+と結合
③赤血球内で $CO_2 + Hb-NH_2 \rightarrow H^+ +$ カルバミノ結合 $Hb-NHCO^-$（少量）

組織で産生された二酸化炭素は水と反応し，解離してHCO_3^-にかたちをかえて運搬されます．

$$CO_2 + H_2O \rightarrow H_2CO_3 \rightarrow H^+ + HCO_3^-$$

組織で産生された二酸化炭素の約70％が，何らかのHCO_3^-などのかたちとなって運搬されるといわれています．①CO_2は拡散に優れた特性をもっており，その速度は酸素の約20倍ともいわれており，血漿や赤血球に入っていきます．このようにHCO_3^-ではなく，20％程度は血漿に溶解した二酸化炭素として肺まで運搬されます．②赤血球内のCO_2は炭酸脱水酵素（carbonic anhydrase）によってHCO_3^-の産生が促進されます．HCO_3^-の産生で増えたH^+は，酸素を放出した還元Hbと結合します．ここではHbはH^+の緩衝系の役割を果たします（Q10参照）．また赤血球からあふれたHCO_3^-は血漿に拡散し，血漿のH^+と結合してpHの変動を抑えます．重炭酸系HCO_3^-もまた，H^+の重要な緩衝系です．CO_2はHbのアミノ基（NH_2基）と結合し，$CO_2 + Hb-NH_2 \rightarrow H^+ +$ カルバミノ結合 $Hb-NHCO^-$となって運搬されます．肺に達すると，この反応は逆向きに進んでCO_2を産生し，換気と拡散により肺胞に出て，呼出されることになります．

- 1分間に心臓から組織に送り出される酸素の量（$\dot{D}o_2$）を決定する主たる因子はHb，Sao_2，COの3つです．
- 正常であれば，動脈血1 dL中に含まれる酸素は約20 mLです．
- 1分間に心臓から全身の組織向けて送り出される酸素の量$\dot{D}o_2$は約1,000 mL/分です．

高濃度酸素による合併症について教えてください

A 酸素毒性

　過剰な酸素は組織毒性をもつとされ，酸素を吸入する肺は，最も毒性が発揮されやすいとも考えられています．酸素毒性の機序としては，フリーラジカル（活性酸素）による細胞，組織障害が主因と考えられています．通常，生体では活性酸素は産生されるものの，これを除去するシステム（スキャベンジャー）とバランスをとっています．しかし，高濃度酸素投与によりバランスが崩れ活性酸素が過剰に産生されると，これが蛋白，脂質，デオキシリボ核酸（DNA）をはじめとする各種細胞成分の障害に働き，やがて細胞障害から細胞死に至ることになります．酸素による組織傷害は，最終的に肺の線維化として顕著になります．この結果，機能的残気量の低下，拡散能の悪化，肺コンプライアンスの低下が起きます．

　健康な哺乳動物は100%酸素での呼吸を24時間続けると肺胞膜の構造変化や肺水腫，無気肺，PaO_2の低下が起こるといわれています．健康な人間でも同様な傾向が観察されますが，病態が形成されるまでにより長い時間がかかります．したがって，常に目標のPaO_2を保てる最低のF_{IO_2}を用いるべきです．しかしながら，重症肺疾患では高いF_{IO_2}の影響を打ち消すような抗酸化物質が誘導され，さらなる肺損傷を起こすことなく高いF_{IO_2}に耐えられることもあります．一般に100%酸素吸入は，可能ならば24時間以内に収めるべきです．F_{IO_2} 0.7で2日，F_{IO_2} 0.5で5日以内が許容範囲の目安です．

B 吸収性無気肺

　高いF_{IO_2}吸入を続けると，肺胞内の窒素が追い出され，PaO_2が高値になります．これを脱窒素といいます．麻酔導入時に低酸素血症の危険がある場合（膨満胃，高度肥満など）には，マスクフィットのうえ，純酸素呼吸させて肺胞内の窒素を追い出す脱窒素を行います．これによって安全な無呼吸時間を確保することができます．通常は，生体に吸収されない窒素が肺胞内にあるため，この分圧によって肺胞が虚脱せずにいます．しかし，肺胞内を純酸素（と呼出される二酸化炭素）で置換し，窒素を追い出してしまった後，肺胞内の分圧は低下し，虚脱を起こします．二酸化炭素は最も生体膜を通過しやすく，この意味で肺胞内の分圧を維持するのには役立ちません．これを高濃度酸素吸入による吸収性無気肺といいます．

C CO_2ナルコーシス

　慢性呼吸不全患者では，慢性的な高二酸化炭素血症に陥っています．通常，$PaCO_2$が変動すると頸動脈小体や大動脈小体の化学受容体から延髄や橋の呼吸中枢に対して，呼吸を促進させるような呼吸調節のフィードバックがかかります．しかし，慢性的な高二酸化炭素血症ですと，この頸動脈小体や大動脈小体の化学受容体における$PaCO_2$に対する感受性

が落ちるため，呼吸の調節はPaO_2に依存することになります．そこに高濃度酸素を吸入させ急激にPaO_2を上昇させると呼吸抑制が起こり，$PaCO_2$が急激に上昇し，CO_2の麻酔作用により意識が低下します．このことをCO_2ナルコーシスと呼びます．肺気腫はじめとする慢性の高二酸化炭素血症患者に対する高濃度酸素投与は厳重な注意が必要です．

D 低酸素性肺血管収縮（hypoxic pulmonary vasoconstriction：HPV）

正常肺では，低酸素に陥った肺胞を灌流する毛細血管は，換気と血流のバランスを維持するために血管を収縮させるという合目的な反応が存在します．これをHPVといいます．高濃度酸素投与により，肺胞内の酸素分圧が上昇すると，HPVが抑制され換気と血流の比率が崩れる可能性があります．

E 100％酸素が許容される臨床的場面

確かに100％酸素の合併症は問題ですが，いつも100％酸素が禁忌というわけではありません．人工呼吸器の使用開始時の吸入酸素濃度は100％で開始しても構いません．特に，事前に肺の酸素化能が不明な場合はそうです．またショック（末梢循環不全）の場合も，蘇生が有効に開始されるまでは吸入酸素濃度は100％でも構わないでしょう．血液ガス分析などで状況が明確になれば，できるだけ早く，より適切なレベルまでFiO_2を下げればよいです．患者搬送中や気管支鏡，気管内吸引，その他の侵襲的処置の間は100％酸素の使用が推奨されます．蘇生が必要な場合，安全確保に立脚した場合は，吸入酸素濃度は100％で構いません．

- 高濃度酸素を長時間吸入すると肺傷害が発生するため，100％酸素吸入は，24時間以内，FiO_2 0.7なら2日，FiO_2 0.5なら5日以内が許容範囲の目安です．
- 高濃度酸素により吸収性無気肺が発生します．
- 肺気腫をはじめとする慢性の高二酸化炭素血症患者に対する高濃度酸素投与は，厳重な注意が必要です．

Q14 胸部X線像の見方の基本事項について教えてください

胸部X線像は正面を向いていること，適切な高さで撮影されていること，白すぎない，黒すぎないなどの条件が重要です．読影する順序と項目は，①軟部組織（浮腫や気腫），②胸郭異常（側彎症，亀背などの変形，骨折），③縦隔（心胸郭比，偏移，気管分岐角，シルエットサイン），④肺野，⑤挿入されたチューブやカテーテルと進めます（図1）．

I．人工呼吸器

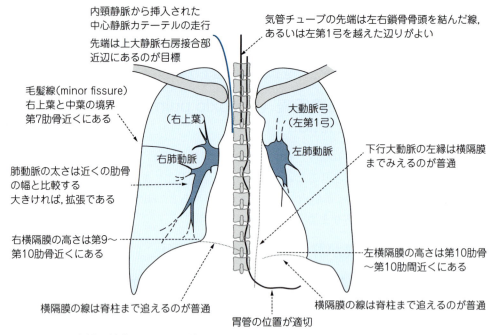

図1　正しい胸部X線像，みるべきポイント

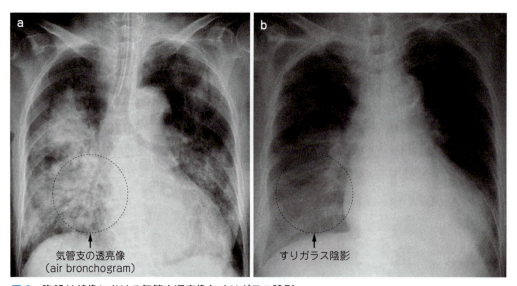

図2　胸部X線像における気管支透亮像とすりガラス陰影

　　シルエットサインとは，水と空気が接するところにみえる線をいいますが，線が消失することを「シルエットサイン陽性」といい，空気が水分に置き換わっている可能性を示唆します．肺野では肺のサイズや偏り，左右横隔膜の高さ，毛髪線の位置をみます．肺胞性陰影の最小単位を細葉結節といい，融合したものを融合像（consolidation）といいます．これが進展して，コントラストをもって気管支内のガスが描出されることを気管支透亮像（air bronchogram）といい，細菌性肺炎でみかけます．（図2a）．間質の炎症，水分で生じる所見をすりガラス陰影と呼びます（図2b）．間質性肺炎，肺水腫，過敏性肺炎などでみ

られます．進行すると蜂巣状を呈するようになります．挿入されたチューブやカテーテルの位置を確認します．

- 縦隔影では心胸郭比を評価します．
- 肺野では，融合像，気管支透亮像，すりガラス陰影をみます．
- 挿入されたチューブやカテーテルの位置を確認します．

急性呼吸促迫症候群（ARDS）について教えてください

A ARDS とは

急性呼吸促迫症候群（acute respiratory distress syndrome：ARDS）とは肺内，肺外を問わず，何らかの基礎疾患が原因となって，低酸素血症，呼吸困難，頻呼吸などの臨床症状に加え，胸部 X 線像のびまん性透過性低下（図1）所見をあわせもつ症候群です．直接的な肺損傷（肺炎，誤嚥など）でも，間接的な肺損傷［敗血症，大量輸液輸血，輸血関連急性肺傷害（transfusion-related acute lung injury：TRALI）］でも発症します．

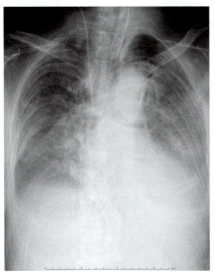

図1 ARDS の症例（83歳，男性）
下部消化管穿孔，汎発性腹膜炎，敗血症，気管挿管人工呼吸，FIO_2 1.0 で PaO_2 88 mmHg，$PaCO_2$ 36 mmHg であった．PaO_2/FIO_2＝88，A-aDO_2 は 500（A-aDO_2 開大）であった．

表1 ARDSのベルリン定義

	軽症	中等症	重症
症状の出現時期（経過）	臨床的にはっきりした肺へのダメージがあったとき，新しい呼吸器感染症上の出現，または増悪から1週間以内		
酸素化	200<P/F≦300 mmHg	100<P/F≦200 mmHg	P/F≦100 mmHg
肺水腫	心不全や過剰輸液では完全には説明のつかない呼吸不全 肺水腫の危険因子がなかった場合には，静水圧上昇による肺水腫を除外するために，客観的評価（心エコーなど）を行う		
胸部X線	胸水，無気肺，結節などでは説明のつかない両側肺浸潤影		

*P/Fの評価はPEEPもしくはCPAP（持続気道陽圧）≧5 cmH$_2$Oで評価する．
（Ranieri VM et al：JAMA **307**：2526-2533，2012 および Ferguson ND et al：Intensive Care Med **38**：1573-1582，2012 より引用）

B 病態

　ARDSとは，肺胞領域の非特異的炎症による透過性亢進型肺水腫です．最終的にびまん性肺胞傷害（diffuse alveolar damage：DAD）という病理像により特徴づけられます．ARDSは肺の疾患ととらえるよりは，多臓器障害（multiple organ dysfunction syndorome：MODS）の一部と理解することが重要です．

C 診断基準（表1）

　2012年から新しいARDSの定義（ベルリン定義）が普及しつつあります．ARDSを酸素化障害の程度に応じて軽症，中等症，重症の3つに分けています．

- ARDSとは肺内，肺外を問わず，何らかの基礎疾患が原因となっており，低酸素血症，呼吸困難，頻呼吸，胸部X線像のびまん性透過性低下などの臨床症状をあわせもつ症候群です．
- 肺胞領域の非特異的炎症による透過性亢進型肺水腫を病態としてもち，DADの病理組織像を特徴としています．
- ARDSの診断はベルリン定義で定められています．

Q16 慢性閉塞性肺疾患（COPD）について教えてください

A COPDとは

　慢性閉塞性肺疾患（chronic obstructive pulmonary disease：COPD）は，慢性呼吸器疾

患の1つであり，肺胞の破壊や気道の炎症が起き，緩徐進行性および不可逆的に息切れが生じる病気です．2009年の日本呼吸器学会の「COPD（慢性閉塞性肺疾患）診断と治療のためのガイドライン第3版」によれば，「COPDとは，タバコ煙を主とする有害物質を長期に吸入曝露することで生じた肺の炎症性疾患である．呼吸機能検査で正常に復すことのない気流閉塞を示す．気流閉塞は末梢気道病変と気腫性病変が様々な割合で複合的に作用することにより起こり，進行性である．臨床的には徐々に生じる体動時の呼吸困難や慢性の咳，痰を特徴とする」とあります．気管支喘息も閉塞性肺疾患の1つですが，COPDとは異なる病態として扱われています．それは気管支喘息が慢性炎症というよりはアレルギー機序であること，可逆的で好発年齢も若いなど，COPDの特徴と一致しないからです．

B 病 態

COPDの変化は末梢気道から始まり，慢性炎症が広がっていきます．末梢に広がれば肺胞破壊が，中枢側に広がれば粘膜上皮，平滑筋肥厚，分泌物増加に代表されるような気道病変が生じます．このため呼気に気流閉塞が生じます．末梢側肺組織の過膨張が生じます．本態が末梢気道の気流閉塞であり，呼気時の早期気道閉塞に伴う呼出困難があります．基本的に換気障害で，呼吸機能検査的には閉塞性換気障害パターンを呈するので，$Paco_2$上昇の危険を有しています．しかし進行して肺胞も壊れると，多数の，あるいは巨大な肺囊胞が形成され，これにより正常肺が圧迫されるようにもなるため，低酸素血症も問題となってきます．内外肋間筋，横隔膜などの呼吸筋疲労が起こり，慢性的な高二酸化炭素血症も生じます．呼吸に必要な酸素消費量が著明に増加し，栄養障害をきたし，るい痩となります．

C 症 状

自覚症状としては息切れ，咳嗽，労作時呼吸困難などが，また身体所見としては，肺の過膨張に起因する胸郭の前後径の拡大，いかり肩，呼吸補助筋の慢性的な緊張，横隔膜の平定化，滴状心などがみられるようになります．早期気道閉塞を自ら防ごうとして，呼気時に口唇をすぼめて，末梢気道に呼気圧（PEEP）をかける症状もみられます．肺炎，気管支炎を併発しやすく，COPDの急性増悪を繰り返すようになります．COPDの増悪とは，呼吸困難，咳，喀痰といった症状が日常レベルを超えて急激に悪化し，治療内容の強化を行わなければならないことをさします．多くは呼吸器感染症を契機とすることが多いです．二酸化炭素貯留が慢性化すると，酸素療法に伴うCO_2ナルコーシスも問題になってきます（Q13, Q103参照）．

D 治 療

中等症であれば気管支拡張薬の吸入，テオフィリン，去痰薬の内服，吸入ステロイドが考慮されます．重症では在宅酸素療法（HOT），非侵襲的陽圧呼吸が導入されます．

E 人工呼吸療法

COPDでは，すでに内因性PEEPがかかっている可能性がありますが，末梢気道閉塞の回避のためにはPEEPを設定します．したがって，COPD患者の人工呼吸をする際には，

実際の PEEP＋内因性 PEEP が肺胞にかかっていることを考える必要あります．適切な PEEP は患者個々で異なります．ただし，患者によっては PEEP 15 cmH₂O で始めて，フローボリューム曲線やフロータイム曲線の所見が改善し，呼吸回数も減ってくることもあります．循環虚脱や気胸は起こしてはなりません．呼吸を残したモード，プレッシャーサポートなどが好ましいです．肺囊胞があるため，不必要に高い気道内圧は避けます．やむなく強制換気となるのであれば，むしろ呼吸回数を減らし，呼気時間を十分とる設定のほうが $Paco_2$ の管理が容易な場合もあります．必要に応じて，人工呼吸回路にネブライザ装置を組み込み $β_2$ 刺激薬の吸入を行います．

- COPD では末梢気流閉塞病態があり，呼出障害があります．
- COPD は閉塞性換気障害をきたします．
- COPD の人工呼吸上では内因性 PEEP の存在を考慮します．

2 人工呼吸器の原理と構造

Q17 人工呼吸器とはどのようなものですか

A 呼吸の目的の再確認

　われわれが生命を維持していくためのエネルギーの多くは，細胞内のミトコンドリアでの酸素を利用したエネルギーでまかなわれています．そのために体内への酸素の取り込みは不可欠になります．一方，ミトコンドリアでの代謝過程で生産された二酸化炭素が体内に蓄積しないように体外に排出する必要があります．肺は，これらのことを行う重要な器官で，機能としては「換気」と「ガス交換」に大別されます．

　換気とは，呼吸筋（肋間筋と横隔膜）の動きによって，肺内に酸素を運び込み，肺から二酸化炭素（炭酸ガス）を体外に運び出すことです．一方のガス交換とは，肺胞内から血液中に酸素を取り込み，血液中から二酸化炭素を排出することです（Q1，Q2参照）

B 人工呼吸療法とは

　人工呼吸療法は，何らかの原因で呼吸（特に換気）が停止した患者に対して，人工的な方法で呼吸の目的を維持するための治療法で，組織の酸素化が維持できるように酸素供給と生体の酸素需要のバランスを調整することです．一般的には気管挿管やマスクなどを用いて気道内にガスを送り込んで行われる気道内陽圧換気法（positive airway pressure ventilation：PAPV）が行われています．この方法には，バッグバルブマスクやジャクソンリース回路を用いた用手の方法と，人工呼吸器を用いる方法があります．胸郭外から陰圧をかけて肺胸郭を引っ張り広げようとする胸郭外陰圧法（negative extra thoracic pressure ventilation：NETPV）もあります．

C 人工呼吸器とは

　人工呼吸器とは，完全に換気を代行したり，換気が減弱した場合には換気を補助したりして，肺の機能を維持するための医用機器の総称です．また，生体の呼吸機能が停止，もしくは著しく低下した場合には生命の危機に陥ることになるため，それを代行または補助することから人工呼吸器は「生命維持装置」の一種ということになります．臨床工学技士法では「生命維持管理装置」という言葉がありますが，これは生命維持装置を操作するために必要な周辺機器を含めたものになります．人工呼吸器の名称は国際規格や日本工業規格（JIS）では「ラング・ベンチレータ（lung ventilator）」と呼ばれていますが，一般には「ベンチレータ（ventilator）」といいます．通常の呼吸（作用）のことを「レスピレーショ

ン（respiration）」ということから，呼吸を司るものとして「レスピレータ（respirator）」とも呼ばれることもありますが，人工呼吸器は呼吸機能のうち主に換気を人工的な手段によって司るものですから「ベンチレータ（ventilator）」と呼ぶほうが適切です.

D 人工呼吸器の使用目的

自発呼吸中に肺胞でのガス交換に異常が生じると，動脈血酸素分圧や動脈血二酸化炭素分圧に異常が生じます．その原因には，①肺胞低換気，②拡散障害，③換気血流比の不均等分布があります．そのため人工呼吸器の使用は，①分時肺胞換気量の維持，②酸素化障害の改善，③呼吸仕事量の軽減などを目的とします.

1．分時肺胞換気量の維持

肺胞換気量とは，1回換気量から生理学的死腔（解剖学的死腔と肺胞死腔の和）を差し引いたもので，分時肺胞換気量および，それに関連する肺胞気二酸化炭素分圧は下記のようにあらわされます.

- 分時肺胞換気量＝分時換気量－（呼吸数×生理学的死腔）

- 肺胞気二酸化炭素分圧 $= \dfrac{\text{分時二酸化炭素産生量}}{\text{分時肺胞換気量}} \cdot k$ （k は定数）

二酸化炭素は肺胞から肺胞の毛細血管への拡散が非常に良好なために肺胞気二酸化炭素分圧と動脈血二酸化炭素分圧はほぼ等しい値になります．これらの式から，動脈血二酸化炭素分圧は分時肺胞換気量によって決定されることになります．そのため人工呼吸器は，呼吸中枢の異常で呼吸数が減少した患者や，神経筋疾患で1回換気量が低下した患者に対して分時肺胞換気量の維持を目的に使用されます．また，これにより呼吸性アシドーシスを補正することもできます.

2．酸素化障害の改善

肺での酸素化障害の多くは，肺胞での換気と肺胞毛細血管に流れる血流の比（換気血流比）の異常や肺シャント（血流がない肺胞を通過する状態で酸素化されない）によって生じます．このため人工呼吸器では，虚脱した肺胞を広げ，また虚脱を防止することで肺での酸素化を改善します．また人工呼吸療法と同時に酸素療法も併用します.

3．呼吸仕事量の軽減

呼吸不全の患者では呼吸に対する仕事量が増大します．この状態が継続すると呼吸筋が疲労し，その結果として肺胞低換気の状態に陥ることになります．このため人工呼吸で適正な換気を行うことで，患者の呼吸仕事量を軽減することができます．また同時に，血液循環を行う心臓の仕事量も軽減することになります.

E 人工呼吸器に必要な基本的な機能

人工呼吸器は，呼吸機能を機械的な手段で代行または補助する機器ですから，備えなければならない基本的な機能として換気量や換気圧，換気回数，吸入気の酸素濃度や加温加湿などの調節機能と，各種の警報機能は欠かすことはできません．警報装置には換気状態に関連するもの，人工呼吸器本体に関連するもの，使用する電源や医療ガスに関連するものなどがあります.

a. 定流量型　　　b. サインカーブ型　　　c. 漸増型　　　d. 漸減型

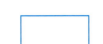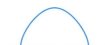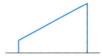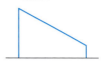

図1　flow generator の吸気流量波形のパターン
(桜井靖久（監），渡辺　敏（編）：ME 早わかり Q & A 2．人工呼吸器・麻酔器，南江堂，東京，p22, 1987 より引用）

F 人工呼吸器からの送気の方式

人工呼吸器からガスが送られる方式は，flow generator と pressure generator に分けることができます．換気様式の詳細については Q36，Q37 を参照してください．

1．flow generator

人工呼吸器からの送気方式の分類で，あらかじめ患者の肺に送るガス流量を設定する方式のことをいいます．この人工呼吸器からの送気流量のパターンは，常に一定のもの（定流量型），サインカーブを描くもの（サインカーブ型），初期流量から次第に増加するもの（漸増型），また逆に，初期流量が最大で次第に減少するもの（漸減型）があります（図1）．これらは患者の状況によって使い分けられます．

2．pressure generator

人工呼吸器からの送気方式の分類で，あらかじめ患者の口元（気道）に一定の圧力をかけながらガスを肺に送り込む方式のことをいいます．患者の口元は一定の圧力に維持されますが，肺に入るガス流量は減少していきます．ガス流量や換気量は患者の状態によって変化します．

G 人工呼吸器の用途別分類

人工呼吸器には使用の対象となる疾患や状態，体格，使用する場所（移動を含む）などによって分類できます．一般に医療施設内で使用する人工呼吸器は，成人用（一般用），小児用・新生児用に分類されます．

1．クリティカルケア用

集中治療室や新生児室などで使用する高機能を搭載した機器で，急性期から慢性期まで多様な疾患に対応ができます．

- 成人用人工呼吸器（一般用）

日常最も多用されるもので，体重 15 kg 程度よりも大きい患者の呼吸管理に使用されます．

- 新生児小児用人工呼吸器

新生児から体重 20 kg 程度の患者の呼吸管理に使用されます．また，高頻度換気（HFV）などの特殊機能を搭載した機種もあります．

2．救急用

患者の移動時に使用する機種で，一般的に調節箇所は少なく簡易型で小型，可搬式で酸素ボンベとセットで使用する機種です．

3．在宅人工呼吸療法用

一般家庭で使用するため医療施設内で使用するクリティカルケア用の人工呼吸器に比べて小型で軽量なもので，一般電源以外に内部バッテリや外部バッテリでも稼働できます．また，医療ガス配管設備も不要で，室内気で稼働することができます．

4．NPPV 用

以前は気管挿管や気管切開下で人工呼吸（intermittent positive pressure ventilation：IPPV）が行われていましたが，最近では鼻マスクやフェイスマスク（鼻-口マスク）による非侵襲的陽圧換気法（noninvasive positive pressure ventilation：NPPV）が導入されました．集中治療室で使用する NPPV 機器を除いて，多くの機器では室内気を取り込んで送気しています．

- 人工呼吸器は，何らかの原因で肺でのガス交換や換気の機能が低下または停止したときに，肺による換気を補助もしくは代行する生命維持装置です．
- 人工呼吸器は分時肺胞換気量の維持，酸素化障害の改善，呼吸仕事量の軽減などを目的に使用されます．

Q18　人工呼吸器を使用するための使用環境条件がありますか

人工呼吸器の使用部署の環境については，一般社団法人日本呼吸療法医学会が人工呼吸器使用中の安全確保の観点から『人工呼吸器安全使用のための指針 第 2 版』を出しています．以下のような内容になっていますから，参考にしてください．

（一部抜粋）

Ⅱ　人工呼吸療法を施行する部署

人工呼吸器を安全に使用するには，その環境を充実させることが重要である．そのためには下記の諸点の整備が望まれる．

人工呼吸療法を施行する部署は，看護師などによる連続的な患者の生体情報監視が可能で，かつ急変事態にただちに対処できる集中治療施設あるいはそれに準ずる施設であること．当該部署は安全かつ円滑に呼吸管理を実施できるベッド間隔および床面積を確保すること（集中治療施設基準を満たすことが望ましい）．

- 人工呼吸器の電源として，無停電電源が使用できること．
- 送電停止時でも空気および酸素が供給できること．
- 集中治療施設基準に準じた医療用ガス設備の点検を行うこと．

（一般病室）

(1) 状態の比較的安定した慢性呼吸不全や，終末期患者の人工呼吸療法を一般病室で施行

する場合には以下の条件を満たすこと．
（ⅰ）適切な警報装置を備えている人工呼吸器を使用すること．
（ⅱ）心電図，呼吸数，パルスオキシメータによる経皮的酸素飽和度が連続的にモニタリングできること．呼気二酸化炭素濃度は連続的にモニタリングできることが望ましい．
（補足）呼気二酸化炭素濃度（または分圧，P_{ETCO_2}）は動脈血二酸化炭素分圧（$Paco_2$）に近似し，$Paco_2$の推測としてモニタリングされることもある．しかしここでは，P_{ETCO_2}連続モニタを呼吸回路のはずれ，換気の中断などの早期発見という警報機構として他の換気量アラームなどとともに活用することを意図している．
（ⅲ）人工呼吸器の警報，モニタリング情報がスタッフステーションなどでも監視できること．
（ⅳ）当該病室と担当看護師間に即応できる緊急連絡の手段が講じられていること．
（ⅴ）当該病室には即座に使用できる状態で蘇生用具（用手換気装置，気管挿管用器材，蘇生用薬剤）が常備されていること．複数の人工呼吸患者がいる場合は，用手換気装置についてはそれぞれの病室内に常備すること．気管挿管用器材，蘇生用薬剤については救急カートなどにまとめて病棟内に常備されていればよい．
(2) 一般病室で人工呼吸療法が必要な急性呼吸不全患者（慢性呼吸不全の急性増悪を含む）が発生した場合は，可及的速やかに集中治療施設あるいはそれに準ずる施設に収容することが望ましい．

- 人工呼吸療法を施行する部署は，連続的に生体情報モニタができ，かつ急変事態にただちに対処できる集中治療施設あるいはそれに準ずる施設で行う必要があります．
- 生体情報は，心電図，呼吸数，経皮的酸素飽和度（SpO_2），呼気二酸化炭素濃度（P_{ETCO_2}）がモニタできることが必要です．

Q19 人工呼吸器の基本構成を教えてください

現在，多種多様な人工呼吸器が使用されていますが，基本的な構成を大きく分けると，医療ガスの取り入れ口，吸気ガスの送気装置（本体）と，送り出されたガスの経路である呼吸回路（患者回路）部の3つより構成されます．人工呼吸器の駆動には電気や医療ガスが用いられています（図1）．

A ガス取り入れ口

人工呼吸器本体と医療ガスの配管端末器を接続するガス別特定のコネクタを装着した耐

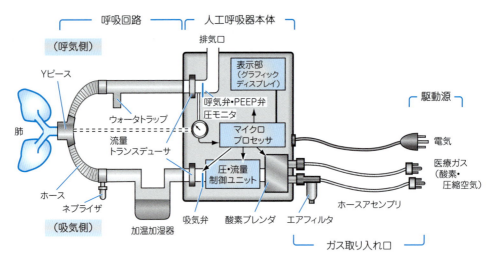

図1 基本構造と構成
(渡辺　敏，廣瀬　稔：第19章呼吸療法機器．MEの基礎知識と安全管理，第6版，日本生体医工学会ME技術教育委員会（編），南江堂，東京，p315，2014 より許諾を得て転載)

圧ホースのことをホースアセンブリといいます．人工呼吸器にはホースアセンブリを介して酸素や治療用空気が取り込まれます．治療用空気の人工呼吸器への供給口には，治療用空気製造時の異常による水分や塵埃などの流入を防止するためにエアフィルタが装着されています．

B 人工呼吸器本体（装置）

人工呼吸器の空気系回路は吸入酸素濃度を決定する酸素濃度調節器と送気機構に分けることができます．

1．酸素濃度調節器

人工呼吸療法を行う際には，患者に投与する酸素濃度を厳密に調整する必要があります．これを行うのが酸素濃度調節器（酸素ブレンダ）で，人工呼吸器本体に内蔵されたものや外部に装着されたものがあります．

2．送気機構

人工呼吸器の中枢といえる部分で，1回換気量，換気回数，吸気流量，換気モードなどを制御するものです．また，最近の人工呼吸器には流量トランスデューサ（流量センサ）を設け常時流量を測定することで吸気弁の開閉を調節し，設定した換気量や換気圧が正確に送気されるように自動制御するものが多くあります．

C 呼吸回路

人工呼吸器から患者に調節されたガスや温度・湿度を運び，また患者からの呼気ガスを排気口まで導くもので，以下のようなものから構成されています．

1．ホース

人工呼吸器から送られたガスを患者に導きます．また，呼気ガスを排気口に導く導管のことであり，蛇管ともいい，変形または狭窄・閉塞しないように蛇腹状の形状をしています．材質は塩化ビニル，シリコンまたはその化合物などがあります．用途によって成人用，

小児・新生児用，ディスポーザブル回路があります．

2．加温加湿器・人工鼻
気管挿管や気管切開を行った場合には，本来吸入するガスを加温加湿する役割をもつ上気道をガスが通らないために気道が乾燥し，多くの肺合併症を引き起こす原因になります．そのため，人工呼吸器から送気されるガスは加温加湿器，または人工鼻によって加温加湿されます（Q31 参照）．

3．ネブライザ
気管支拡張薬や粘液溶解薬などの薬液浮遊微粒子を作り，吸気ガスと一緒に吸入させるもので，ジェットネブライザが使用されます．

4．Yピース
吸気側回路と呼気側回路のホースと気管チューブのコネクタ（スリップジョイント）との接続を目的としたY字状のコネクタのことをいいます．コネクタの内径および外径は国際規格（ISO）で 15 mm または 22 mm に規格化されています．

5．ウォータトラップ
呼吸回路内に貯留した水を溜める部分をいい，呼吸回路で最も低い位置になるように設置します．

6．バクテリアフィルタ
吸気側では医療ガス配管や人工呼吸器内部からの異物を除去し，呼気側では患者の気道から排出される雑菌などから人工呼吸器（空気回路）の汚染を防止するために使用されます．

- 人工呼吸器の基本構成は，医療ガスの取り入れ口，吸気ガスの送気装置（本体），送り出されたガスの経路である呼吸回路から構成されます．

Q20 人工呼吸器（陽圧換気）の動作原理を教えてください

A 人工呼吸器の2つの方式

人工呼吸の方式には，「鉄の肺」のように胸壁外から陰圧をかけて胸壁を引き広げる胸郭外陰圧法（NETPV）と，日常用いられている人工呼吸器のように人工呼吸器から気道内に直接陽圧ガスを間欠的に送り込み，肺胞を直接広げて換気を行う気道内陽圧換気法（PAPV）があります（図1）．

I. 人工呼吸器

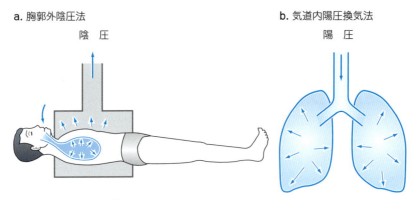

図1　人工呼吸の方法
(渡辺　敏，廣瀬　稔：第19章呼吸療法機器．MEの基礎知識と安全管理，第6版，日本生体医工学会ME技術教育委員会（編），南江堂，東京，p314，2014より許諾を得て転載)

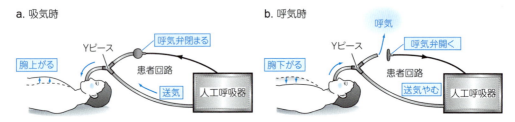

図2　人工呼吸器の作動原理
(渡辺　敏，廣瀬　稔：第19章呼吸療法機器．MEの基礎知識と安全管理，第6版，日本生体医工学会ME技術教育委員会（編），南江堂，東京，p315，2014より許諾を得て転載)

B　気道内陽圧換気法（PAPV）の動作原理

　現在，多種多様なPAPVの人工呼吸器が医療現場に導入されていますが，基本的な動作原理は大きく異なりません．人工呼吸器の換気動作は，吸気相と呼気相に分かれています．

　吸気相では呼吸回路の末端にある呼気弁が閉じることで，呼吸回路内は閉鎖状態になります．そこに設定した換気量または換気圧になるように人工呼吸器からガスが呼吸回路の吸気側から気管内チューブを経由して患者の肺内に供給されます．

　呼気相では人工呼吸器からのガス供給が停止すると同時に呼気弁が開き，呼吸回路内は大気中に開放状態となります．その結果，膨張していた肺は肺胸郭の弛緩と弾性により縮み（弾性収縮力）によってガスが肺内から呼気側回路，呼気弁を経由して大気中に呼出されます（図2）．

- 人工呼吸器の換気方式には，気道内陽圧換気法（PAPV）と胸郭外陰圧法（NETPV）がありますが，一般にPAPVが用いられています．

Q21 非再呼吸式の意味を教えてください

　普段われわれが息をしているときは，大気から空気を吸い込み，呼気時には大気に呼気ガスを呼出しています．このときに呼出したガスをもう一度吸うこと（再呼吸）はありません．このような換気の方式を「非再呼吸式」といいます．われわれが恒常状態にあるときは，1分間に体内で産生される二酸化炭素量は1分間に鼻や口から呼出する二酸化炭素量に等しくなるように調節されているため，二酸化炭素の再呼吸による血中二酸化炭素の増加や水素イオン濃度（pH）の低下，および循環に影響を及ぼさないようになっています．ただし，非再呼吸式でも，Yピースよりも患者側の気道（気管，気管支，気管チューブ，Yピースと気管チューブ間に接続されたホースなど）には肺から呼出された二酸化炭素が残留するため，これを再呼吸することがあります．この再呼吸する二酸化炭素の貯留部分を死腔，生体の気道を解剖学的死腔，Yピースやホースなどの部分を機械的死腔と呼びます．

　このようなことから，通常使用するすべての人工呼吸器は，呼気ガスを大気中に排出する「非再呼吸式」が用いられています．その他に，救急蘇生時に使用されるバッグバルブマスクも非再呼吸式になります．

- 人工呼吸器は，呼出した二酸化炭素を再度吸い込まないように非再呼吸式の換気方法になっています．

Q22 自発呼吸と人工呼吸（陽圧換気）の生理学的な違いを教えてください

　われわれが日常行っている自然呼吸と人工呼吸による陽圧換気では，換気のメカニズムが大きく異なっています．

A　気道内圧と胸腔内圧の違い

1．自発呼吸

　自発呼吸の吸気時には，横隔膜と外肋間筋が関与（収縮）して胸郭が拡張し，胸腔内圧が低下（－8 cmH$_2$O 程度まで）することで，肺が周囲から引っ張られ拡張し，それに伴って気道内圧（肺胞内圧）が低下することで吸気ガスが肺胞まで吸入されます．呼気時には

I．人工呼吸器

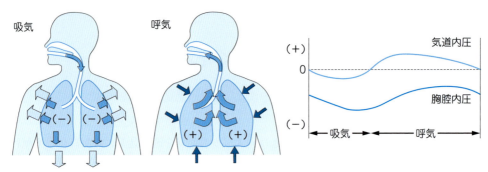

図1　自発呼吸（自然呼吸）
横隔膜筋の収縮（下に引っ張られる状態）と肋間筋の収縮（胸が膨らむ状態）により胸腔内は陰圧になり，それと同時に肺も外側へ引っ張られて膨らむことにより口や鼻から気道を通り肺胞へ空気が送り込まれる．

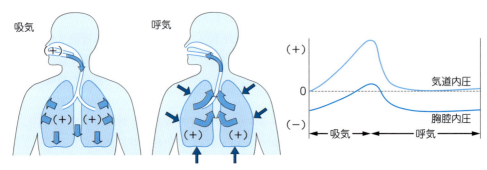

図2　人工呼吸（陽圧換気）
人工呼吸器からガスを強制的に送気することにより，肺胞を内部から押し広げる．

横隔膜と外肋間筋が弛緩して胸腔内圧は上昇（−5 cmH₂O 程度に）して，肺と胸郭の弾性によって肺が収縮して肺胞内圧が大気圧を超えて（陽圧になって）ガスが呼出されます（図1）．

2．陽圧換気

陽圧換気では気道内に陽圧をかけて吸気が行われます．呼気時には自然呼吸と同様に肺と胸郭の弾性によって肺が収縮しガスの呼出が起こります．吸気時には気道内圧（肺胞内圧）と胸腔内圧は気道内圧に平行して上昇し，呼気時には，それぞれが低下してもとの圧力に戻ります（図2）．

このように，陽圧換気による肺胞内圧，胸腔内圧の推移からみても陽圧換気は自発呼吸とは異なり，非生理的といえます．

B　生体に及ぼす影響

1．換気条件設定による影響

自発呼吸では，呼吸数，1回換気量，呼吸リズム，吸気呼気比などは呼吸中枢で自動調節されており，呼吸ごとに異なっています．一方の人工呼吸では1回換気量，吸気流量，換気回数などの換気条件や，換気様式は機械的に設定されたものであり，動脈血酸素分圧や動脈血二酸化炭素分圧，水素イオン濃度などの血液ガス値も換気条件に左右されること

になります．つまり，人工呼吸下では機械的に調節されるということになります．

2．循環への影響

陽圧換気では胸腔内圧の上昇に伴い静脈還流が阻害されて心拍出量の低下，それによる尿量の減少，脳圧の上昇などの影響をきたすことがあります（Q23 参照）．

3．呼吸への影響

仰臥位の場合，自発呼吸下と陽圧換気下では横隔膜の動きと肺内血流分布は大きく異なるため，結果として陽圧換気のほうが換気血流分布の不均等が増強されます（Q24 参照）．また，酸塩基平衡にも影響します．

4．その他の影響

陽圧換気による胸腔内圧の上昇に伴って中心静脈圧も上昇するために，肝臓はうっ血することがあります．

- 陽圧換気は自発呼吸に比べて，肺胞内圧や胸腔内圧の推移からみても非生理的なものです．
- 陽圧換気は循環器系には心拍出量の低下や血圧低下を，また呼吸器系には換気血流分布の不均等を生じることがあります．

Q23 陽圧換気が及ぼす循環器系への影響について教えてください

　自然呼吸下では，吸気時に胸郭の拡張に伴って胸腔内圧が大きく下がり，右心房内圧も下がり圧力較差を生じます．その結果として，静脈血は末梢から中枢の右心房へ還流が促進され（静脈還流が増加し），右心室からの心拍出量も増えます．陽圧換気により胸腔内圧が上昇し静脈還流が阻害されることで静脈還流量を低下させ，心拍出量も減少し，血圧が低下することもあります．この効果は，特に循環血液量が少ない場合や肺コンプライアンスが低い場合に問題になることがあります．また，胸腔内圧の上昇により肺が拡張し心臓が圧迫されることで心臓の拡張が障害され，右心室の拡張期容積が減少し，心拍出量が減少することもあります．一方，陽圧換気による肺胞内圧の上昇は，肺胞の周りにある肺毛細血管が陽圧により圧迫されて肺血管抵抗の増加をきたします．結果として，右心室の後負荷が増加して心拍出量は減少することになります．つまり，陽圧換気は循環動態を変動（循環抑制）させる可能性があります（図1）．

　また，陽圧換気で胸腔内圧が上昇することで内頸静脈圧が上昇し脳圧が上昇します．血圧の低下と内頸静脈圧の上昇により脳灌流圧（動静脈の圧力差）の低下に伴って脳血流量も低下する可能性があります．

　腎臓機能に対しては心拍出量の低下傾向があるため腎血流量が低下し，尿量が減少し，体液が貯留傾向になります．また，腎臓内の血流分布が変化してナトリウムの再吸収が増

Ⅰ．人工呼吸器

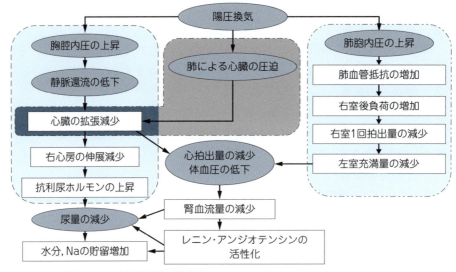

図1　陽圧換気による循環抑制の機序

加します．それ以外に静脈還流の減少により右心房の充満が抑制するために抗利尿ホルモンの増加，心房性ナトリウム利尿ペプチドの分泌が減少します．交感神経系も活性化し，レニン・アンジオテンシン系が活性化します．結果として尿量の減少をきたします．

　これらの影響は，陽圧換気中の吸気時間の延長や最大吸気圧が高値の場合，あるいは呼気終末陽圧（positive end expiratory pressure：PEEP）を高く設定している場合に大きくなります．つまり，陽圧換気中の平均気道内圧が高い場合には，心拍出量や血圧の低下，尿量の低下などの影響が生じます．

- 陽圧換気は胸腔内圧の上昇により静脈還流を減少させるため，心拍出量の減少による血圧低下や尿量の低下をきたします．
- 陽圧換気は静脈還流を悪化させるため，血圧低下と内頸静脈圧の上昇から脳灌流圧の低下による脳血流量の低下もきたすことがあります．

Q24 陽圧換気が及ぼす呼吸器系への影響について教えてください

A　気管挿管や気管切開による影響

　上気道には粘膜があり，その粘膜下は多くの静脈が1ヵ所に集まった静脈叢（そう）によって血液温に近い状態で，多くの粘液腺からの粘液の分泌によって吸入した外気を加湿

する機能をもっています．また粘膜の線毛運動によって，気道の分泌物や異物を排出させる機能をもっています．しかし，陽圧換気時に気管挿管や気管切開を行うと，加温加湿機能をもつ上気道がバイパスされるために加温加湿機能が失われることや，綿膜の線毛運動が障害されることにより，気道の分泌物の粘稠度が増加し，喀痰の排出が障害されます．その結果，無気肺や感染のリスクが増加することになります（図1）．

B 換気血流分布への影響

　陽圧換気の利点としては，虚脱した肺胞の再拡張や虚脱を予防し，肺コンプライアンス（肺の膨らみやすさ）の改善と血液の酸素化改善をもたらします．しかしその一方では，過剰な気道内圧の上昇は肺胞内圧の上昇に伴って肺胞周囲にある肺毛細血管が圧迫されることで肺血管抵抗が増加します．これによって肺血流量が低下し，肺毛細血管でのシャントの増加により低酸素になることもあります．

　一般に人工呼吸管理はベッド上で，体位は仰臥位で行われます．この仰臥位では，横隔膜の動きと肺内の血流分布が大きく異なります（図2）．

　自発呼吸下での横隔膜は呼気終末には弛緩しており，腹側よりも背側のほうに腹腔内の臓器の重みを大きく受けて胸腔側に盛り上がったかたちになります．また，吸気時には横隔膜が収縮するために腹側より背側のほうが大きく動き，吸入したガスは背側に多く流れることになります．この結果として，肺内の血流分布は重力の関係で背側に多く流れるため，換気の分布と肺内の血流分布がバランスよく維持されています．一方の陽圧換気では，横隔膜の収縮によって行われるのではなく陽圧によって行われるため，送気されるガスが流れやすい（圧抵抗が小さい）腹側に多く流入します．つまり，肺内血流が少ない部分が

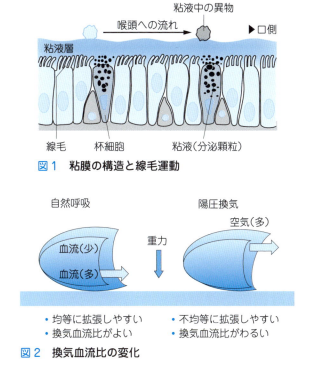

図1　粘膜の構造と線毛運動

図2　換気血流比の変化

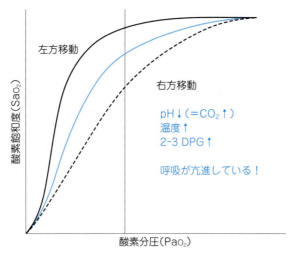

図3 酸素解離曲線

多く換気されることになり，その結果として陽圧換気は換気血流分布不均等が増大し，ガス交換効率が低下することになります．この変化は肥満者に顕著にあらわれます．

C 酸塩基平衡への影響

酸塩基平衡への影響は，呼吸性アルカローシス（肺胞過換気，二酸化炭素の低下）や呼吸性アシドーシス（肺胞低換気，二酸化炭素の上昇）で，それらは生体に多大な影響を及ぼします．アルカローシスでは酸素解離曲線の右方移動（図3），低カリウム血症，イオン化カルシウム低下，および心拍出量の低下などに関係します．動脈血二酸化炭素分圧（$Paco_2$）の著しい低下は，脳血流や冠状動脈の血流の減少をきたすことがあります（Q10参照）．

- 気管挿管や気管切開により上気道の加温加湿機能や喀痰の喀出機能が障害されます．
- 陽圧換気は換気血流分布不均等を増大させることがあります．
- 陽圧換気は酸塩基平衡へも影響を及ぼすことがあります．

Q25 人工呼吸器の酸素濃度調節機構を教えてください

A 酸素濃度調節の必要性

酸素はわれわれが生きていくためには不可欠なもので，人工呼吸療法施行時にも酸素療法を併用して治療が行われます．しかし，80％以上の高濃度酸素を長時間投与すると，酸

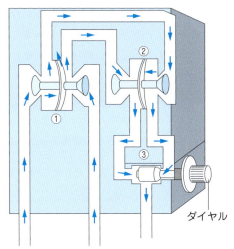

図1　酸素ブレンダの構造
(桜井靖久（監），渡辺　敏（編）：ME 早わかり
Q & A 2．人工呼吸器・麻酔器，南江堂，東京，
p14, 1987 より引用)

素由来の活性酸素（フリーラジカル）が肺毛細管上皮に障害を与え，急性呼吸促迫症候群
（ARDS）のような症状を示すことがあります．このような症状を酸素中毒といいます．ま
た，二酸化炭素が蓄積するよう慢性呼吸不全や喘息重積発作患者に酸素を投与すると，呼
吸中枢の換気刺激が抑制され，その結果，さらに高い二酸化炭素血症に陥ることがありま
す．このようなことが起こらないように，人工呼吸療法中には患者に投与する吸入酸素濃
度（FIO_2）を厳密に調節する必要があります．

B　酸素濃度調節の方法

　この吸入ガスの酸素濃度を調節するために，人工呼吸器には医療ガス配管設備から供給
される酸素と治療用空気（または大気）を適切に混合する酸素濃度調節機構や酸素ブレン
ダが装備されています．人工呼吸器によっては，人工呼吸器本体に酸素濃度調節機構や酸
素ブレンダが組み込まれた機種や，酸素ブレンダが本体外に装着された機種があります．
　酸素濃度調節機構や酸素ブレンダの基本的な酸素混合の考え方は，医療ガス配管端末器
から供給される酸素と治療用空気の圧力（酸素の供給圧が 30 kPa 程度高い）を，同じ圧力
に調整した後に，それぞれから供給されるガスの流量の比をかえて混合することで酸素濃
度を調節しています．また，在宅人工呼吸器などでは室内気を送気するために，室内気の
取り込み口に酸素を投与することで混合する方法もあります．

C　酸素ブレンダの構造

　酸素ブレンダの構造は図1のようになっています．まず，医療ガス配管端末器から供給
される酸素の標準供給圧が治療用空気より 30 kPa 程度高く設定されるため，ダイヤフラム
①が治療用空気側（右方）に押されることで酸素の流量が減少し，逆に治療用空気は増加
します．この動作によって酸素と治療用空気の圧力差を少なくしています．図1の酸素ブ

レンダではダイヤフラム②を装備し，前述と同様の動作が行われ，より酸素と治療用空気の圧力差を少なくしています．この状態でダイヤルを回すことで，酸素と治療用空気の供給口の面積比（③の部分）がかわり，それに伴ってそれぞれのガスが流れて酸素と治療用空気が混合されます．現在使用されている人工呼吸器では，圧力調整器とダイヤルのかわりに電磁弁（ソレノイド）が使用されています．

- 長期間の高濃度酸素投与による酸素中毒などの障害を防止するために，酸素濃度を適切に調節する必要があります．
- 一般的な人工呼吸器では，厳密に F_{IO_2} を調節するために酸素濃度調節機構が装備されています．

Q26 吸気努力の検知方法（トリガ）について教えてください

A 吸気努力の検知（トリガ）

人工呼吸器は主にヒトの換気機能を代行または補助するものです．そのため，現在行われている換気モードを2つに大別すると，完全にあらかじめ設定した換気条件（1回換気量，換気回数など）で行われる調節機械換気（controlled mechanical ventilation：CMV）と，患者の吸気にあわせて軽く速やかにガスを送る補助換気（patient trigger ventilation：PTV）があります．このうち補助換気では自発呼吸を温存するために，人工呼吸器は患者の吸気努力を検知してガスを送り始めます．つまり，患者の吸気努力を検知して，人工呼吸器からガスを送気するきっかけとなる機構をトリガ（trigger）といい，患者の気道内圧や吸気流量の検知のレベルをトリガレベル（またはトリガ感度）といいます．ちなみにトリガというのは拳銃の「引き金」のことです．

B トリガの方式

トリガ方式には，患者の吸気努力によって呼吸回路内に生ずる陰圧の変化を検出する「圧トリガ（pressure trigger）」と，呼吸回路内に流れる定常流の流量が呼気側で減少したことをとらえる「流量トリガ（flow trigger）」があります（図1）[Q36, Q51参照]．

流量トリガでは，呼吸回路の吸気側と呼気側に流量センサを装着して，回路内定常流の変化を測定しています．自発呼吸がないときは吸気側と呼気側で測定した流量は等しくなりますが，自発呼吸が出現すると，患者の気道にガスが流入するため呼気側の流量が減少します．このときの両者の流量差の発現を吸気開始としています．圧トリガの場合は，肺コンプライアンスや気管チューブなどの気道抵抗に打ち勝って，呼吸回路内圧を低下させ

a. 圧トリガ方式

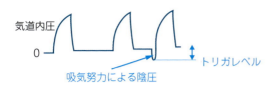

b. 流量トリガ方式

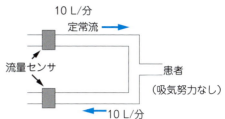

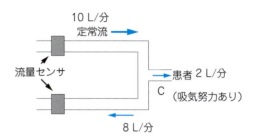

図1　吸気努力の検知（トリガ）方式

る仕事が必要です．実際には患者の吸気開始と人工呼吸器が送気するまでに時間のずれが生じるため，患者との同調性がわるいことがあります．

一般的に中枢の気道抵抗が高い場合には，患者の吸気努力で気道内圧が低下するには強い吸気努力が必要なために，圧トリガより流量トリガのほうが鋭敏で患者の吸気努力の負担が少なく楽に吸気ができます（同調性がよい）．

C　トリガの設定

圧トリガは吸気努力によって呼吸回路内に生じる陰圧を検知する方式です．通常−1〜2 cmH$_2$O程度に設定されます．人工呼吸管理中に呼気終末陽圧（positive end expiratory pressure：PEEP）を使用した場合には，PEEPレベルを基準にトリガレベルが設定されるようになっています．例えば，トリガレベルを−1 cmH$_2$Oに設定し，PEEPを5 cmH$_2$Oに設定した場合には，吸気努力により気道内圧が4 cmH$_2$O以下になると，人工呼吸器からガスが送気されることになります．つまり，トリガレベルはPEEPレベルに自動的に追随するような仕組みになっています（above PEEPと記載されています）．流量トリガは吸気努力による回路内定常流の減少を検知する方法です．通常成人では0.6〜2.0 L/分，小児では0.3〜1.0 L/分程度に設定されます．ただし，これらのトリガレベルは敏感すぎても，鈍すぎても患者に過換気や呼吸仕事量の増加などの影響をきたすことがありますから，患者の呼吸パターンを観察しながら適切に設定することが必要です．

- 吸気努力を検知することを「トリガ」といい，検知方法には「圧トリガ」と「流量トリガ」があります．
- 「圧トリガ」は吸気努力によって呼吸回路内に生じる陰圧を検知する方式です．
- 「流量トリガ」は吸気努力による回路内定常流の減少量を検知する方法です．

Q27 デマンドバルブ方式や回路内定常流方式の特徴を教えてください

　同期式間欠的強制換気（synchronized intermittent mandatory ventilation：SIMV）などの補助換気時には，患者の吸気努力にあわせてガスを送り込む機構が必要になります．このため，人工呼吸器にはデマンドバルブ方式と回路内定常流（コンスタントフロー）方式の2つの方式が採用されますが，最近の人工呼吸器ではデマンドバルブ方式が多く採用されています．旧式の人工呼吸器では，吸気努力を検知（トリガ）してガスが供給されるまでに時間が遅れるために吸気時に呼吸仕事量が増えることが欠点でしたが，現在では工学技術が進歩したことで，患者の吸気努力をトリガすると迅速にガスが供給されるようになっています．このことで患者は楽にガスを吸うことができるようになっています．一方の回路内定常流方式は，回路内に新鮮なガスを常に流しておき，患者は常にそのガスを吸うことができ，旧式の人工呼吸器の欠点を補うために考えられたものです．しかし，常に新鮮なガスが流れているために非経済的ということもあります．

- 患者の吸気努力にあわせてガスを送気するためにデマンドバルブ方式や回路内定常流方式が採用されていましたが，現在では，デマンドバルブ方式が多用されています．

Q28 なぜ加温加湿器が必要なのですか

A　通常の呼吸（非挿管時）の場合

　吸気時における吸入ガスは口腔や鼻腔，気道で加温加湿されます．
　健常人が通常の外気を吸入した場合を考えてみます．外気の温度・絶対湿度・相対湿度をそれぞれ21℃・9 mg/L・50％と仮定します．この外気は，気管支の中央部分に到達すると，それぞれ，32℃・30 mg/L・90％となります．そして，気管支分岐部に到達するころには，37℃・44 mg/L・100％となります（図1）．この温度・湿度の上昇は吸入ガスが気道粘膜下にある血流が温度と湿度の供給元になるからです．このようなシステムが自然呼吸では働き，気道や肺の環境は保たれているのです．

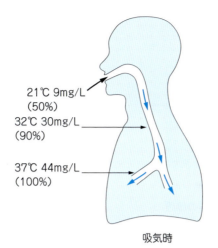

図1 21℃の大気を呼吸しているときの気道各部の温度，湿度分布の1例
（ ）内は相対湿度．
(磨田 裕：気道の給湿療法．呼吸療法テキスト，三学会合同呼吸療法士委員会（編），p139-146, 克誠堂出版, 東京, 1992 を参考に著者作成)

B 挿管時の場合

病院設備から供給される医療ガスを直接吸入した場合を考えてみます．外気には多少の水分が含まれていますが，医療ガスには水分はほとんど含まれていません．また，挿管チューブは先端部位が気管支分岐部の手前まで到達します．挿管チューブ内を通るガスは自然吸気時とは異なり，気管粘膜下の血流から加温加湿されることはありません．そのため，乾燥したガスが肺内に直接流入することになります．

水分を含まない医療ガスが，そのまま気管に流入すると多大な悪影響をもたらします．まず，乾燥したガスは水分を気道粘膜から奪うことになります．気道粘膜の生理機能を考えた場合，気道上皮上の杯細胞線と線毛細胞の役割はとても大きいものとなります．杯細胞は，粘液分泌で細胞環境の形成を行います．また，その粘液で異物を捕捉します．線毛細胞は，線毛運動によって杯細胞が分泌する粘液によってとらえられた異物の排除を行っています．乾燥したガスの流入により，これらの異物排除システムが障害を受けます．

他にも，乾燥は痰の乾燥や固形化をもたらします．痰などの分泌物の固形化，粘稠化は肺炎の原因となり患者の予後をわるくします．痰は気道や気管チューブの閉塞の原因にもなります．

C 加温加湿器に求められる性能と種類について

乾燥ガスは呼吸器系の多くの障害を引き起こします．そうならないためには，人工呼吸器に加温加湿器を備えなければなりません．加温加湿の目標値としては，American Association for Respiratory Care（AARC）などの各団体が各々示していますが，おおむね，温度は31～35℃，絶対湿度は32～40 mg/L，相対湿度は100%を達成することが求められています．ただし，これはあくまで最低限の目標として考えたほうがよいと思われます．

I．人工呼吸器

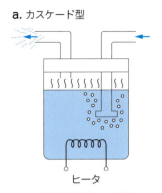
a. カスケード型

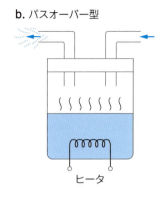
b. パスオーバー型

図2　加温加湿器の種類
（桜井靖久（監），渡辺　敏（編）：ME早わかりQ＆A 2．人工呼吸器・麻酔器，
南江堂，東京，p159，1987より引用）

　加温加湿器には大きく分けて2つのタイプがあります．1つは，外部から電気を用い，熱を滅菌蒸留水に加えることによって水蒸気を発生させる能動的加温加湿器です．これは人工呼吸器の吸気側呼吸回路の途中に組み込まれます．もう1つは，患者の呼気に含まれる水分と熱を利用して加温加湿する受動的加温加湿器である人工鼻（heat and moisture exchanger：HME）です（Q31参照）．人工鼻は，人工呼吸器のYピースの先（患者側）に接続されます．
　能動的加温加湿器にも過去にはいろいろな原理・構造のものが市販されました．従来は，乾燥したガスを加温した滅菌蒸留水の中に導き，細かい泡状にして加湿能力の向上を図ったカスケード型加温加湿器（bubble diffusion型）が多く使われていました（図2a）．このタイプは，乾燥ガスと滅菌蒸留水が非常に広い面積で接触するため，加湿効率は高かったです．しかし，最近の自発呼吸を温存する人工呼吸管理が主流の人工呼吸ケアにおいては，自発呼吸との同調性に不利なためあまり使われることはなくなりました．現行では，パスオーバー型加温加湿器（pass over型）が多く用いられています（図2b）．このタイプの加温加湿器は，ヒータを内蔵した加温加湿器本体にディスポーザブルの滅菌蒸留水を入れるチャンバを組み合わせて使います．乾燥ガスはチャンバ内の加温された滅菌蒸留水の表面を通過するだけです．このため，カスケード型加温加湿器のように大きな気流抵抗が生じません．
　近年のパスオーバー型加温加湿器には，呼吸回路のYピース部の吸気側とチャンバ出口に温度センサを設置したものがあります．これらの温度センサの値をもとに，加温加湿器本体のヒータをコントロールし吸入ガスの温度と湿度を保持するようなシステムとなっています．また，室内温度の測定や呼吸回路自体を加温するホースヒータ付き人工呼吸回路によって，呼吸回路内の結露を防ぐシステムも用いられています．
　人工呼吸器における加温加湿システムは，格段に進歩をしています．しかし，現在のシステムでも気道内に吸入されるガスそのものの温度や湿度を直接測定しているわけではありません．そのため，挿管チューブの結露の確認や吸引時の痰の粘稠度の観察は重要な使用中のチェックポイントとなります．

2. 人工呼吸器の原理と構造　53

- 挿管が必要な人工呼吸では加温加湿をしないと呼吸器系に障害が起こります．
- 加温加湿の方法には大きく分けて能動的加温加湿器と受動的加温加湿器があります．
- 吸入ガスの温度・湿度を直接モニタリングはしていないため，挿管チューブや痰の性状の観察は必要です．

相対湿度と絶対湿度について教えてください

Q29

　湿度とは，空気などのガスがどのくらい湿っているかをあらわすための尺度です．湿度のあらわし方には複数の方法があります．日常生活でも天気予報などで気温とともに湿度が百分率で示されたりしますが，それも1つの湿度のあらわし方です．

　人工呼吸療法で用いられる湿度には2種類あります．1つは，1L中のガスの中にどのくらいの水分量が含まれているかをあらわした絶対湿度［absolute humidity（AH），単位はmg/L］です．もう1つは，ある温度において含むことのできる最大の水蒸気量に対し，実際に含んでいる水蒸気量を百分率であらわした相対湿度［relative humidity（RH），単位は％］です．

　絶対湿度はガスの単位体積中の水分量をあらわします．ある密閉された1Lの容器があるとします．この容器の中に23 mgに水分が含まれていれば，絶対湿度は23 mg/Lとなります．この数値は，実質的な水分量を示しているため温度の変化に関係なく一定の値をとります．

　相対湿度は，「実際に含んでいる水蒸気量」÷「ある温度において含むことのできる最大の水蒸気量」×100であらわされます．あらわしているのは割合なので単位は％となります．

　「ある温度において含むことのできる最大の水蒸気量」のことを飽和水蒸気量といいます．ガス中に存在できる水蒸気はガスの温度に比例します（表1）．つまり，低い温度のガスよりも高い温度のガスが，より多くの水蒸気を含むことが可能です．飽和水蒸気量よりも多くの水分ガスの中にある場合，水蒸気として存在できません．水蒸気として存在できなくなった水分は液体となるのです．これが結露の正体です．

　今，絶対湿度が23 mg/Lのガスがあるとします．この23 mg/Lという数値は温度が25℃のときの飽和水蒸気量と同じ値です．もし，このガスの温度が25℃であった場合，相対湿度は100％となります．なぜなら，最高で1Lあたり23 mgの水分を含むことのできるガス中に，上限一杯の23 mgの水分が含まれているからです．計算すると，「実際に含んでいる水蒸気量23 mg/L」÷「25℃のときの飽和水蒸気量23 mg/L」×100＝100（％）となります．また，このガスの温度が38℃であった場合，相対湿度は50％に低下します．38℃のガスの飽和水蒸気量は，46 mg/Lとなります．そのガスの中に23 mg/Lの水分が存在します．相対湿度を計算すると，「実際に含んでいる水蒸気量23 mg/L」÷「38℃のときの飽和水

表1 温度と飽和水蒸気量

温度（℃）	飽和水蒸気量（mg/L）
22	19.4
24	21.8
26	24.4
28	27.2
30	30.4
32	33.4
34	37.6
36	41.8
38	46.3
40	51.1

蒸気量 46 mg/L」×100＝50（％）となります．

- 絶対湿度は，実際に含まれる水分量をあらわします．
- 相対湿度は，ある温度における飽和水蒸気量に対して実際の水分量を割合であらわしたものです．

Q30 加温加湿器の1日に必要な水分量はどの程度ですか

　健常成人が大気中で自然呼吸をした場合を考えてみます．吸入する大気が22℃で相対湿度が46％とすると9 mg/Lの水分量が存在します．呼出するガスには一般的には34 mg/Lの水分が含まれています．1回の呼吸で失われる水分量は，34 mg/L－9 mg/L＝25 mg/Lとなります．1分間の呼吸回数を15回とすると，1日あたりの呼吸によって失われる水分量は，25 mg/L×15回/分×60分×24時間＝540 gとなります．

　気管挿管や気管切開をした人工呼吸管理中では考え方が異なります．上記の健常成人の場合は，吸気時に気道粘膜から加湿され，呼気時にその湿度の一部を気道粘膜に返しているといえます．しかし，挿管をした人工呼吸中は気道粘膜をバイパスした状態で気管支分岐部あたりの絶対湿度を44 mg/Lにしなければなりません．人工呼吸に用いる医療ガスが乾燥ガスであることを考えると，人工呼吸中に1回の呼吸で失われる水分量は，44 mg/L－0 mg/L＝44 mg/Lとなります．1分間の呼吸回数を15回とすると，1日あたりの挿管をした人工呼吸によって失われる水分量は，44 mg/L×15回/分×60分×24時間＝950 gとなり

ます．

　上記に示した計算は1例であり，必ずしも完全なエビデンスに基づく医療（evidence-based medicine：EBM）があるわけではありません．人工呼吸中の湿度の測定をする装置は，数製品存在します．しかし，それらの機器は高価であるし，機能的にもまだまだ臨床の要求に応えられるものではありません．また，気管内部の絶対湿度，相対湿度を測定することはできません．わかっていることは，気管チューブの出口，つまり気管支分岐部近辺で，BTPS（body temperature ambient pressure saturated with water vapor：温度37℃，絶対湿度44 mg/L，相対湿度100％）を達成することが気道粘膜の障害を防ぐということです．これを達成するためには，口元温度と加温加湿器のヒータ温度をセンサで測定し制御するタイプの高機能な加温加湿器およびホースヒータ付き人工呼吸回路を組み合わせなければ達成できないと考えられます．人工呼吸器の設定にもよりますが，最低でも24時間で1,000 mL以上の加湿量は必要だと考えられます．痰の性状などをよく観察して加湿不足にならないよう気をつける必要があります．

- 人工呼吸療法中は最低でも24時間で1,000 mL以上の加湿量は必要です．

人工鼻とは何ですか

　人工鼻は別名HMEとも呼ばれます．これはheat and moisture exchangerの頭文字をとったもので，日本語に訳すと「熱と湿度を交換するもの」となります．

　人工呼吸を施行するときには気管挿管や気管切開を行います．これらを施された患者の換気は鼻腔をバイパスして行われます．挿管をしない場合の呼吸では，鼻腔の粘膜により吸われた外気は適切な温度と湿度を与えられます．しかしながら，鼻腔をバイパスする気管挿管や気管切開では，体温に比較し低温で乾燥した外気を鼻腔により適切な状態にすることができません．そのため，鼻腔をバイパスして換気を行う人工呼吸を施行する場合には，体内に吸気される前に，鼻腔のかわりに適切な温度と湿度を吸気するガスに与えるシステムが必要となります．そのシステムの1つが人工鼻です．

　人が吐く息，つまり肺内から呼出されるガスには熱と水分が含まれています．人工鼻は，その呼出されたガスの熱と水分を溜めることができます．つまり，患者が呼出したガスの熱と水分を次の吸気時に吸い込むガスに加えるのです．これを呼吸ごとに繰り返すことによって加温加湿を行います．そのため，吸気ガスと呼気ガスが両方通過する場所に装着される必要がありますから，呼吸回路のYピースと気管チューブの間に装着されます（図1）．

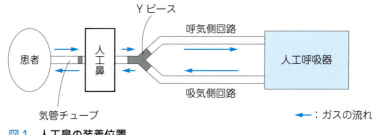

図1 人工鼻の装着位置

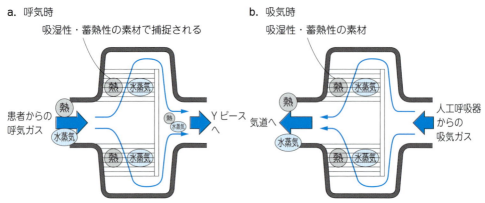

図2 人工鼻が加温加湿する原理
呼気時には呼気ガス中の水蒸気と熱が人工鼻に捕捉され（一部は呼気ガスとともに抜ける），次の吸気では人工鼻は捕捉した水蒸気と熱を放出する．

　人工鼻の内部には繊維状のフィルタが入っています．そのフィルタは熱と水分を保持する性質があります．そのフィルタを換気ガスが通ることにより，吸気時には加温加湿されたガスが肺内に入り，呼気時には，呼気中の熱と水分がトラップされます（図2）．この仕組みは，人工鼻の中にあるフィルタによってなされるので，人工鼻は，特殊なものを除いて，電気を必要としません．医療従事者による加湿のための蒸留水の補充も必要ありません．しかし，時間が経つと性能が低下してきますので，1日に1回程度の交換が必要となります．痰などが多い患者に使う場合には，より頻回に交換しなければなりません．

　加温加湿のためのシステムには，蒸留水を加温して吸気ガスに温度と湿度を加えるものもあります．この吸気側回路に装着される加温加湿器（heated humidifier）に比較すると，人工鼻の性能は劣ります．特に加湿性能は加温加湿器に比較し低くなります．また，水分を含んだ人工鼻は抵抗になるため，呼吸仕事量の増加につながります．しかし，人工鼻には給水を必要とせず呼吸回路も単純化できるメリットもあります．患者の状態によって加温加湿器と人工鼻を使い分ける必要があります．

- 人工鼻とは，人工呼吸器からの吸入ガスを加温加湿するために用いるものです．
- 患者の状態によって加温加湿器（heated humidifier）と人工鼻（heat and moisture exchanger）を使い分ける必要があります．

2. 人工呼吸器の原理と構造   57

呼吸回路の特徴について教えてください

　呼吸回路は人工呼吸器と患者をつなぐ換気ガスの通り道として機能するものです．軟らかい素材でできたチューブを使い加温加湿器や各種コネクタ，ウォータトラップをつなげ患者へガスを送気し，呼気を人工呼吸器本体へと戻します．一般的には，人工呼吸器吸気側接続口→チューブ→加温加湿器→チューブ→ウォータトラップ→患者→ウォータトラップ→人工呼吸器呼気側接続口となります．
　メーカや加温加湿の方法などにより多少構成に違いがありますが，一般的には次の部品によって構成されます．
- 加湿チャンバ：加温加湿器の構成部品で蒸留水を気化または噴霧するために蒸留水を溜めるチャンバです．加温加湿に人工鼻を使用する場合は不要です．
- ウォータトラップ：呼吸回路内に生じた余計な水分を溜めるために装着されるプラスチック製の容器です．回路内に温度を保持するためのヒータワイヤが入っている場合は，回路内に水分は生じないため不要です．
- カテーテルマウント：呼吸回路と患者側の気管チューブを接続するアダプタです．
- 呼吸回路フィルタ：人工呼吸器の本体の吸気側や呼気側に接続されるフィルタです．呼吸回路中の微粒子（ウイルスなども含む）を捕捉し，患者の吸入や室内への拡散を防ぐ目的で装着されます．

　呼吸回路に関連する医療事故は多く報告されています．人工呼吸器への接続部の形状が同一であるため，吸気と呼気を誤ってつなぐ事故も起こっています．また，メーカごとや加温加湿の方法によって構成部品やその組み立てが異なるのも事故を誘引する原因となっています．

- 人工呼吸器と患者をつなぎ換気ガスの通り道として機能します．
- 構成要素として加温加湿器やウォータトラップなどがあります．
- 呼吸回路に起因する医療事故は多く報告されています．

小児用の人工呼吸器の特徴は何ですか

　小児の人工呼吸管理は，対象年齢が新生児から青年期まで含み，また対象疾患も成人と

同じような急性呼吸促迫症候群（ARDS）や小児特有の新生児遷延性肺高血圧症など多岐にわたります．小児の人工呼吸管理については定められた基準やガイドラインなども少なく各施設で工夫しながら進められているのが現状と考えます．基本的に実年齢ではなく体重を重視し，体重がおおむね10 kg以上であれば，成人の管理方法に準拠した方法で構わないと考えられます．

昨今の高性能な人工呼吸器は小児から成人までをカバーできるものとなっていますが，小児に用いるときに考えなければならないポイントはいくつかあります．特に，低体重で呼吸器系の発育不全がある場合は，自発呼吸があったとしても非常に弱いため，自発呼吸のトリガは難しい場合があります．そのため，小児用の人工呼吸器はデマンドフローだけではなく定常流での管理も可能なものがあります．

小児に特有な臨床的な注意点として，挿管チューブの圧迫による気管粘膜損傷があります．成人であれば気管チューブのカフで気管を塞ぎ人工呼吸器により陽圧をかけることができますが，原則としてカフなしの気管チューブを用いる小児ではリークが発生します．そのため，圧支持換気での管理が可能な人工呼吸器が必要となります．

換気モードとしては，成人用で一般的に使われるもの以外に，高頻度振動換気（HFO）を用います．HFOは生理的な呼吸回数よりも著しく多い回数で換気を行います．1回換気量は解剖学的死腔よりも小さくなります．このモードは通常の人工呼吸器には搭載されていないため，小児の専用人工呼吸器として市販されています．

- 高頻度振動換気（HFO）などの成人用とは異なる換気モードを搭載しています．

Q34 人工呼吸器にはどのようなアラームが装備されていますか

昨今の人工呼吸器は各種のセンサを搭載し気道内圧や流量，換気量などを測定しています．アラームもそれらの値から危険な状態を察知しアラートを発します．以下に代表的なアラームを示します．

A 気道内圧アラーム

気道内圧が設定したアラーム範囲から逸脱した場合にアラームを発します．設定した範囲を超えた場合は，呼吸回路内の圧力が高くなっています．原因としては，ファイティングや痰の貯留などが考えられます．設定した範囲を下回った場合は，人工呼吸器が送気をしても呼吸回路内の圧力が上がらない状態になっています．原因としては，呼吸回路からのリークや強い自発呼吸による送気された換気量以上の吸気などが考えられます．

B 換気量アラーム

換気量（呼気量）が設定したアラーム範囲から逸脱した場合にアラームを発します．設定した範囲を超えた場合は，自発呼吸の換気量の増加や頻呼吸などが考えられます．人工呼吸器の自発呼吸トリガ感度設定が鋭敏すぎる場合も換気量アラームが発する原因となります．設定した範囲を下回った場合は，換気量が不足している状態を示しています．自発呼吸の減弱や呼吸回路からのリークが考えられます．

C 換気回数アラーム

換気回数が設定したアラーム範囲から逸脱した場合にアラームを発します．設定した範囲を超えた場合は，頻呼吸が考えられます．人工呼吸器の自発呼吸トリガ感度設定が鋭敏すぎる場合も換気量アラームと同様に換気回数アラームが発する原因となります．設定した範囲を下回った場合は，自発呼吸の減弱などが考えられます．

D ガス供給アラーム

人工呼吸器に接続されている医療ガスの圧力が低下した場合にアラームを発します．接続不良や医療ガスシステムの故障などが考えられます．圧力の低下が大きい場合，換気が行われない場合もありうるので注意が必要です．

E 電源アラーム

人工呼吸器に電源が供給されない状態になるとアラームを発します．電源コードの抜けや停電などが考えられます．

- 人工呼吸器に搭載されたセンサは気道内圧，換気量，換気回数を常時監視しています．

Q35 人工呼吸療法の実施に必要な設備があれば教えてください

　昨今の人工呼吸器は電源と医療ガス配管設備（酸素，治療用空気）を必要とします．
　電源は，通常の商用交流の電気設備があれば駆動させることが可能です．ただし，コンプレッサ内蔵の人工呼吸器ですと10A程度の電流が必要なものもあります．余裕をもった電気容量の電源が必要となります．
　災害や何らかの送電障害により停電が生じる可能性は常に考えておかなければなりません．もし，停電が生じると電気事業者から電力の供給を受けている一般電源につながれた

人工呼吸器は停止します．人工呼吸療法中の停電は生命維持に重大な影響を与えます．そのため，人工呼吸器を用いることの多い集中治療室（ICU）などには非常電源を設置することが義務づけられています．非常電源は，自家発電装置や蓄電池設備，交流無停電電源設備（UPS）などから電力供給を受けるため停電時にも人工呼吸器を作動させることが可能です．しかし，非常電源の運転時間には限りがあるため，常日ごろから自施設の設備担当者との連携を密にし，人工呼吸器を含めた医療機器がどのくらいの時間動作可能なのか把握しておく必要があります．

医療ガスは，酸素と治療用空気が必要です．コンプレッサ内蔵型の人工呼吸器であれば酸素のみでも駆動させることが可能です．人工呼吸器との接続には医療ガス配管端末器（アウトレット）が必要となります．

- 電気設備や医療ガス設備も人工呼吸療法には必要です．

3 換気モード―どんな換気が行えるのでしょうか

Q36 換気方式について教えてください

A 代表的な換気モードの種類

　換気方式とは，人工呼吸器がどのように患者の換気を行うかで分類されます．メーカが独自の表現をするため混乱が生じているのも事実です．教科書や専門書籍にもいろいろなことが書かれているため理解を難しくしています．患者の呼吸をどのように助けているのか，人工呼吸器がどのような動作をしているのか，特に圧力や流量に留意しながら考えることが重要です．

　換気方式を分類するときは，患者がどのような状態であるかを考えるとわかりやすいかもしれません．

　患者の自発呼吸がない場合は強制換気が実施されます．この換気方式は，「調節機械換気（controlled mechanical ventilation：CMV）」や「アシストコントロール（assist/control：A/C）」と表記されます．換気量や換気回数などはすべて人工呼吸器によって設定された通りに実施されます（図1）．厳密な定義としては，CMVは自発呼吸の全くない患者に用いられることを前提としているため，患者の吸気努力の感知はしません．A/Cは自発呼吸が生じた場合，吸気のタイミングにあわせて送気をします．これを補助換気といいますが，その場合でも，換気量は設定された量が送気されます．ただし，現行の人工呼吸器に搭載される換気モードにCMVは事実上存在せず，仮にCMVと表記されていても実際にはA/Cであることに注意が必要です．

　患者の自発呼吸はあるがそれでは不足する場合に，強制換気や補助換気，自発呼吸が混在した換気方式が実施されます．この換気方式は，「同期式間欠的強制換気（synchronized intermittent mandatory ventilation：SIMV）」と表記されます．換気量や換気回数などは強制換気として人工呼吸器によって設定されたとおりに実施されます．ここまでは，先ほどの「CMV」や「A/C」と同じですが，自発呼吸が生じた場合，人工呼吸器の動作が異なります．SIMVの場合，自発呼吸は強制換気と強制換気の間に行われます．またタイミングによっては，強制換気が自発呼吸に同期する補助換気が行われます．このタイミングはトリガウインドウと呼ばれ，設定したSIMVの呼吸回数によって決定されます．すべての換気が調節機械換気である「CMV」や自発呼吸が生じた場合，すべて補助換気になる「A/C」とはこの点が大きく異なります．

　患者の自発呼吸が強く，人工呼吸器による強制換気がなくても大丈夫な場合は，自発呼吸をメインとした換気が行われます．この換気方式は，「持続気道陽圧（continuous posia．CMV の気道内圧曲線

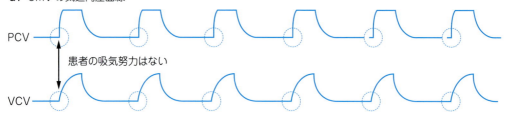

b．assist/control 換気の気道内圧曲線

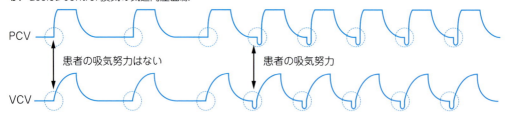

c．SIMV の気道内圧曲線

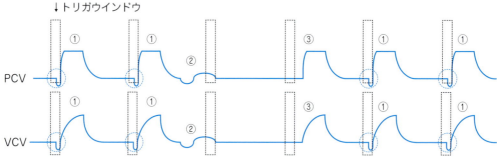

図1　ウィーニング過程における各種換気モードの選択

a：上段は圧規定の CMV で気道内圧は吸気を通してほぼ一定に制御されている．下段は量規定の CMV で吸気流速が一定の場合（矩形型）である．容量制御の CMV でも減速型の吸気流速パターンであれば，上段の圧制御の CMV と同様の気道内圧曲線になる．いずれにおいても吸気の開始に患者の吸気努力がなく，吸気は一定間隔で始まり，吸気時間も一定であることが特徴である．

b：上段は圧制御の assist/control 換気で，気道内圧は吸気を通してほぼ一定に制御されている．下段は容量制御の assist/control 換気で吸気流速が一定の場合（矩形型）である．CMV で述べたと同様，吸気流速が減速型の吸気流速パターンであれば，上段の圧制御と同様の気道内圧曲線になる．自発呼吸が設定呼吸回数よりも少ない場合には，前半の3つの吸気のように機械的調節換気となる．もし自発呼吸が増加してくると，後半の4つの吸気のようにすべての吸気努力に対して人工呼吸がトリガされ，吸気が供給される．吸気努力の後の波形は前半3つの波形と同じ．

c：上段は圧制御の SIMV で気道内圧は吸気を通してほぼ一定に制御されている．下段は容量制御の SIMV で吸気流速が一定の場合（矩形型）である．容量制御の SIMV でも減速型の吸気流速パターンであれば，上段の圧制御の SIMV と同様の気道内圧曲線になる．

①トリガウインドウ内の吸気努力に対しては換気補助が行われている
②トリガウインドウ内にない自発呼吸に対しては換気補助は行われない
③設定した換気回数間隔の時間，吸気努力が現れないと，強制換気が行われる
トリガ部分を除けば，強制換気も補助換気も（①も③も），気道内圧波形は同じ．

（新井正康：第5章人工呼吸療法，I-D．換気モード．CE技術シリーズ 呼吸療法，渡辺　敏，宮川哲夫（編），南江堂，東京，p83, p84, 2005より引用）

tive airway pressure：CPAP）」と表記されます．強制換気は入らないため，換気はすべて自発呼吸となります．自発呼吸のある患者の気道に常に陽圧をかけています．この圧力のことを「呼気終末陽圧（positive end expiratory pressure：PEEP）」と呼びます（Q38参

照).また,自発呼吸を助けるために pressure support ventilation(PSV)を設定する場合がほとんどです.これは自発呼吸にあわせて陽圧をかけることで換気量の改善や呼吸仕事量の低減がなされます.このときの換気量や呼吸回数はすべて患者の自発呼吸によります.

- メーカごとの表記方法の違いに注意してください.
- 患者の自発呼吸に対して人工呼吸器がどのような動作をするか理解することが大切です.

Q37 量規定と圧規定の違いは何ですか

　Q36で自発呼吸がない患者に対して強制換気が実施されることを説明しました.量規定と圧規定はその強制換気における1回換気量の決め方になります.
　量規定は,1回換気量そのものを直接規定します.人工呼吸器の内部では次式にて規定されます.

　　1回換気量＝吸気流速×吸気時間

　この方式は,患者の肺のコンプライアンスや気道の抵抗には全く影響を受けません.呼吸回路などからのリークがない限り必ず設定された換気量が肺に入ります.現行のほとんどの人工呼吸器において,1回換気量を直接設定する方式がとられています.この方式は,患者の状態によらず必ず決まった量を患者に送ることができます.しかしながら,患者の

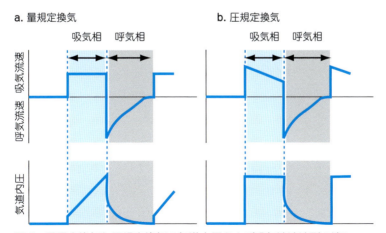

図1　量規定換気と圧規定換気の気道内圧および吸気流速波形の違い
(渡辺　敏,廣瀬　稔:第19章呼吸療法機器.MEの基礎知識と安全管理,第6版,日本生体医工学会ME技術教育委員会(編),南江堂,東京,p322,2014より許諾を得て転載)

I. 人工呼吸器

表1 設定時のポイント

	量規定	圧規定
設定項目	吸気時間，吸気流速	吸気圧，吸気時間
モニタリング項目	気道内圧	換気量
利点	肺・気道の状態がかわっても確実な換気量の確保ができる	肺・気道の状態がかわっても気道内圧を維持できる
欠点	肺の状態による気道内圧の上昇を抑制できない	換気量は肺の状態に左右されるため保証されない

肺が硬く（コンプライアンスの低下）なったり，気道が細く（レジスタンスの上昇）なったりした場合は，肺に過大な圧がかかる可能性があります．それは，人工呼吸器のモニタリングでは気道内圧の上昇としてあらわれます．

圧規定は吸気圧を直接設定します．人工呼吸器の内部では次式にて規定されます．

　　1回換気量＝肺・胸郭コンプライアンス×吸気圧

圧規定は，1回換気量の規定は行いません．そのかわり，強制換気時に気道にかける圧力とその時間を規定します．この方式は，肺のコンプライアンスや気道のレジスタンスで換気量は変化します．量規定とは異なり，換気量は保証されません．しかし，肺に過大な圧力はかからないため，肺の保護を優先する場合には圧規定が実施されます．患者の肺が硬く（コンプライアンスの低下）なったり，気道が細く（レジスタンスの上昇）なったりした場合は，換気量の低下が生じるので換気量のモニタリングは重要です（図1，表1）．

- 量規定は1回換気量を直接規定し，気道内圧は患者の状態で変動します．
- 圧規定は気道にかける圧を規定し，換気量は患者の状態で変動します．

Q38 呼気終末陽圧（PEEP）と持続気道陽圧（CPAP）の違いについて教えてください

PEEP は positive end expiratory pressure の頭文字をとったもので，日本語では「呼気終末陽圧」と訳されます．PEEP は換気様式というよりも換気様式の設定項目の1つとしてとらえると考えやすいです．日本語の訳のとおり，呼気時に必ず陽圧がかかっている状態のことをいいます．そのため，患者の自発呼吸の存在とは関係なしに，人工呼吸器により規定することができます．そのため，Q36で説明した「CMV」や「A/C」を実施する際でも，調節機械換気と自発呼吸が混在する「SIMV」でも PEEP は人工呼吸器により規定することができます．PEEP を設定することにより，肺胞が呼気終末時に虚脱してしまうよう

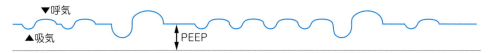

図1 CPAPの気道内圧曲線
吸気は必ず患者自身の吸気努力（気道内圧の低下）が先行し，その後呼気に転じて気道内圧は上昇する．気道内圧の低下，上昇，吸気の長さ，呼吸回数のすべては患者自身が決定するので，波形は規則正しくないこともありうる．下の直線は気道内圧ゼロの基線をあらわし，呼気終末にかかる圧自身をPEEPという．
（新井正康：第5章人工呼吸療法，I-D．換気モード．CE技術シリーズ 呼吸療法，渡辺 敏，宮川哲夫（編），南江堂，東京，p84，2005より引用）

な低酸素血症の患者の動脈血の酸素分圧を改善することが可能です．しかし，胸腔内圧の上昇によって静脈還流の低下や頭蓋内圧の上昇が生じます．

　CPAPはcontinuous positive airway pressureの頭文字をとったもので，日本語では「持続気道陽圧」と訳されます．先ほどのPEEPの日本語訳である「呼気終末陽圧」と何が違うのかわかりづらいと思います．PEEPは換気様式というよりも換気様式の設定項目の1つとしてとらえるとわかりやすい，と先ほど説明しました．CPAPはPEEPとは違い，「CMV」や「A/C」，「SIMV」のように換気様式の一種と考えれば理解しやすいと思います．CPAPはPEEPを実施したまま強制換気は規定せずに自発呼吸のみで換気を行う換気様式となります．つまり，CPAPという換気様式の中の設定項目としてPEEPがあるということです（図1）．

- 人工呼吸時に呼気終末に陽圧をかける場合をPEEPといい，CPAPは自発呼吸のみのときをいいます．

吸気終末休止（EIP）とは何ですか．どのように設定すればよいですか

39

　EIPはend inspiratory pauseの略称です．Q37で説明した強制換気の量規定を実施するときのみに規定する項目の1つです．量規定では決められた1回換気量を肺内に送気しますが，送気し終わった後に，すぐに呼気弁を開かずに閉じた状態にすることをEIPといいます．このとき吸気弁も閉じていますので，呼吸回路と肺，気道を含めた空間は密閉状態となります．このような状態を保持することによって，肺内の膨らみにくい部分にまで含気させることを目的としています．EIPによって膨らみにくかった肺胞が膨らみ，不均等換気が是正され酸素化の改善が図られます（図1）．一般的には，吸気と呼気の1サイクルの時間のうち10％程度に規定するのがよいといわれています．時間的には，0.5秒程度となりますが，自発呼吸が強い患者にはもう少し短めの設定がよいでしょう．

　昨今の人工呼吸療法は，自発呼吸を温存する管理方法が主流となっています．しかし，

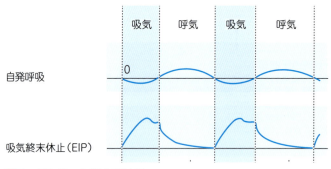

図1　EIP 時の気道内圧波形
(渡辺　敏，廣瀬　稔：第19章呼吸療法機器．MEの基礎知識と安全管理，第6版，日本生体医工学会ME技術教育委員会（編），南江堂，東京，p323，2014より許諾を得て転載・一部改変)

EIP 中は吸気流速がゼロとなるので患者が吸気をしようとしても吸えない状態となります．不必要に長めの設定を行うと，不均等換気は是正できたとしても患者が苦しむことになります．

- EIP は量規定の強制換気時の吸気終末に一定時間吸気弁と呼気弁の両方を閉じることで設定されます．不均等換気の是正を目的としています．

Q40 同期式間欠的強制換気（SIMV）について教えてください

　Q36で説明したように強制換気と自発呼吸が混在した換気様式となります．強制換気はQ37で説明したように量規定もしくは圧規定で規定することができます．自発呼吸は強制換気と強制換気の間か，もしくは強制換気と同期した補助換気として行われます．トリガした自発呼吸に対して補助換気を入れるかどうかは，自発呼吸が生じた時間がトリガウインドウに入っているかどうかで決まります．トリガウインドウは，自発が生じたら同期して補助換気を入れる時間帯をさします．その時間帯に自発呼吸に同期した場合は吸気タイミングのみ患者が決めることができますが，1回換気量は人工呼吸器で規定された量，もしくは圧となります（Q37参照）．PEEPをあわせて規定することが多く，強制換気と同期しない自発呼吸に対しては，プレッシャーサポートを規定することも可能です．対象患者としては，自発呼吸が強いが自発呼吸のみでは必要な分時換気量が維持できない患者に使用されます．

- SIMV とは，人工呼吸器によって設定された強制換気の合間に自発呼吸が行われる換気様式です．

圧支持換気（PSV）について教えてください

　PSV は pressure support ventilation の頭文字をとったものです．自発呼吸に対して人工呼吸器が補助をするものです．自発呼吸のタイミングにあわせ一定の加圧を行います．呼気への移行は，患者自身の吸気流速が下がったときになされます．そのため，図1のaに示した人工呼吸器で設定した圧を維持する時間は，患者の自発呼吸の提訴によって毎回かわります．しかし，圧規定換気（PCV）の場合，図1のbで示されるこの時間は人工呼吸器の設定で入力されたものとなるので，呼吸ごとに同じ時間になります．一見，PSV と PCV は同じような波形になりますが，吸気から呼気の切り替えの原理が異なることに注意してください．

　得られる1回換気量は患者の肺のコンプライアンスや気道のレジスタンスに影響を受けるので，継続的な換気量のモニタリングが必要です．SIMV などの自発呼吸と強制換気が混在する換気様式や自発呼吸のみの CPAP などの設定項目となります．

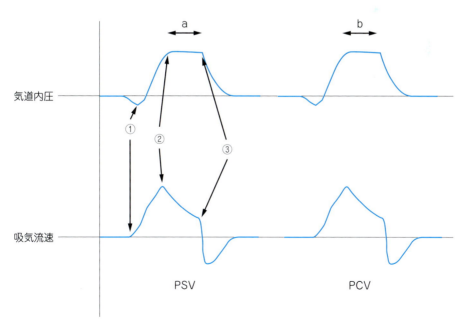

図1　気道内圧波形と吸気流速波形
①自発呼吸のトリガにより人工呼吸器による吸気フロー開始．
②設定圧まで達したため人工呼吸器による吸気フローは減少．
③患者の吸気流速が減少したのを人工呼吸器が感知したため呼気弁を開放．

- PSVは自発呼吸にあわせて圧をかけます．
- PCVとは異なり呼気への切り替えは患者が決めます．

二相性陽圧換気（BIPAP）について教えてください

Q42

BIPAPとはbilevel positive airway pressureの略で，PEEPを2値設定し，それを交互に繰り返す換気様式です．2値の圧力のうち高いほうを吸気相陽圧（inspiratory positive airway pressure：IPAP），低いほうを呼気相陽圧（expiratory positive airway pressure：EPAP）と表記します．この2つの圧力値を維持する時間は高低同時間となります（図1）．PEEPの値が高低2値あるCPAPと考えると理解しやすいかもしれません．通常のCPAPでは得られない換気量が高低のPEEPを繰り返すことによって得ることができます．通常のPEEPに相当するEPAPからIPAPに気道内圧が移行するとき，その差圧（IPAP－EPAP）分の換気量が吸気分として肺内に流入します．また，IPAPからEPAPに気道内圧が移行するとき，その差圧分の換気量が肺内から呼出されます．自発呼吸はPEEPがどの値をとっているときでも可能なため，2値のPEEPの切り替え時に生じる換気量と患者自身の自発呼吸での換気量をあわせたものが患者のトータルでの換気量となります．

なお，「BiPAP」のように2文字目のIを小文字にしたときは，人工呼吸器の商品名となります．

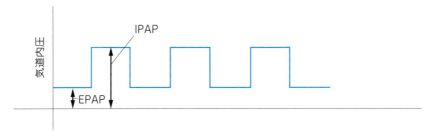

図1　二相性陽圧換気（BIPAP）施行時の気道内圧波形

- BIPAPは高低2値のPEEPを周期的に行う換気様式です．

Q43 気道内圧開放換気（APRV）について教えてください

　APRV は airway pressure release ventilation の略で，Q42 で説明した BIPAP の変法と考えると理解しやすいでしょう．APRV も BIPAP と同様に 2 値の圧力状態が存在します．しかし，BIPAP で EPAP に相当する気道内圧が低値になる時間は非常に短いもの（1 秒未満）となります．高い PEEP を持続的にかけ，瞬間的にその PEEP をゼロ（大気に開放）にし，再度，元の高圧状態に戻すことを繰り返します（図1）．BIPAP は IPAP への切り換えを自発呼吸に同期させることもありますが，APRV はそのようなことはしません．自発呼吸は 2 値の圧力状態に関係なく可能となります．

　ARDS のような重篤な肺傷害時に非常に高い PEEP（20 cmH$_2$O 以上）を用いて人工呼吸管理を行う場合があります．高い PEEP の圧力値からさらに換気させるための圧を加えるのは，肺に負荷をかけることになります．そのため，換気量を増加させるのが難しい状態となっています．通常の換気様式ですと二酸化炭素の呼出に必要な換気を行うためには PEEP 値からさらに換気に必要な圧をかけなければなりませんが，APRV はこのような場合に圧をかけるのではなく，圧をゼロにして肺内のガスを一気に呼出し，すぐに圧を高い PEEP に戻すことによりガス交換を行う換気方式です．ただし，APRV による換気補助には限界もあり，その見極めが大切です．

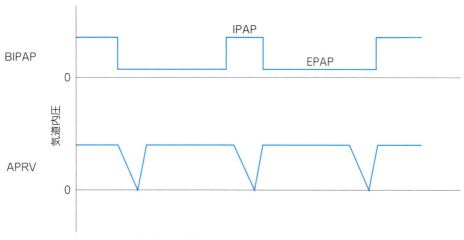

図1　BIPAP と APRV の気道内圧波形の違い

- APRV は BIPAP の EPAP に相当する時間を 1 秒未満にしたものです．
- 重篤な肺傷害が適応となります．

Q44 吸気呼気比逆転換気（IRV）について教えてください

　IRV は inversed ratio ventilation の略です．通常，強制換気の設定は吸気呼気（IE）比が 1：2 となるように規定することが多いですが，IRV は呼気時間を短くし，吸気に時間をかけて換気をする方式です．ARDS などで PEEP による PaO_2 改善効果が得られない場合などに用いられます．吸気時間を長くすることによって，気道内圧を低めに保ったまま 1 回換気量を維持できます（図1）．しかしながら，非生理的なため自発呼吸のある症例に用いることはありません．また，自発呼吸の呼気時間が短いため肺内のガスが呼出されにくく次第に auto-PEEP が生じます．そのため，APRV などの換気方式を用いることができる現行の人工呼吸管理ではあまり用いられなくなりました．

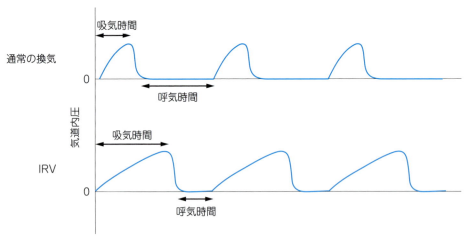

図1　通常の換気と IRV の吸気呼気比の違いと気道内圧波形

・IRV は吸気時間を非生理的に長くした換気様式です．

Q45 分離肺換気（DLV）について教えてください

　DLV は differential lung ventilation の略で，左右の肺を独立して別個に換気を行う方法

のことです．ダブルルーメンの気管チューブを用い，左右のそれぞれの肺に適した換気を行います．2台の人工呼吸器を併用して行われます．適応としては，片肺側に病変があり健側肺に過膨張が生じているような場合などが考えられます．

原則として，左右肺に別々に接続された人工呼吸器を同期させて行う必要があります．その場合は，2台の人工呼吸器の接続など，かなり複雑な手技が必要となります．また，健側肺を通常の機械的人工呼吸，病変のある片肺を高頻度換気（HFV）で管理する場合もあります．

- DLVは左右の肺を個別に換気する方法です．

Q46 高頻度換気（HFV）について教えてください

HFVとはhigh frequency ventilationの略です．通常の人工呼吸は1回換気量を死腔量より多くしますが，HFVは非常に小さな1回換気量となります．そのかわり，呼吸回数を多くすることによって適切な分時換気量になるようにしています．

呼吸回数については，初期においては1分間に60回程度でしたが，その後1分間に100～900回，多いものでは1分間に約3,000回の換気回数を行うものもあります．そのため，換気回数を「回/分」ではなく「Hz」であらわします．

原則としては新生児などの人工呼吸管理に用いられます．未熟児の重篤な呼吸不全が対象となります．新生児先天性横隔膜ヘルニアなどの症例でよく用いられています．

- HFVは1回換気量を小さく，呼吸回数を数百～数千にして換気を行う換気様式です．

Q47 非侵襲的陽圧換気（NPPV）について教えてください

A NPPVの概要について

NPPVとはnoninvasive positive pressure ventilationの略になります．上気道から挿管

をせずに陽圧をかけ換気を行うことをいいます．挿管をしないということは気管内チューブや気管切開を使用しないという意味になります．そのため，マスクを用いて陽圧をかける方法で人工呼吸を行います．挿管をせず意識を保ったまま陽圧換気を行うため，日本呼吸器学会が出しているガイドラインなどでは，①意識レベルが清明で，②循環動態が安定しており，③気管挿管が必要のないレベルで気道の確保ができており，④マスクで換気することから顔面に外傷がなく，⑤消化管の活動が認められる患者に適応があるとされています．

B 使用する人工呼吸器，呼吸回路

　一般的な侵襲的陽圧換気（通常の挿管を伴う人工呼吸）で用いる人工呼吸器と同様に，NPPV で使用される人工呼吸器は量規定や圧規定で換気を行います．基本的には専用機を用いることが多いですが，集中治療領域で使われる一部の高機能機種には気管挿管・気管切開が必要な人工呼吸に加え NPPV も施行できます．NPPV に使用する呼吸回路やマスクは機種ごとに専用品を用いることが多いため，注意が必要です．また，マスクからのリークを前提とすることから，マスクの呼気を排出させるための小孔などを塞がないようにしなければなりません．過去には，このような機構を理解せず事故に至った事例もあります．

　使用する呼吸回路には，吸気回路と呼気回路が別になっている通常の人工呼吸器と同様なものの他に，1 本の吸気用回路のみで呼気はマスクから排出されるタイプもあります．この点に関しては，通常の人工呼吸器よりもメーカ間の差が大きいと思ってください．

C マスクについて

　口と鼻を覆うマスクで換気が施行されることが多いですが，マスクと顔面のフィッティングがよくなかったり，施行中にマスクが大きくずれてしまったりすると多大な量のリークが生じます．基本的に NPPV 用の人工呼吸器は，ある程度マスクからの漏れがあることは前提として設計されていますが，あまりに大きな漏れは追従できません．臨床現場では，マスクフィッティングの不備における問題が使用中のトラブルとして報告されています．

　マスクの選択は NPPV において重要な項目の 1 つです．排痰や会話，食事などを考えると鼻だけを覆う鼻マスクが第一選択となります．しかし，口へのリークや鼻腔閉塞が強い患者には鼻と口の両方を覆う鼻口マスクが適応となります．急性期では顔全体を覆うトータルフェイスマスクも使用されます．

D 急性期での適応

　急性期においては，気管挿管を回避するために早期に導入されることが多いです．気管挿管をせずに陽圧による間欠的な呼吸補助ができることが利点の 1 つになっています．導入してからも，通常の食事や飲水も可能で，声帯をバイパスしないことから発声も可能となっています．しかし，酸素化能や換気能は挿管を必要とする通常の人工呼吸療法が勝っているため，血液ガスなどの改善がみられなければ挿管をして通常の人工呼吸管理に移行すべきであるといわれています．

E 慢性期での適応

在宅呼吸療法も含めた慢性期ではⅡ型呼吸不全を中心に導入されています．疾患としては慢性閉塞性肺疾患（COPD）や肺結核後遺症，神経筋疾患です．また，睡眠時無呼吸症候群にも広く適応となっています．

> **POINT**
> ・NPPV は気管挿管や気管切開をせずにマスクを用いて陽圧人工呼吸を行う換気方法です．

Q48 NPPV の代表的な換気モードを教えてください

メーカによって表記は異なりますが，NPPV 専用機には以下のような換気モードがあります．基本的には通常の人工呼吸器と行っていることはかわりませんが，マスクからのリークがあることを念頭におかなければなりません．

- S（spontaneous）モードもしくは CPAP モード：自発呼吸が強い患者に用います．Q38 で説明した CPAP と同様に考えるとわかりやすいかもしれません．侵襲的人工呼吸と同様に PEEP と PS が規定できます（図1）．
- T（timed）モード：侵襲的人工呼吸の強制換気がメインとなる「CMV」や「A/C」モードと同様に考えるとわかりやすいかもしれません．圧規定の設定で1分間の呼吸回数と設定圧および設定圧の持続時間を規定します（図2）．
- S/T モード：自発呼吸が強く出ているときには S（spontaneous）モードもしくは CPAP モードで換気補助を行います．自発呼吸がない場合には，あらかじめ規定された呼吸回数と設定圧および設定圧の持続時間で T（timed）モードに移行します．Q40 で説明した SIMV と同様に考えるとわかりやすいかもしれません（図3）．

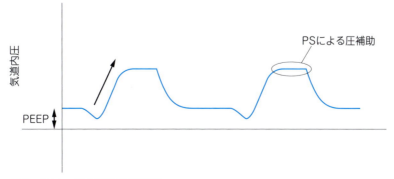

図1　S モードの気道内圧波形

74　Ⅰ．人工呼吸器

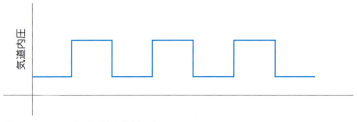

図2　Tモードの気道内圧波形

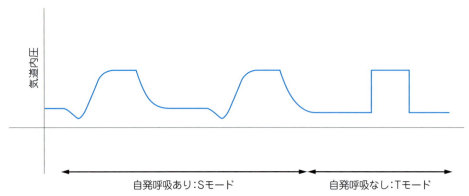

図3　S/Tモードの気道内圧波形

- NPPVでも換気様式における基本的な考え方は通常の人工呼吸とかわりません．
  1）S（spontaneous）モード → CPAP
  2）T（timed）モード → CMVやA/C
  3）S/Tモード → SIMV
  と考えるとよいでしょう．

4 使用の実際

Q49 人工呼吸療法の開始基準を教えてください

A 人工呼吸療法の適応

人工呼吸療法の適応とは，①無呼吸，②急性換気不全，③急性換気不全の切迫状態，④重症酸素化障害となります．急性換気不全とは，すでに$Paco_2$が上昇し，呼吸性アシドーシス（pH＜7.30）となっている場合をさします．急性換気不全の切迫状態とは，頻呼吸によって$Paco_2$が代償されて，みかけ上正常になっていますが，早晩$Paco_2$の上昇が予測されるような場合をさします．また例えば，神経筋疾患患者，喘息患者で治療に抵抗を示す場合なども，急性換気不全が生じる前に人工呼吸療法の導入を決定するほうがよい場合をさしています．低酸素血症も，補正されなければ換気障害へと向かいます．Fio_2＞0.8，PEEP＞10 cmH$_2$Oを必要とする場合は人工呼吸器管理を行うべきです．開始基準は患者によって異なり，臨床的な判断が求められます．

表1 高二酸化炭素性呼吸不全の原因

①呼吸筋力低下 　低栄養 　電解質異常 　末梢神経障害 　筋肉への不適切な基質供給 　副腎皮質ステロイドの長期投与 　アミノグリコシド系抗生物質 　カルシウムチャネル遮断薬 　慢性肺疾患などの呼吸筋疲労 　COPDのときの横隔膜の平坦化 　側彎症などの胸郭変形疾患 ②神経伝導障害 　神経疾患（ニューロパチー） 　筋疾患（ミオパチー） 　重症筋無力症 　頸髄損傷	③過剰な呼吸負荷 　1）気道抵抗の異常 　　分泌物貯留 　　粘膜浮腫（心不全，肺水腫，炎症） 　　気管支痙攣，気管支喘息 　　異物，気道内の腫瘍 　2）肺胸郭コンプライアンスの低下 　　胸水，気胸 　　肺水腫 　　腹圧上昇（腹水，腸管の浮腫） 　　不適切な体位 ④中枢性呼吸ドライブの異常 　1）ドライブの低下 　　薬物（麻薬，眠剤など） 　　甲状腺機能低下症 　　特発性肺胞低換気症候群 　　延髄レベルの重症脳幹挫傷 　2）ドライブの亢進 　　代謝性アシドーシス（pH低下） 　　二酸化炭素産生亢進（$Paco_2$上昇） 　　呼吸困難に伴う不安

B 高二酸化炭素性呼吸不全（$PaCO_2$の上昇）

換気とは，胸郭を構成する骨格と筋およびそれらを調節する神経ネットワークより構成されています．次にあげる4つの項目のうち1つ以上あるときに換気不全が起こり，換気補助の開始を考慮しなければなりません．それらは，①呼吸筋力低下，②神経伝導障害，③過剰な呼吸負荷，そして④中枢性呼吸ドライブの減少です（表1）．

C 低酸素性呼吸不全

低酸素血症を起こす機序は，①肺胞低換気，②シャント，③拡散障害，④換気血流比不均等，⑤不十分なFiO_2の5つです．①は換気不全と関連しますが，②〜⑤は換気不全を伴わない限り二酸化炭素貯留は起きません．通常，①を除く低酸素性呼吸不全は，酸素投与と持続気道陽圧（CPAP）で治療できますが，急性呼吸促迫症候群（ARDS）や心不全，肺炎などでは，より高い気道内圧が必要で，人工呼吸器による換気補助が必要となります．

- 人工呼吸とは，無呼吸，換気不全，切迫換気不全など，高二酸化炭素性呼吸不全になるもの，またはその切迫状態に対して行われるものです．
- 低酸素性呼吸不全は，本質的には酸素投与とCPAPで治療するものですが，高度になると換気による人工呼吸が必要となります．
- 人工呼吸を開始するべき基準は患者によって異なります．

Q50 目標とする換気条件を教えてください

A 目標とするべきものは何か

人工呼吸中に何を換気条件の目標とするかは，患者個々によって異なり，答えのないような難しい問題です．そもそも目標とするべきは，換気条件ではなく患者のあるべき状態であり，そのために必要な人工呼吸器を設定するのが重要です．当然設定的に可能な限り，換気と酸素化の両方の目標を達成させなければなりません．しかし，この両者は両立しない場合もめずらしくありません．

B 正常肺における換気条件の目標

換気については，特別な問題がない限りpHの正常化（7.35＜pH＜7.45）または呼吸回数（＜21回/分）を第一の目標とし，それに見合う$PaCO_2$となるような換気状態をめざすべきです（表1）．圧規定でも量規定でも，強制換気であれば，気道内圧のプラトーは30

表1　目標とする人工呼吸器設定

換気に関わる設定目標
「pHや呼吸回数の正常化を第一の目標とし，それに見合う$Paco_2$となるよう，①〜④を設定する」
①気道内圧のプラトーは 30 cmH_2O を上限
②1 回換気量は 10 mL/kg 前後を目標
③換気回数は 25 回/分以下とする
④吸気時間は 1 秒くらいとする
注）①，②は量規定，圧規定のどちらであっても適応とされる．ただし，①は量規定であれば，プラトーを設定した場合．③，④は強制換気の場合

酸素化に関わる設定の目標
①Fio_2は可及的早期に 0.6 以下とする
②PEEP は最低でも 5 cmH_2O を設定する
③初期設定で，Fio_2>0.6，PEEP が 5〜15 cmH_2O となった場合でPao_2が 60 mmHg 以上であるなら，Fio_2を先に 0.6 まで下げる
臨床的に PEEP が不要と判断されたら，PEEP を 5 cmH_2O まで下げる

---

cmH_2O を上限とし，1 回換気量が 10 mL/kg 前後で達成でき，換気回数は 25 回/分以下で，吸気時間は 1 秒くらいで pH が正常となるような$Paco_2$になればよいでしょう．この際，管理困難な低酸素血症がなければ，PEEP 5 cmH_2O が設定できればよいでしょう．圧支持換気でも同様に，1 回換気量 10 mL/kg 程度となり，呼吸回数が最低となるような，30 cmH_2O 以下の圧支持を設定できればよいと思います．PEEP は先ほどと同様です．強制換気でも，圧支持換気でも，目標とする患者の状態は最低の呼吸回数が得られ，呼吸補助筋を用いた努力呼吸がなく，患者の呼吸苦がなく，安楽であることが目標です．

C　酸素化にかかわる設定の目標

次に酸素化に関する設定としては，Fio_2，PEEP そして平均気道内圧があげられます．これらの設定は，患者の状態をみて目標を設定するというよりは，血液ガス分析のPao_2やSao_2を参考にします．酸素毒性を考慮すればFio_2は可能な限り早期に 0.6 を下回るように設定するべきです（Q13，Q103 参照）［表1］．それを実現できるような PEEP を探す必要があります．近年，高い気道内圧こそが肺損傷にとって危険とも考えられる傾向にあります．高いFio_2や PEEP から設定を下げていく場合に，酸素毒性を気にして早期にFio_2を下げるべきか，肺損傷を気にして早期に PEEP を下げるべきかについての一定の考えはありません．筆者は，Fio_2 0.6 まではFio_2を優先して下げていき，Fio_2が 0.6 まで下げられたら，次に PEEP を下げることを検討します．ただし，PEEP のウィーニングは肺胞虚脱病態が改善しているか否かを臨床的に，患者個々の状態を勘案しないといけません．

D　閉塞性換気障害の場合の換気条件の目標

末梢気道閉塞病態に対しては PEEP を付加することはやむをえませんが，すでに内因性 PEEP がかかっている可能性があります．内因性 PEEP ＋設定した PEEP が実際肺胞にかかっている圧となります．循環虚脱や気胸に注意が必要です．適切な PEEP は患者にもよりますが，フローボリューム曲線やフロー時間曲線を観察のうえ，決定します．自発呼吸を残したプレッシャーサポートなどが好ましいです．強制換気とするのであれば，むしろ呼吸回数を減らし，呼気時間を十分とる設定のほうが$Paco_2$の管理が容易な場合もあります．

拘束性換気障害の場合の換気条件の目標

　肺胸郭コンプライアンスが低いため，一般的な1回換気量を目標とすると，気道内圧が高くなってしまいます．6〜8 mL/kg といった小さな1回換気量を目標とします．強制換気であればPaco₂を適正にし，pHを正常化させるためには換気回数は多くする必要があります．

　一方，プレッシャーサポートなどの自発呼吸モードであれば，低い吸気圧設定となります．小さな1回換気量では，死腔換気率が増加しPaco₂も上昇する可能性があるため，どうしても頻呼吸となります．頻呼吸にならないレベルの1回換気量を探す必要があります．

> **POINT**
> - 換気については，pHの正常化または呼吸回数を第一の目標とし，それに見合うPaco₂となるような換気設定をめざします．
> - 酸素化については，Pao₂やSao₂を参考にし，酸素毒性を考慮してFio₂は可能な限り早期に0.6を下回るように設定します．
> - 人工呼吸中PEEPは5 cmH₂O程度必要ですが，高いPEEPを下げていく判断は，肺虚脱病態の改善を臨床的に判断して行います．

Q51 人工呼吸器の初期設定はどのようにすればよいですか

　それぞれの患者に正確な換気設定を定義することは不可能です．個々の患者の病態や肺の機能を考えて設定するのですが，いくら年齢や背格好が同じでも薬物中毒と喘息の患者を同じ設定にしてはいけません．人工呼吸器の初期設定を表1にまとめました．

モード

　モードの選択に関しては，多くの議論とわずかな科学的根拠があるのみです．呼吸不全があり，人工呼吸器を開始するときには，まず自発呼吸がなくなるくらい患者が楽な設定とします．すなわち呼吸仕事量のすべてを，人工呼吸器が肩代わりするくらいの十分な設定という意味です．十分な設定とは，十分な1回換気量（10 mL/kg前後）またはそうなるような気道内圧（30 cmH₂O以下），十分な吸気時間（1秒前後），そして十分な換気回数設定（25回/分以下）のことをさします．その結果，患者自身の呼吸回数（呼吸トリガ）が最低となり，異常な呼吸パターンが改善されることが重要です．患者が人工呼吸器に順応できるよう，十分な鎮静を行うことも肝要です．呼吸仕事量のすべてを人工呼吸器が肩代わりするとは，トリガ，リミット，サイクルの3つのすべてを人工呼吸器が決定して行うモードをさし，基本的にはCMV（A/C）モードとなりますが，設定が十分であれば，SIMVやプレッシャーサポート（PS）でも可能です．CMV（A/C）やSIMVの場合は，これが量

4. 使用の実際　　79

表 1　人工呼吸器の初期設定

呼吸仕事量のすべてを人工呼吸器が肩代わりするような設定とする

```
モード　　　：CMV，SIMV，PS のいずれでも可能
1 回換気量：量規定換気：1 回換気量は 10 mL/kg 前後で設定
　　　　　　　　　　　　流速波形は減速波形
　　　　　　　　　　　　プラトー圧なら 30 cmH₂O 以下
　　　　　　　　　　　　ピーク気道内圧なら 35 cmH₂O 以下となるように
　　　　　　：圧規定換気：プラトー圧は 30 cmH₂O 以下で設定
吸気時間　　：1 秒前後となるように設定
換気回数　　：15〜25 回/分
FIO₂　　　　：1.0
PEEP　　　　：5 cmH₂O
```

規定でも圧規定でも可能です．患者の自発呼吸による仕事量を最小限にするためにバックアップ呼吸の回数は十分に高めに設定しておきます．

B 換気量と圧の調節

　プラトー圧は 30 cmH$_2$O 以下になるよう設定し，人工呼吸器による肺損傷の予防に努めます．換気量と圧は大体この考えに沿って調節しますが，量規定換気の場合，患者の肺コンプライアンスや気道抵抗など病態によって，おおよそ 8〜12 mL/kg の間で 1 回換気量（V$_T$）を決めます．例えば正常肺（術後や薬物中毒患者の場合など）なら 10〜12 mL/kg でよく，拘束性換気障害の場合，4〜8 mL/kg 程度が目安となります．V$_T$ を規定するその他の因子としては人工呼吸器の種類があります．回路内の圧縮分を自動補正してくれるタイプのものとそうでないものがあり，自動補正付きであれば少ない換気量設定でよいことになります．圧規定換気の設定は V$_T$ がどれくらいとれるかを考慮しながら圧や吸気時間，呼吸回数などを設定します．肺の状態や原疾患の病態にあわせ，それぞれに見合った V$_T$ が得られるよう調節します．

C 流入波形，ピーク流量，吸気時間

　量規定換気では流入波形およびピーク流量を設定する必要があります．V$_T$ の分布改善を期待して流入波形は減速波形をよく用いる場合が多いですが，矩形波も同等の効果があります．また，ピーク流量は吸気時間がおおよそ 1 秒とれるように設定します．これは自発呼吸がしっかりある患者の場合特に重要で，自発呼吸患者が 1 秒を超えて吸気を続けることはまれで，だいたい 0.7〜1.0 秒となっています．

D 呼吸回数

　呼吸回数は 1 回換気量やコンプライアンスなどの肺メカニクス，目標 Paco$_2$によって決定されます．閉塞性換気障害患者の場合，auto-PEEP 発生や普段の Paco$_2$より低くなるのを避けるため，1 回換気量や分時換気量を少なめから設定します．拘束性換気障害者の場合，初期設定は 15〜25 回/分ぐらいが患者にとって見合うものです．以上のすべては換気モニタ（カプノメトリや血液ガス分析など）設定後に調節します．

E FIO₂とPEEP

初期設定時，換気のデータが得られるまではFIO₂ 1.0を推奨します．これは人工呼吸器に順応するまでの期間に低酸素血症に陥るのを防ぐためで，その後FIO₂はパルスオキシメータの値（SpO₂）などをみて調節します．また，機能的残気量の維持と無気肺予防のという意味で，著明な循環動態の不安定がない限り，初回はPEEP 5 cmH₂Oを推奨します．

POINT
- 呼吸不全患者に対して人工呼吸器を開始するときには，呼吸仕事量のすべてを人工呼吸器が肩代わりするような設定とし，それはCMV，SIMV，PSのいずれでも可能です．
- 量規定換気であれば1回換気量は10 mL/kg前後とし，流速波形は減速波形に，量規定，圧規定換気どちらでも，プラトー圧は30 cmH₂O以下で，吸気時間は1秒前後，換気回数15〜25回/分になるように設定します．
- 初期設定時はFIO₂ 1.0，PEEP 5 cmH₂Oとなるように設定することを推奨します．

Q52 疾患別の人工呼吸器の選択について教えてください

特定の疾患に，特定の人工呼吸器というコンセンサスがあるわけではありません．血液ガス所見だけではなく，呼吸回数，異常な呼吸パターン，呼吸困難などの臨床症状，悪化の速度などにより大きく異なり，臨床的な判断に極めて左右されやすい問題です．ここでは大まかな選択の基準や代表的な考え方を紹介することにします．図1に急性呼吸不全周辺における各種呼吸療法の選択フローを図示しました．

A 急性呼吸不全

急性呼吸不全で高度な低酸素血症か，換気不全に対して高度な設定を要する場合は，人工気道（気管挿管など）挿入のもと古典的な気道内陽圧換気装置を装着します．その前にNPPVを行うか否かは呼吸不全の重症度や緊急度によって異なります．

1．急性の酸素化障害

高度の低酸素血症の定義が難しいですが，結果としてPaO₂＞60 mmHg（SaO₂＞90％）を得るのに，PEEP 5 cmH₂O，FIO₂ 0.6以上が必要と予測される場合などです．また，非侵襲的陽圧換気法（NPPV）でPaO₂＞60 mmHg（SaO₂＞90％）を得るのに，実際PEEP 5 cmH₂O，FIO₂ 0.6以上が必要な場合も考慮されるべきです．中等度以上の酸素化障害に対して，どこまでNPPVを適応とするべきかについてはまだ議論があるところです．自然気道，自発呼吸の患者で酸素10 L/分リザーバマスクでもPaO₂＜60 mmHg（SaO₂＞90％）となる場合，気管挿管下の古典的な気道内陽圧換気法に移行することを考慮します．ただし，その手前でNPPVを試みる場合もありえます．

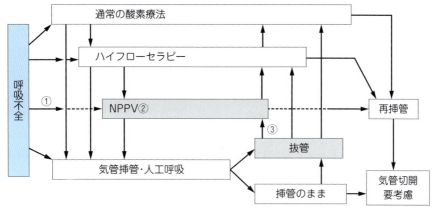

図1 急性呼吸不全周辺における各種呼吸療法の選択フローチャート

2．急性の換気不全もしくは切迫換気不全

換気不全であれば，呼吸回数30回/分以上，努力呼吸などの呼吸パターンの異常，$PaCO_2$の上昇があり，呼吸性アシドーシスの場合には，換気補助を目的とした古典的な気道内陽圧換気装置を装着します．装置を装着して，結果として分時換気量が12〜15 L/分以上となるような場合は，人工呼吸を開始してよかったということになるでしょう．また，NPPVを装着して吸気圧を15 cmH₂Oに設定しても，頻呼吸，異常な呼吸パターン，呼吸困難が改善せず，$PaCO_2$が高く呼吸性のアシドーシスが改善しないようなら気管挿管を行い，より高い気道内圧での換気補助を考慮する必要があります．なお，換気補助に際してはどのような人工呼吸を行うかも重要ですが，換気不全を増悪している要素の除去がより重要です．気道抵抗を上昇させているもの（気管支の攣縮，喀痰など），肺胸郭コンプライアンスを低下させているもの（胸水，肺水腫，腹圧など）を除去する必要があります．

B 慢性呼吸不全

緩徐進行の慢性呼吸不全に対する人工呼吸では，まず間欠的なNPPV（1日のうちの数時間，NPPVを装着する）から開始し，経過観察をした後，呼吸苦が軽減しない，あるいは進行する場合に設定圧を上昇させていきます．人工呼吸器からの離脱が期待できず，在宅でも人工呼吸療法を継続しなければならない場合は，在宅人工呼吸器を選択することになります．在宅人工呼吸器では，小型，軽量化（5 kg以下など），着脱可能なバッテリ，ディスプレイのみやすさなど，実際の生活に適応できるよう工夫がなされています．近年，搭載モードの多様性が増すとともに，人工呼吸器との同調性を改善させる種々のテクノロジーの進歩（モード，トリガ方式など）がみられます．病状の進行とともに1日のうちの大半をNPPV装着下で過ごす必要が出てきた場合には，気管切開下の人工呼吸に移行します．

C 非侵襲的陽圧換気法（NPPV）

どのような疾患や病態でも，酸素化障害，換気不全が軽度〜中等度以下で，短時間で状態の改善が見込まれて可逆的と考えられる場合には，NPPVを考慮します（図1-①）．気

I．人工呼吸器

管支拡張薬が効くまでの気管支喘息発作，利尿薬や血管拡張薬が効くまでのうっ血性心不全，肺水腫，各種肺水腫，溺水（図1-②），エピネフリン，ステロイド吸入が効くまでの抜管後喉頭浮腫（図1-③）などです．また疾患や病態が安定しており，急性期から続く慢性経過で，在宅人工呼吸への移行が考えられる場合もNPPVを選択します．これらには側彎症などの胸郭異常，慢性肺疾患などが含まれます．NPPVが選択される場合には，ある程度の上気道機能が必要です．すなわち咳嗽が可能で，嚥下しても誤嚥しないだけの声門閉鎖機能があるなどです．これらに懸念がある場合には，気管挿管下あるいは気管切開下の管理が必要となります．頻回に吸痰ケアが必要となる場合も自然気道では困難があるため，人工気道が必要となり，これを理由にNPPVが適応とならない場合もあります．また粘稠痰などから十分な加湿が必要となる場合には，吸気流量の大きいNPPVは不利になる場合があります．このような場合も気管挿管下の人工呼吸が適応となります．これらの例として，気管支炎，肺炎などがあります．

- 酸素化障害，換気不全が高度で進行が速い場合には，気管挿管下の気道内陽圧換気法が選択されます．
- 酸素化障害，換気不全が中等度以下であり，病態が可逆的で，ある程度の上気道機能が維持されている場合には，NPPVが適応となります．
- 喀痰が粘稠多量で，十分な気道の加湿，頻回の吸痰ケアが必要となる場合のNPPVは要注意で，むしろ気管挿管下の気道内陽圧換気法を考慮するべきです．

Q53 アラーム設定の目安を教えてください

人工呼吸器で設定するアラームの種類や目安は，自発呼吸の有無やモードによって異なります．また，せっかく設定したアラームが音量が小さかったために聞こえなかったというトラブルも発生しているため，アラームは設定するだけでなく「発生状況が確認できる」という認識が必要です．

A 換気量アラーム

換気量アラームは機種により1回換気量と分時換気量のどちらか，もしくは両方でアラームを設定します．換気量下限アラームは1回換気量，分時換気量ともに実測の70〜80％程度といわれており，圧制御換気の場合には，患者の状態によって同じ圧力でも換気量が異なるため重要な設定となります．また補助換気モードの場合は換気量の変動が大きいため，やや少なめの数値で設定することがあります．

1回換気量アラームの設定では，自発呼吸がある場合には自発呼吸と強制換気とで換気量が異なるため，それぞれの換気でアラーム設定ができる機器もあります．分時換気量ア

ラームの場合では，1回換気量が低下しても呼吸回数が増加することで全換気量が増えている場合にはアラームが発生しない可能性があるため，呼吸回数とあわせて確認し設定を行う必要があります．分時換気量下限アラームの設定は，補助調節分時換気量と自発分時換気量をあわせた分時換気量を考慮してアラームを設定する必要があります．補助調節分時換気量よりも低くアラーム値を設定すると，自発呼吸の減少や消失による換気量低下の発見が遅れる可能性があるため，分時換気量下限アラームは，強制/補助分時換気量（設定換気量×設定換気回数）よりも高く設定します．

換気量の低下は二酸化炭素除去に影響を与えるため，設定変更後は呼気終末二酸化炭素濃度（ETCO$_2$）や血液ガスデータを確認し，適切なアラーム設定を行います．

B 呼吸回数上限アラーム

呼吸回数アラームの設定は，成人の場合30回/分程度が一般的ですが，アラームの設定幅が低すぎると少しの変動でアラームが鳴ってしまいます．また，トリガの感度が鋭敏すぎてしゃっくりや心拍などの動き，蛇管内の結露などによって発生するノイズを拾って自発呼吸とカウントしてしまうこともあるため，トリガの感度の設定もあわせて行う必要があります．必要1回換気量が十分に得られない場合に，代償として呼吸回数が増加する場合があります．この状態が長く続くと呼吸仕事量が増大して呼吸筋疲労をきたし，結果として低換気に移行する可能性があるため適切な設定を行う必要があります．

C 無呼吸アラーム

設定された時間を超えても自発呼吸が感知できない場合に鳴るアラームです．15〜20秒が一般的ですが機種によっては数値が固定されている場合もあります．また，機種によっては無呼吸アラームが鳴ると同時にバックアップの換気が起動するものもあるため，事前に確認しておく必要があります．

D 回路内圧上限アラーム

回路内圧上限アラームの設定値は実測値＋10 cmH$_2$O程度（ただし，肺損傷を予防するため35〜40 cmH$_2$Oを超えない）といわれています．

量規定換気の場合には，肺コンプライアンスなど患者の状態により同じ換気量でも回路内圧が異なるため，重要なアラームとなります．機種によってはアラーム上限値に達すると送気を中断するため適切な換気量が供給されず，アラームが継続することで低換気になる危険があるため，原因の除去と状況に応じて設定の変更が必要となります．

E 回路内圧下限アラーム

回路内圧下限アラーム実測値の70〜80％程度といわれています．

回路内圧下限アラームの発生原因の1つに患者の吸気努力が強くなり，流れてくるガスを早く吸ってしまうために気道内圧が低くなることもあります．また，機種によっては回路はずれを感知するアラームとして使用される場合もありますが，人工鼻やETCO$_2$コネクタなどの抵抗となるパーツの接続により，常時回路内圧が高くなる場合もあるため注意が必要です．

I．人工呼吸器

- アラームは患者の状態により適切に設定しましょう．
- 機種により設定の仕方が異なるため確認を行ってから使用しましょう．

Q54 回路内の適正な温度や湿度の設定方法について教えてください

　人工呼吸器に使用される医療ガスは，低温で乾燥したドライガスが使用されます．ドライガスがそのまま気管に入っていくと気道粘膜の乾燥，気道粘膜の線毛運動の低下・障害，気道粘膜の損傷，乾燥，痰の乾燥，固形化，気道・気管チューブの痰による閉塞，無気肺といった呼吸器系の障害が起こる可能性があるため，人工呼吸管理では吸気ガスを加湿して使用します．

　呼吸回路には熱線入りのものとそうでないものがあり，それぞれ加温加湿器設定の方法が異なります（図1）．また，熱線入りを使用する場合には，ヒータワイヤを温める中継ケーブルと回路内の温度を測定する温度プローブが必要になります．熱線入り呼吸回路は，吸気熱線のみのタイプと吸気・呼気熱線タイプがあり，後者はウォータトラップが不要となるためトラブル要因を削減できます．

　吸気熱線を用いた呼吸回路の場合の加温加湿器の設定は，加温加湿チャンバ出口でヒトの生理的温度である37℃，絶対湿度44 mg/L，相対湿度100％の状態にします．その後，

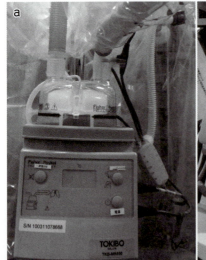
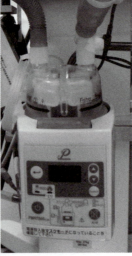
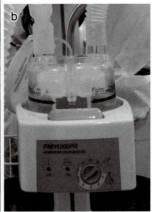

図1　加温加湿器
a：回路内ヒータワイヤあり．
b：回路内ヒータワイヤなし（プレート部温度設定のみ）．

4. 使用の実際　　85

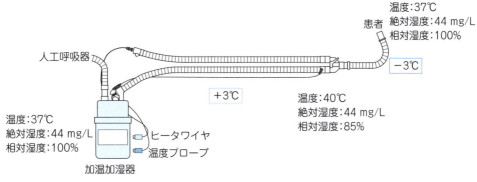

図2　加温加湿器設定

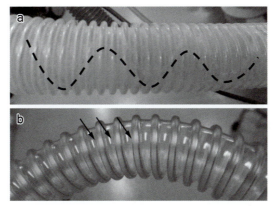

図3　ヒータワイヤの違い
a：回路内部にヒータワイヤが入っている．ホース内部にヒータワイヤが設置されており，外気の影響を抑えることができる．
b：回路外周にヒータワイヤが巻き付いている．ホース内部にヒータワイヤは設置されていないので，通気抵抗を抑えることができる．

呼吸回路のYピース手前の温度を40℃まで上昇させます（図2）．この温度上昇の理由としては，呼吸回路のYピース部分から挿管チューブを通って患者肺胞に到達するまでに3℃程度温度が低下するといわれているからです．もし，呼吸回路Yピース部分の温度を37℃に設定した場合，挿管チューブで温度低下が起こり，肺に到達するガスの温度は34℃になってしまいます．34℃のときの絶対湿度は38 mg/Lなので水分不足の状態になり組織の水分を奪ってしまうため，痰の乾燥による気管チューブの閉塞が起こる可能性があります．加湿が足りない場合には，加温加湿チャンバ出口温度を上げ，回路内の絶対湿度を上昇させます．

逆に，回路内に過剰結露がみられる場合は加温加湿チャンバ出口温度を下げ，回路内の絶対湿度を低下させます．呼吸回路のヒータワイヤの組み込み方法の違いにより加温状況がかわる場合もあります（図3）．

また，マスク換気の場合には人工呼吸器の吸気ガスは患者の気道を通ってから肺胞に達するため，加温加湿チャンバ出口温度31℃，Yピース手前温度34℃程度の設定を初期設定としますが，場合によっては加温加湿器の電源を切り，水の入った加温加湿チャンバを通

すだけの状態にすることもあります．この他，加温加湿器のみで加温を行い，呼吸回路内にヒータワイヤを使用しない加温加湿器（図1b）を使用する場合もあります．

重要なのは現在の加湿状態が患者の喀痰排出や痰性状にどう影響を与えているか確認し，挿管チューブや呼吸回路の結露状態を確認しながら設定を行います．

加温加湿器を使うときには次のことに留意が必要です．

- 吸気側チューブに結露がみられることを確認します．うっすらと白く曇ってみえる程度がよいです．
- 気管チューブの分泌物の粘稠度を確かめます．さらっとしている程度がよいです．

- 加温加湿チャンバ出口温度 37℃，絶対湿度 44 mg/L，相対湿度 100％を目標とします．
- 加温加湿器の設定は患者の痰の性状を確認し決定します．

Q55 パルスオキシメータの使用目的は何ですか

A 酸素飽和度とは

血液中のヘモグロビンは酸素を運搬する複合蛋白質で，全身の組織に運搬する酸素の大部分を結合する細胞です．そして，酸素飽和度とは全ヘモグロビンのうち酸素と結合したヘモグロビンの割合のことです．動脈血酸素飽和度は，肺で酸素化された血液中のヘモグロビンにおける割合，混合静脈血酸素飽和度とは，上大静脈，下大静脈，冠状静脈の混ざった血液中のヘモグロビンにおける割合をあらわします．一般的に，この数値が高いと血液中の酸素の量が多く，低いと血液中の酸素の量も低いと判断されます．

B Sao_2 と Spo_2 の違い

通常，血液中の酸素飽和度を Sao_2 と表記します．しかし，この酸素飽和度をパルスオキシメータで測定した場合には Spo_2 と呼ぶので使い分けが必要です．

C パルスオキシメータの原理

パルスオキシメータは酸素化ヘモグロビンと脱酸素化ヘモグロビンの光の吸光度に差があることを利用しています．通常，パルスオキシメータは2種類以上の光を使用しています（図1）．この複数の光を体表から照射し，反対から透過してきた光の量を測定して，Lambert-Beerの法則にて吸光度から酸素飽和度を算出しています（図2）．

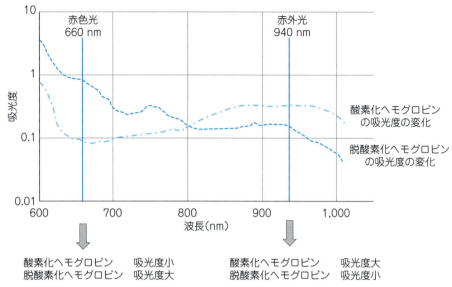

図1 酸素化ヘモグロビンと脱酸素化ヘモグロビンの吸光度

D パルスオキシメータの構造

　パルスオキシメータは，発光部側にLEDがついており，光を発しています．受光側はセンサがついており，透過してきた光の量を測定することができます．通常，パルスオキシメータのプローブは，リユースタイプ，ディスポーザブルタイプがありますが，いずれも発光部と受光部が正対する位置に装着できる構造となっています．なお，発光部による熱傷の事故報告もありますので，定期的に装着場所を交換する必要があります．

E 人工呼吸管理下ではPao_2よりSpo_2は重要な因子

　血液中に含まれる酸素の量は，そのほとんどがヘモグロビンと結合されています．Spo_2 2％に含まれる量はPao_2 130 mmHgとほぼ等しくなります（図3）．また，酸素分圧80 mmHgを境に酸素解離曲線から酸素飽和度は，酸素分圧の変化に対して急激に変化するようになります．このため，酸素分圧80 mmHg以上では，酸素分圧の変化に対して酸素含量は大きく変化しませんが，80 mmHg以下では酸素飽和度の変化に対して，酸素含量も急激に変化し，低酸素血症をきたしてしまいます．このため，Spo_2をモニタリングすることにより，低酸素血症を発見することが可能となります．さらに，Pao_2は現在は採血でのみ測定することが可能であるため，連続的にモニタリングすることは困難ですが，Spo_2は非侵襲的で連続的に測定可能です．このことからも，Spo_2のモニタリングは低酸素血症のモニタリングとして非常に有用な方法の1つなのです．

F 使用中の注意点

1．皮膚のトラブル

　Spo_2をモニタリングするうえで，まずは，装着部の皮膚トラブルがあります．プローブの圧迫により褥瘡になったり，わずかですが発熱する発光部によって軽度の熱傷を起こす

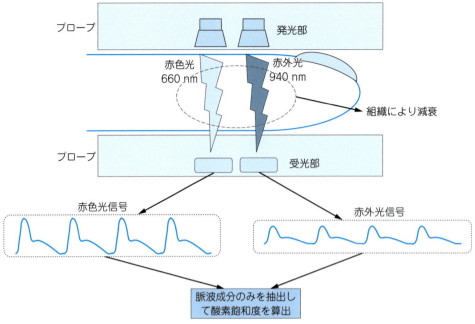

図2 Lambert-Beer の法則

$$酸素含量(CaO_2)[mL/dL] = 1.34 \times Hb[g/dL] \times \frac{酸素飽和度 SaO_2[\%]}{100} + 0.003 \times PaO_2[mmHg]$$

$$1.34 \times 14[g/dL] \times \frac{2[\%]}{100} ≒ 0.38[mL/dL]$$

$$0.003 \times 130[mmHg] = 0.39[mL/dL]$$

Hb 14 g/dL，SpO_2　2％の血液に含まれる酸素含量は 0.38 mL/dL
酸素分圧 130 mmHg の血液に含まれる酸素含量は 0.39 mL/dL

⬇

Hb 14 g/dL，SpO_2 100％から 95％に変化したときの酸素含量の変化は約 0.9 mL/dL
酸素分圧 400 mmHg から 100 mmHg に変化したときの酸素含量の変化は 0.9 mL/dL

図3 酸素含量

場合があります．以前，メーカの異なるセンサを使用して，異常に発光部が発熱し熱傷を起こしてしまうという事例も発生しています．センサは1日3回程度，装着部位を変更したほうがよいでしょう．さらに，火傷防止のみでなく高い精度を維持するためにも，センサはメーカ指定のものを使用しましょう．

2．外来光によるトラブル

SpO_2 は光の透過度を測定しているため，外来光が強いと受光部に混入してしまい，正しい計測ができなくなります．このため，窓際で使用する場合や，無影灯などの強い光がセンサ部にあたる場合などは，黒いビニルなどで覆って外来光の影響を防ぐ必要があります．

3．マニキュアやつけ爪

SpO_2 のセンサを装着する指にマニキュアやつけ爪がついていると，光の透過度がかわって正しく測定することができません．パルスオキシメータを使用するときには，必ずとるようにしましょう．

4. 使用の実際　　89

- パルスオキシメータは人工呼吸器管理のうえで重要なモニタの1つです．
- 光を用いて測定しているので外来光やマニキュアなどに注意が必要です．

カプノメータの使用目的は何ですか
Q56

A カプノメータで何が測定できるか

　カプノメータは，呼気の二酸化炭素分圧を連続的に測定するモニタ装置です．このため，人工呼吸器装着患者の二酸化炭素分圧の測定に有用です．さらに，人工呼吸器が正しく換気できているか，回路はずれがないかなど，人工呼吸器を安全に使用するために必須のモニタリング装置です．

B 原理・構造

　カプノメータも光の透過度を利用しています．二酸化炭素が4.3μmの赤外光をよく吸収する特性を利用しています．呼吸回路に直接センサを装着して測定するメインストリーム方式と呼気を吸引して装置の中で測定するサイドストリーム方式の2種類があります（図1）．メインストリーム方式は，直接呼気を測定するため反応速度が速く長時間モニタリングが可能という特徴がありますが，反面センサが大きく重量が挿管チューブにかかり，呼吸回路内に死腔が増えるなどの欠点があります．一方，サイドストリーム方式では呼吸回路にかかる重量が少なく，死腔もほとんどありません．さらに，数種類の波長の違う光を測定に使用することにより，高い精度を得ることができるとともに，麻酔ガスなどの濃度

a．メインストリーム方式　　　　　　b．サイドストリーム方式

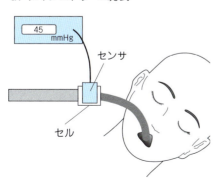
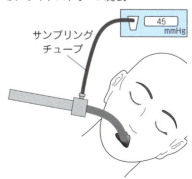

図1　メインストリーム方式とサイドストリーム方式
a：呼吸回路内に直接セルを入れてセンサを装着し測定する．
b：呼吸回路内からサンプリングチューブにてガスを吸引し測定器の中で計測する．

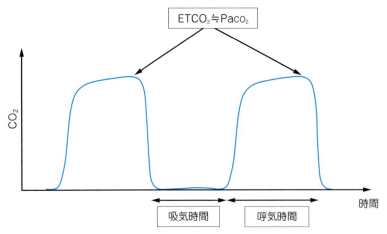

図2　呼気終末二酸化炭素分圧

を測定することも可能です．しかし，反応速度が比較的遅く，分泌物や呼気中の水蒸気などがサンプリングチューブを閉塞させるなどのトラブルが起こりやすいという欠点があります．

C 評価のポイント

1．$ETCO_2$

カプノメータの最大の特徴は，呼気終末二酸化炭素濃度（$ETCO_2$）の測定です．正常な換気・正常な肺血流の患者の場合には，$ETCO_2$は$PaCO_2$とほぼ等しくなります（図2）．このため，人工呼吸器の換気量などを決定する重要な血液ガス分析データの1つを非侵襲的に測定することができます．

2．カプノグラム

カプノメータは連続的に二酸化炭素の分圧を測定することにより，二酸化炭素の変化を波形化したカプノグラムを描くことができます．このカプノグラムを解析することにより多くの情報を得ることができ，人工呼吸器使用中の患者の安全管理に非常に有用なモニタリング装置となります．特に，反応の早いカプノメータは，回路はずれなどの場合には，パルスオキシメータよりも反応が早く，波形の消失により発見することができます．その他，特徴的なカプノグラムによりさまざまなモニタリングが可能です（図3）．

D 使用上の注意点

光の透過度を測定するカプノメータは，痰や水滴は光を遮るため測定誤差や測定不能の原因となります．メインストリームの場合には，セルの内側に分泌物などが付着しないように注意が必要です．通常，メインストリームのセンサにはヒータが内蔵されていてセルを温めることにより曇らないように対策されています．もし，分泌物が付着した場合には，セルを交換する必要があります．一方，サイドストリームの場合にはサンプリングチューブに分泌物を吸引しないようにサンプリングポートが上側にくるように装着する必要があります．また，機器入り口部分には水溜がついていますが，水分が溜まった場合には，速やかに廃棄するようにしましょう．サンプリングチューブにはナフィオンと呼ばれる水分

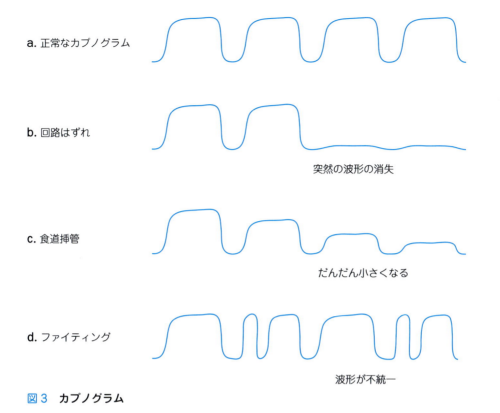

図3 カプノグラム

を外に排出する性質のチューブがあります．比較的強度が低いので取り扱いに注意するとともに，定期的に交換するようにしましょう．

- カプノメータは，呼吸回路のはずれなどのトラブル時に最も反応が早いモニタです．
- $ETCO_2$は$PaCO_2$とほぼ等しい値になります．

Q57 経皮的ガス分圧モニタで何がわかりますか

経皮的ガス分圧モニタは，センサを体表に装着するだけで，比較的低侵襲で人工呼吸器管理に重要なパラメータの1つであるPO_2，PCO_2をモニタリングすることができます．採血が困難な新生児領域では重要なモニタリング装置として用いられています．最近では，内視鏡検査時の高二酸化炭素血症のモニタリングや再生医療での血管再生治療効果の評価にも用いられるようになってきました．

A 構造・原理

経皮的ガス分圧モニタは，皮膚を加温することにより皮膚組織の毛細血管を動脈化し，角質のガス透過性をかえ，皮膚表面の測定により動脈血のガス分圧を推定するものです．ヒータで皮膚表面を 37〜43℃ 程度に加温し，センサ直下の皮下組織の血管が拡張し，組織内の酸素分圧および二酸化炭素分圧が動脈血中とほぼ等しくなるようにします．センサ部に装着された O_2 電極（白金電極）と CO_2 電極（ガラス電極）で，皮下より膜を透過してくる酸素および二酸化炭素をそれぞれ測定する構造となっています（図 1）．これにより，採血が困難な新生児の酸素分圧（tcO_2），二酸化炭素分圧（$tcCO_2$）を連続的に測定する装置です．

B 経皮的ガス分圧モニタ使用上の注意点

1. tcO_2 と PaO_2 の関係

循環状態が安定した患者では，年齢を問わず tcO_2 と PaO_2 との間に高い相関性があります．新生児では tcO_2 と PaO_2 は近似しますが，年長児や成人ではガス拡散性がわるいため tcO_2 と PaO_2 の絶対値は一致しないので注意が必要です．

2. センサ

センサ表面は精密な構造のため，取り扱いには十分注意する必要があります．また，電極表面に白金や銀などが溶出している場合には，膜を取り付ける前にやすりなどで削っておきましょう．センサの表面に電解液（コンタクト液）を垂らして専用の工具などを用いて，膜を取り付けます．このとき，センサと膜の間に空気が混入すると正確な値を測定することができません．

センサの準備ができたら，センサを装着する前に皮膚の表面をアルコールなどで清拭し脂肪分などを拭き取り清潔にします．センサは専用のシールを用いて皮膚に装着します．測定開始後，安定するまでに 10 分程度の時間を要します．また，センサの装着時間は通常 3〜4 時間程度とし，長時間使用する場合には火傷を生じる可能性があるため，装着場所をかえて測定する必要があります．

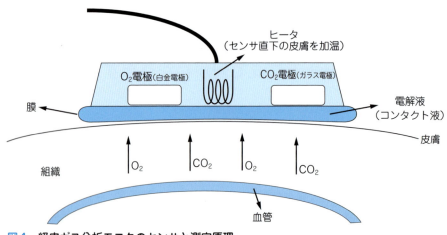

図 1 経皮ガス分析モニタのセンサと測定原理

4. 使用の実際　93

電解液，センサに装着する膜は必ずメーカ指定の物を使用しましょう．また，センサは定期的に較正を行う必要があります．機器の使用時はアルコールなどの揮発性引火物の近くでは使用しないようにします．

- 経皮的ガス分圧モニタは新生児において $tcO_2 ＝ PaO_2$ となります．
- センサ装着部の火傷に注意が必要です．

Q58 人工呼吸器装着時の注意点を教えてください

人工呼吸器装着中は，人工呼吸の目的が安全かつ患者の苦痛のない状態で実施できているか観察します．同時に，1日も早く人工呼吸器による合併症を回避し，人工呼吸器を離脱できるよう管理する必要があります．早期人工呼吸器離脱を目的とした一連の治療やケアを示した「ABCDE バンドル」は人工呼吸管理指針として活用されています．

A　A：awaken the patient daily：sedation cessation（毎日の鎮静覚醒トライアル）

人工呼吸器装着中は深い鎮静は必要ありません．挿管による喉の違和感，疼痛，不動状態による疼痛などは覚醒したときに苦痛を生じ，体動やバイタルサインの変動をきたします．そのため，鎮痛をしっかり行い覚醒トライアルを行います．患者が覚醒した時点で現状を説明し，コミュニケーションの方法を確立して患者が混乱しないように介入します．

B　B：breathing：daily interruptions of mechanical ventilation（毎日の呼吸器離脱トライアル）

毎日，人工呼吸器から離脱できるのか評価します．人工呼吸中の鎮静のためのガイドラインなどを参考に自発呼吸トライアル（SBT）実施の判断や進め方を検討します．トライアルはTピース下での自発呼吸や PEEP 5 cmH₂O＋プレッシャーサポート 5～7 cmH₂O で行い，患者のバイタルサインの変化や患者にSBTの継続が可能か直接確認しながら中止基準を定めて行います．人工呼吸器によるサポートを受けている患者は，サポートがないことに不安や焦り，苦痛を経験することがあります．しっかりとした説明を行い，患者の協力を得ながら実施します．

＊自発呼吸トライアル（spontaneous breathing trial：SBT）とは：人工呼吸による補助がない状態に患者が耐えられるかどうか確認するための試験のことである．SBT 成功基準を満たせば抜管を考慮する（「人工呼吸器離脱に関する3学会合同プロトコル」http://www.jsicm.org/pdf/kokyuki_ridatsu1503b.pdf（2018年5月閲覧）より引用）．

C：coordination：daily awakening and daily breathing（A＋Bの毎日の実践）/choice of sedation or analgesic exposure（鎮静・鎮痛薬の選択）

　前述したとおり，しっかりとした鎮痛を行い覚醒させます．薬剤によっては覚醒していても呼吸抑制や血圧低下を起こすものなどさまざまです．患者にあわせた鎮静・鎮痛薬の種類，量を選択する必要があります．痛みは過小評価され，治療されにくい傾向にあります．痛みの評価ツールなどを用いて，繰り返し評価することが重要です．

D：delirium monitoring and management（せん妄の観察とマネジメント）

　人工呼吸器を使用しなくてはならないような病態や治療，慣れない環境，疼痛などによってせん妄を発症する患者が多いです．せん妄により人工呼吸中の患者の安全が脅かされ，せん妄自体も患者の予後をわるくします．Confusion Assessment Method for the Intensive Care Unit（CAM-ICU）などのツールを用いてせん妄評価を定期的に行い，せん妄期間の短縮や予防のために早期離床を進めます．

＊CAM-ICUとは：ICU患者に最も妥当性と信頼性のあるせん妄モニタリングツールである．4つの所見で構成され，手順が具体的で即時評価が可能である（「日本版・集中治療室における成人重症患者に対する痛み・不穏・せん妄管理のための臨床ガイドライン」http://www.jsicm.org/pdf/2015-J-PAD-guideline.pdf（2018年5月閲覧）より引用）．

E：exercise/early mobility（早期離床・運動療法の実施）

　人工呼吸器装着中の患者も早期離床を行います．安全に離床するために多職種でルートの位置や固定を確認し，危険がないか，不安はないかブリーフィングを行い実施します．運動により挿管チューブの違和感や痛みの誘発，気管内への分泌物の垂れ込みを生じやすいため注意します（図1）．

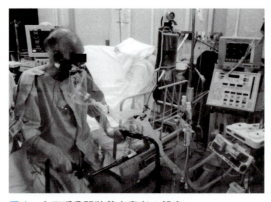

図1　人工呼吸器装着中患者の離床

- ABCDEバンドルを用いて，早期に人工呼吸器を離脱できるよう観察，介入することが重要です．

Q59 人工呼吸器装着中の観察のポイントは何ですか

人工呼吸器は患者の生命維持装置であり，トラブルは患者の生命を脅かします．人工呼吸器装着時は患者のバイタルサインは変動しやすく，またトラブルも起こりやすいため，早期に対処する必要があります．人工呼吸器装着患者の人工呼吸器のアラームが鳴ったり，バイタルサインが崩れたときなどの対応方法に DOPE アプローチがあり，この 4 つのアプローチで原因に対処します．

A D：displacement（チューブ位置不適切）

胸部 X 線像で気管チューブの深さを確認します．適切な深さは気管分岐部より 2〜3 cm 上方，かつ鎖骨骨頭を結ぶ線より下方とされています．気管チューブがしっかり固定されていても，首の屈曲や伸展，口腔内でのチューブのたわみなどで気管チューブの位置は変化します．気管チューブが浅くなり，抜去されると人工呼吸はできなくなります．また深すぎる場合には片肺挿管となり，気管支の解剖学的に右肺への換気のみとなります．

B O：obstruction（チューブ閉塞）

気管チューブに吸引カテーテルを挿入し，閉塞があれば，吸引カテーテルを進めることはできません．吸引により分泌物が除去されると閉塞が解除されます．分泌物は痰だけでなく，誤嚥による食物残渣や出血もみられることがあります．また，患者が気管チューブを噛んで閉塞している場合やベッド柵などに人工呼吸器の回路が挟まり回路が閉塞する場合もあります．

C P：pneumothorax（気胸）

陽圧換気により気胸を起こすことがあります．一般的には胸部 X 線像で気胸がある場合，胸腔ドレーンを挿入します．急激な SpO_2 低下や血圧低下，皮下気腫の増大がある場合，緊張性気胸を疑い，早急に対応する必要があります．陽圧換気により送られる空気が胸腔内へ漏れ，心臓や下大静脈，上大静脈を圧迫し，心拍出量を得ることができなくなります．その結果，心停止に至る重篤な状態となるため，胸部 X 線像を待たず緊急に胸腔を穿刺し空気を抜く必要があります．

D E：equipment failure（機器の不具合）

D，O，P でない場合には用手換気に切り替え，呼吸状態が落ち着く場合は機器の不具合を疑います．回路のリークやウォータトラップのゆるみがないかなど回路確認を行います．表 1 のようなチェック表を用いて確認することもできます．また，不適切な呼吸器設定によって，トリガ不全やサポート不足などを起こすこともあります．

I. 人工呼吸器

表1 北里大学病院人工呼吸器安全観察チェック表（例）

I	電源（4ヵ所）ガス配管
1	無停電コンセントに接続されているか
2	ガス配管は接続されているか
3	主電源は ON となっているか（ディスプレイの時間記載）
4	加温加湿器電源 ON の確認（加温加湿器の温度記載）
5	呼気側フィルタのヒータが ON となっているか
II	本体，加温加湿器，回路
1	回路の接続部にゆるみがなくなり，リークはないか
2	回路内に水の貯留がないか（ある場合は排出する）
3	加温加湿器のチャンバは適正水位にあるか
4	人工呼吸器用滅菌蒸留水は，100 mL 以上あるか（100 mL 以下で交換）
5	加温加湿器と人工鼻を併用していないか
III	換気条件およびアラーム設定の確認
1	人工呼吸器指示表とあっているか
IV	患者の状態
1	胸が上がっているか
2	気管チューブの位置は適切が（固定位置 口角　　cm・サイズ　　mm）
3	カフ圧（30 cmH$_2$O 以内でリークのない最小圧）の数値を記入
4	RASS の数値を記入
5	換気数（呼吸器患者データの数値を記入）
6	ピーク圧の数値を記入
7	ベース圧の数値を記入
8	VE の数値を記入
9	Spo$_2$値を記入
10	ETco$_2$値を記入（モニタしている場合は数値を記入）

RASS：鎮静レベルを評価するスケール（Richmond Agitation-Sedation Scale），VE：分時換気量．

- 人工呼吸器装着時に起こりやすい患者の急変に対し，DOPE アプローチで原因を考え，対応することが重要です．

4. 使用の実際　97

PaO₂を調整するにはどのようにすればよいですか

A PaO₂の目標値

PaO₂の目標値は，表1といわれています．

B 酸素化の調整

酸素化を調整するのは，酸素濃度（FiO₂）と平均気道内圧の2つです．平均気道内圧を規定するのは，呼気終末陽圧（positive end expiratory pressure：PEEP）によるところが大きく，臨床では，酸素濃度とPEEPとに言及しています．

ARDS NET（Acute Respiratory Distress Syndrome Network）が提唱した酸素濃度とPEEPの関係は表2のとおりです．

酸素濃度とPEEPのどちらが効果を示すのか，効果を示さないのかは，低酸素血症の原因（表3）やその原因となる疾患（表4）によるところがあります．

C 高濃度酸素と高PEEPの副作用

PaO₂を目標値に調整するうえで，高濃度酸素や高PEEPに伴う弊害を知らなくてはなりません．これらのことを表5，6に示します．

表1　酸素化の目標値

	PaO₂
正常肺	>80 mmHg
ARDS	55〜80 mmHg
COPD	50〜65 mmHg

表2　ARDS時のFiO₂-PEEP設定例

FiO₂	PEEP	FiO₂	PEEP
0.3	5	0.9	16
0.4	5	0.9	18
0.4	8	1.0	18
0.5	8	1.0	20
0.5	10	1.0	22
0.6	10	1.0	24
0.7	10		
0.7	12		
0.7	14		
0.8	14		
0.9	14		

PaO₂ 55〜80 mmHgまたは，SpO₂ 88〜95％を目標にしてFiO₂ PEEPを上昇させる．
（Brower RG et al：N Engl J Med 342：1301-1308, 2000を参考に著者作成）

98　Ⅰ．人工呼吸器

表3　低酸素の原因

①換気血流比不均等（$\dot{V}/\dot{Q}$ ミスマッチ）
②シャント
③拡散障害
④肺胞低換気

単独の原因であることはまれで多くの場合，複数の要因がある．

表4　呼吸不全となる疾患

・気道の疾患
　　気管支喘息
　　慢性閉塞性肺疾患
・肺胞の疾患
　　ARDS（急性呼吸促迫症候群）
　　心原性肺水腫
　　肺炎
　　無気肺など
・呼吸筋の疾患
　　筋萎縮性側索硬化症などの運動ニューロン疾患
　　筋ジストロフィーなどの先天性ミオパチー
　　ギランバレー症候群
　　重症筋無力症など神経筋疾患
・血管の疾患
　　肺塞栓症（血栓，脂肪，他）

表5　高濃度酸素の副作用

・酸素毒性
（活性酸素が肺に直接，障害を起こしたり，マクロファージなどの炎症性細胞
を介して，気管，血管内皮細胞，肺胞上皮などに障害を起こすとされている）
　　無気肺
　　肺水腫
　　肺胞出血，
　　肺サーファクタントの減少
　　フィブリンの沈着
　　肺胞隔壁の肥厚
　　肺のコンプライアンスの低下
　　拡散能の低下
　　A-aDo$_2$の開大
・吸収性無気肺
・呼吸抑制

表6　PEEP の副作用

・静脈還流の減少
　　心拍出量の減少
　　頭蓋内圧上昇
　　肝静脈血液量増加
・肺損傷
　　再開通可能な虚脱肺胞領域がない（少ない）場合，正常肺胞を過膨張させてしまうことがある
・PEEP が有効でない場合がある

　以前に述べられているとおり，低酸素血症は，組織に対して需要に見合った供給がされないことにより組織低酸素状態となり，臓器障害をきたし，生命の維持が困難になります．そのことから，必要最低限の酸素化を維持できるようにすべきです．しかし，酸素や PEEP には弊害（副作用）があることも念頭におかなくてはなりません．酸素化の改善がみられたら，弊害（副作用）を最小限にするように設定を下げていくことが望まれます．

D 酸素濃度とPEEP以外に酸素化を改善させるもの

積極的に酸素濃度やPEEPの設定を下げる手段として，低酸素の原因により，水分管理，薬物療法や腹臥位などの体位を併用することもあります．

さらに，人工呼吸器での酸素化の調整が困難なときの次の一手として，体外式膜型人工肺（extracorporeal membrane oxygenation：ECMO）などの治療があることを付け加えておきます．

- 酸素化の調整は酸素濃度とPEEP（平均気道内圧）で行います．
- 目標値を確認し，過剰な酸素濃度やPEEPは減量していくことも重要です．
- 人工呼吸器以外の治療やケアも並行して実施します．

Q61 $Paco_2$を調整するにはどのようにすればよいですか

$Paco_2$は換気の指標です．どのくらい空気が肺に出入りしているかということです．

A 換気調整の因子

換気を調整するのは，分時換気量（1回換気量と呼吸数）［図1］です．

CO_2は拡散能が高く，$Paco_2$（動脈血二酸化炭素分圧），$PAco_2$（肺胞気二酸化炭素分圧）は平衡状態にあるので，肺の中のCO_2（空気の出入りした結果）は，$Paco_2$をみれば明らかです．

分時換気量が増えれば，肺胞中の二酸化炭素分圧は減り（結果，動脈ガス中の二酸化炭素分圧は減り），逆に分時換気量が減少すれば，肺胞中の二酸化炭素分圧が増加（結果動脈血ガス中の二酸化炭素分圧が増加）するということになります．

B 人工呼吸器設定の調整

実際に人工呼吸器の設定で，分時換気量をかえていくとすると，呼吸数と1回換気量ということになります．換気様式［量規定換気（VCV）や圧規定換気（PCV）］により，実際に何を設定していくのかは異なりますが（例：VCV：1回換気量か呼吸数，PCV：圧設定か呼吸数），どの換気様式であっても，結果としてみえる患者のデータ（人工呼吸器のパラメータ）で換気量や呼吸数，分時換気量を変更していきます．

C $Paco_2$の目標値

指標は$Paco_2$ですが，調整の目標はpHであることが重要です．

I. 人工呼吸器

$$分時換気量 = 呼吸回数 \times 1回換気量 \cdots\cdots\cdots ①$$

$$肺胞分時換気量 = 呼吸回数 \times (1回換気量-死腔換気量) \cdots ②$$

図1 換気量を示す式

表1 換気の目標

	$Paco_2$	pH
正常肺	35〜45 mmHg	7.35〜7.45
肺傷害	<80 mmHg	≧7.20

　基礎疾患や治療の経過により，CO_2が代償的に働いている場合があります．または，慢性的な呼吸器疾患の場合，長年の換気障害の経過から腎代償が効いている場合があります．CO_2が高値にあるときの問題は，血液の酸性化が細胞に影響を及ぼすことですから，極度の酸性となっていない場合は容認することさえあります．

　$Paco_2$の目標値とpHの目標値を表1に示します．pHは細胞にとって重要な環境設定ですので，一定に保つ機能があります．その1つが肺換気における$Paco_2$の調整です．ですから特に慢性呼吸器疾患の場合は，pHを正常値に近づける必要があります．

　臨床上注意する必要があるのは，呼吸抑制の効果の強い鎮静薬などを使うとその調整がうまくいかなくなる可能性がある点です．自発呼吸をサポートしながら調整できることがうまくいく1つの方法です．

D 死腔換気

　自発呼吸モードで管理中，またはサポートの低い設定での管理を行っている場合に，頻呼吸で人工呼吸器が示す分時換気量が増加しているとします．

　さて，そのままの設定で大丈夫でしょうか？

　頻呼吸は，呼吸仕事量を増大させ，呼吸筋を疲弊させ，呼吸筋において酸素需要が増し消耗していきます．ゆえに，当然，設定を検討する必要があります．

　対応としては，頻呼吸で1回換気量が少ないときは，人工呼吸器のサポート圧（VCVであれば量）を上げることで，呼吸数は減り，分時換気量が下がります．ここで，注目すべきことは，大方の場合，分時換気量が減少したのにもかかわらず$Paco_2$は変動しないことが多いです．

　これは，人工呼吸器で計算する分時換気量が，図1でいう①であり，②ではないということです．解剖学的死腔は変化しませんので，大きな呼吸をすると死腔の割合が減り肺胞換気（換気に関して有効部分）が大きくなることから，人工呼吸器のパラメータである分時換気量は減っているようにみえるということになります．端的にいいますと，肺胞換気量は変化していないことが予測されます．さまざまな死腔について図2に示します．

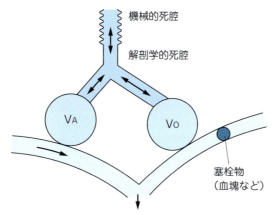

図2 死腔
解剖学的死腔は成人で大体 150 mL.
V_A：肺胞換気量，V_D：死腔換気量.

- $Paco_2$は換気を示すものであり，同時に pH を調整しています.
- 換気の調整は分時換気量であり，その成分は 1 回換気量と呼吸数です.
- 人工呼吸器で示す分時換気量は肺胞換気量ではありません．死腔を考慮して頻呼吸をアセスメントする必要があります．

Q62 PEEPはどのように決定すればよいですか

A PEEPとは

　正常な肺胞は，呼気終末でも完全には閉じず，ほぼ開存しています．しかし，病的肺では肺胞が虚脱してしまい，より開きにくくなります（図1）．この虚脱が原因でガス交換が障害されてしまうため，肺胞を完全にしぼむことがないように，呼気の終末に少量の空気（圧力）を残した状態を呼気終末陽圧（positive end expiratory pressure：PEEP）といいます．

B PEEPの効果

1．酸素化の改善

　肺胞が虚脱している場合，肺のコンプライアンスが低下（肺が膨らみにくい）しているため，換気可能な肺胞部分が減少しています．そこで，PEEPをかけることによって虚脱した肺胞を持続的に再開通させ，換気可能な肺胞を増やします．このことによって，肺のコンプライアンスが増加（肺が膨らみやすい）し，換気血流比不均等が是正されることで

I．人工呼吸器

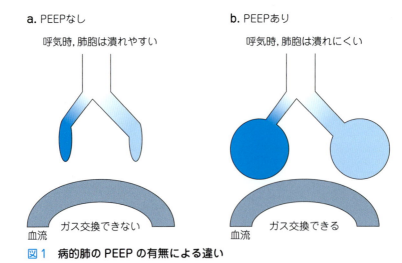

a. PEEPなし　　呼気時，肺胞は潰れやすい
b. PEEPあり　　呼気時，肺胞は潰れにくい
血流　ガス交換できない
血流　ガス交換できる

図1　病的肺のPEEPの有無による違い

［シャント率（肺胞でガス交換に関与しなかった血流の比率）の減少］，酸素化（PaO_2）が改善します．通常は5 cmH₂O程度のPEEPから始めていきます．

2．呼吸仕事量の軽減

慢性肺疾患のような気道病変のある病態は，肺のコンプライアンスの低下，呼気抵抗の増加などを生じ，吸気時に呼吸仕事量が増加しています．呼吸仕事量を軽減させるためには，機能的残気量（FRC）を増加させる必要があります．FRCとは，肺が内側に縮もうとする力と，胸壁によって肺が外側に広がろうとする力とが釣り合った肺容量のことをいいます．慢性肺疾患のようなauto-PEEP（呼気が完全に吐き出されていないことによって生じる内因性のPEEP）が認められる病的肺には，auto-PEEPにほぼ等しいPEEPを設定することでFRCが増加し，呼吸仕事量の軽減につながるとされています．

C　PEEPの弊害

- PEEPが高いと胸腔内圧が上昇し，静脈還流は低下します．静脈還流の低下に伴い心拍出量は減少し，心拍出量と動脈血酸素含量の積からなる末梢組織への酸素運搬量は減少します．すなわち，PEEP設定に際しては，常にPEEPが呼吸系（PaO_2）と循環系（心拍出量）に影響を及ぼし，その作用は相反することを留意する必要があります．
- 肺や胸郭がもともと硬い病的肺（コンプライアンスが低下している肺）に，高すぎるPEEPを加えると，局所的にコンプライアンスが良好な肺胞に過剰な負荷がかかることで，気胸や縦隔気腫などの肺損傷を生じるおそれがあります．

- 適正なPEEPを決定する場合，効果と弊害とのバランスを考えて設定していくことが大切です．できる限り低いPEEPで調整する工夫が必要ですが，3〜5 cmのPEEPは生理的であり，たとえ酸素化障害がなくても付加することを推奨します．

4. 使用の実際   103

Q63 EIP はどのように決定すればよいですか

A EIP とは

EIP とは，end inspiratory pause の略称で，「吸気終末休止」という意味です．EIP は他にもいろいろな呼び方があり，休止時間，プラトー，ポーズはどれも同じ意味です．自発呼吸は吸気が終了してもすぐには呼気に転じず，肺胞を一定時間拡張保持する時間があります．これを人工的に行うのが EIP です（図1）．

B EIP の効果と決定要因

1．酸素化の改善

VCV 施行時に吸気バルブが閉鎖して送気が終了してもただちに呼気バルブを開放しないで，ある期間両バルブを閉じたままに保持します．これによって過膨張した肺胞から膨らみにくかった肺胞へガスの再分配が行われ，酸素化の改善を図ることができます．なお，EIP は量規定の強制換気にのみ使われる機能で，吸気相に含まれます．また，最高気道圧が上昇した場合，EIP によって，呼気弁を閉じたままに保ち呼気を遅らせることによりこの間は気流が止まるので，気道内圧は低下します．

EIP の設定については，吸気と呼気の1サイクルの時間中の何％の時間を設定するかを

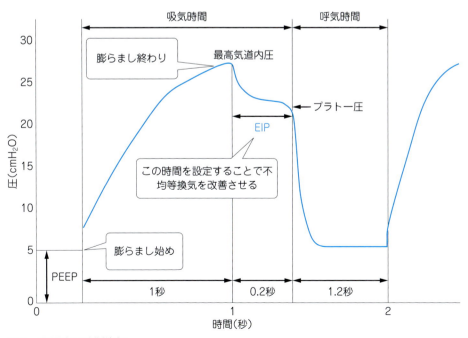

図1　量規定の強制換気

決めます．一般的には，1呼吸サイクルの約10%程度に設定します．

2．換気不均等の是正

　コンプライアンスが低い肺胞や虚脱した肺胞には届かず，軟らかく膨張しやすい肺胞に向かって流入します．そのため，偏った換気になりやすく，虚脱した肺胞は虚脱し続け，そうでない肺胞は過膨張や圧損傷を引き起こします．このような理由で換気の不均等が生じている場合，EIPをかけることで均等な換気が行われようになるので，換気不均等の是正が期待できます．特に慢性閉塞性肺疾患（COPD）の患者は気道抵抗が上昇しており，しかも，その気道抵抗や不均等分布が著しいことが多く，CO_2呼出効率のわるい場合，有効と考えます．

　EIPの特徴は，1回換気量を押し込んだ後，すぐ呼気に転じないでしばらくそのままにしておくことで，少しでも長く肺胞を膨らませた状態にすることができます．成人の安静時の呼吸は，吸気時間1秒，吸気ポーズ時間0.2秒，呼気時間1.2秒程度で，その間に有効なガス交換をしています．

　EIPの設定は，人工呼吸器の機種によって時間を設定するもの，吸気時間の割合で設定するもの，二次的に決まってしまうもの，全くできないものがあるので，注意しましょう．

- 過膨張した肺胞から膨らみにくかった肺胞へガスの再分配が行われ，酸素化の改善を図ることができます．
- 換気の不均等が生じている場合，EIPをかけることで均等な換気が行われようになるので，換気不均等の是正が期待できます．

Q64 気管チューブのカフ圧の管理はどうすればよいですか

A　カフの機能と目的

　気管チューブのカフは，チューブの先端側に位置し，気管挿管後にカフを空気で膨張させ，気管壁と密着させることで，以下のように機能します．
　①陽圧換気によるガスの上気道へのリークを防止する．
　②チューブと気管壁とを固定してチューブのずれを防止する．
　③チューブと気管壁との間からの分泌物の垂れ込みを減少させる．

B　適正なカフ圧とその管理

　上記の目的を果たすためには，カフと気管壁の密接度が高ければ高いほどよいのですが，気道粘膜とカフとの接触面の圧力を高くしすぎると，気道粘膜の血流障害，気管浮腫，

4. 使用の実際   105

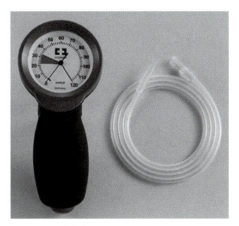

図1 カフ圧計
(コヴィディエンジャパン社より許諾を得て転載)

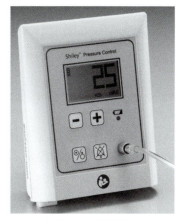

図2 自動カフ圧調整器
(コヴィディエンジャパン社より許諾を得て転載)

潰瘍形成，反回神経麻痺，咽頭部痛などの合併症のリスクが高まります．そのため，3つの機能を果たし，かつ気道粘膜合併症をきたさない圧力で管理することが必要です．

1．適正なカフ圧

気道粘膜の毛細血管還流圧は 22〜32 mmHg（30〜44 cmH$_2$O）であるため，これを超える圧力をかけることは，血流障害のリスクを高めることになります．また，カフ圧が 20 cmH$_2$O を下回ると，下気道への分泌物の垂れ込みのリスクが増し，人工呼吸器関連肺炎（ventilator associated pneumonia：VAP）のリスクを高めます．よって，維持すべきカフ圧は，20 cmH$_2$O 以上 30 cmH$_2$O 以下となります．

2．カフ圧の管理

適正なカフ圧を維持するために必要な空気の量は，チューブの太さや種類，気管の太さ，カフの種類（低容量高圧カフ，大容量低圧カフ）によって違います．そのため，適正カフ圧を空気の注入量で規定することはできません．そのため，カフ圧を測定するためには，専用のカフ圧計を使用します（図1）．

カフ圧計を使用して圧を設定したとしても，時間経過に伴うカフ内空気の自然脱気や，カフ圧計の着脱などによりカフ圧が低下することがあります．そのため，下限圧の 20 cmH$_2$O で設定すると実際には 20 cmH$_2$O を下回り，分泌物の垂れ込みのリスクが増すことになります．これを予防するために，実際の設定値は 25 cmH$_2$O 以上にします．

カフ圧の測定は，口腔ケアを行うごとに行えば 6 時間から 8 時間ごとに測定することができます．また近年は，カフ圧を持続的に測定し，設定値に自動修正することのできるデバイスも使用されます（図2）．

- カフ圧は，20〜30 cmH$_2$O で管理します．
- カフ圧は，カフ圧計を用いて測定します．
- 不適切なカフ圧は，呼吸状態の悪化や気道，肺合併症の原因になります．

Q65 挿管し人工呼吸器を使用している患者の体位変換を行う際の注意点は何ですか

挿管し人工呼吸器を装着した状態での体位変換を行う際は，気管チューブが引っ張られることによる，適正位置からの逸脱（主に引き抜け）や抜去に注意が必要です．これは，体位変換による身体の大きな動きに気管チューブが追従しないことが原因で起こります．また，体位変換は時に痛みや苦痛を伴うケアであるため，特に急性期においては，バイタルサインの変動や，意図しない覚醒による苦痛，不穏などにも注意が必要です．

A 安全に体位変換を実施するために

身体の動きに気管チューブを追従させるために，1人を頭部と気管チューブを保持する役割とし，3人以上で行うことが望ましいと考えます（図1）．人員確保が難しく，2人で実施する場合は，上半身と下半身を分けて位置移動し，常に1人が気管チューブを保持できるようにすることが大切です（図2）．

いずれの方法で実施するにあたっても，コミュニケーションをとり，タイミングをあわせて愛護的に行うことが大切です．また，ブリーフィング（ケア実施前の打ち合わせ）やデブリーフィング（ケア実施後の状態確認や課題の確認）によるリスク回避も重要です（表1，2）．

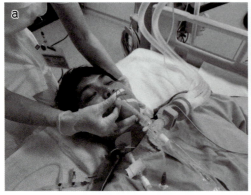
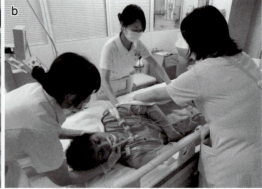

図1　3人で行う体位変換
a：第1指と第2指で気管チューブをつまみ，第3，第4，第5指で下顎と固定する．もう一方の手で頭部を保持する．
b：体位変換中はチューブと頭部から手を離さない．

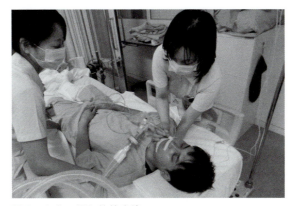

図2 2人で行う体位変換
2人で行う場合も,交代しながら気管チューブと頭部を常に保持する.

表1 ブリーフィング

- このケアのリーダーは誰か
- 人員数とそれぞれの役割は適切か
- どの体位にするか(必要であれば手順)
- 懸念すること(バイタル変動,覚醒に伴う不穏など)と対処方法
- 気管チューブ,人工呼吸器回路,カテーテルにテンションがかからないだけの十分な余裕(ゆとり)があるか,など

表2 デブリーフィング

- バイタルサインの変動はどうか
- 人工呼吸器データ上の変化(1回換気量の低下,気道内圧の上昇・低下など)はないか
- 気管チューブ,カテーテルのずれや抜去はないか
- ヒヤリとしたことはなかったか
- チームワークはどうであったか
- 課題がある場合は,次回以降に活かすためにはどうすればよいか,など

- 体位変換を行う際は,気管チューブのずれ,計画外抜去,バイタルサインの変動などに注意します.
- 体位変換を行う際は,常に1人が頭部と気管チューブを保持する役割を担います.
- リスク回避のために,ブリーフィングとデブリーフィングを行います.

Q66 ウィーニングの進め方を教えてください

A 人工呼吸器ウィーニングの方法

人工呼吸器からのウィーニング（離脱）は，人工呼吸器のサポートを減らして，人工呼吸器をはずすこと（広義では気管チューブの抜去とその後の安定まで）であり，その過程を示す用語としても使われます．ウィーニングは，人工呼吸を行うに至った状態や病態が改善，安定化した段階から始まりますが，開始が遅れたり，ウィーニングが円滑に進まなければ，人工呼吸期間が延長し合併症や死亡率の増加につながります．

人工呼吸器のウィーニングの方法として，人工呼吸器設定によるウィーニング，自発呼吸トライアル（spontaneous breathing trial：SBT），ON/OFF 法があります（表1）．

B ウィーニング方法の選択

SBT によるウィーニングは，人工呼吸器設定によるウィーニングに比べて人工呼吸器離脱までの期間が短いとされています．「人工呼吸関連肺炎予防バンドル」や人工呼吸器離脱に関する3学会合同プロトコルなどでも，ウィーニング方法として SBT が記されており，第一選択に位置づけられます．一方，SBT の失敗を繰り返すような離脱困難・離脱遷延例においては，人工呼吸器設定によるウィーニングや ON/OFF 法によるウィーニングが，患者の負担が少なく適していることもあります．

C 人工呼吸器離脱プロトコル

人工呼吸器からのウィーニングの過程においては，原疾患の治療，全身状態の安定化はもちろん，鎮静薬や鎮痛薬の調整，全身合併症の予防，精神的サポートなど，多方面からのアプローチが必要です．そのため，ウィーニングに関わる医療スタッフは，医師，リハビリテーションセラピスト，臨床工学技士，看護師，薬剤師など多岐にわたります．多職種が共通理解できるウィーニングのプロトコルを臨床に取り入れることが，ウィーニング

表1 人工呼吸器のウィーニングの方法

種 類	方 法
人工呼吸器設定によるウィーニング	A/CMV→SIMV（＋PS）→PS のように，換気サポートを徐々に減らしていき，最終的に FiO_2 0.4/PS 5/PEEP 5 程度までウィーニングする
自発呼吸トライアル（SBT）	安全開始基準をクリアした状態で，CPAP≦5 cmH₂O（PS≦5 cmH₂O）またはTチューブに変更し，30分〜2時間継続できた段階で SBT 成功とし，抜管を考慮する
ON/OFF 法	人工呼吸器を使用する時間（ON）と人工呼吸器をはずす時間（OFF）を作り，徐々に OFF の時間を延ばしていき，完全に人工呼吸器から離脱する

PS：pressure support（プレッシャーサポート）．

4. 使用の実際　109

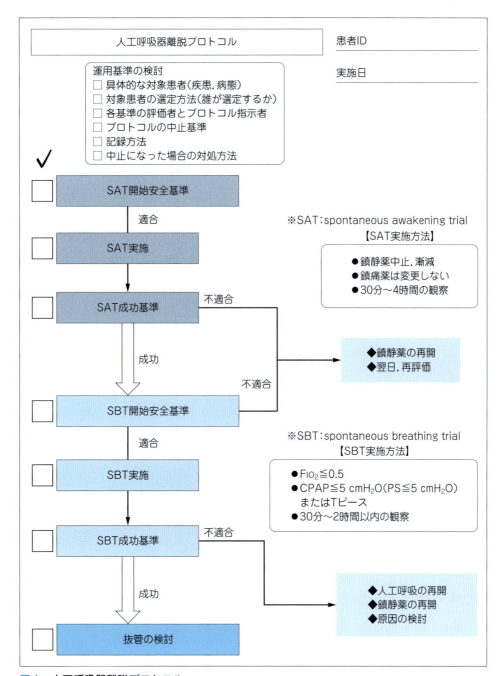

図1　人工呼吸器離脱プロトコル
（日本集中治療医学会，日本呼吸療法医学会，日本クリティカルケア看護学会3学会合同人工呼吸器離脱ワーキング：人工呼吸器離脱プロトコル＜http://www.jsicm.org/pdf/kokyuki_ridatsu1503a.pdf＞（2018年1月29日閲覧）より許諾を得て転載）

の過程を円滑に進めるために効果的とされており，わが国においても，日本集中治療医学会，日本呼吸療法医学会，日本クリティカルケア看護学会により，人工呼吸器離脱に関する3学会合同プロトコルが作成されています（図1, 2）．そこには，「SATの成功→SBTの成功→抜管の検討」を順序立てて進める標準的な離脱の手順書が示されています．

I. 人工呼吸器

<table>
<tr><td>

SAT開始安全基準

以下の事項に該当しない

□興奮状態が持続し，鎮静薬の投与量が増加している
□筋弛緩薬を使用している
□24時間以内の新たな不整脈や心筋虚血の徴候
□痙攣，アルコール離脱症状のため鎮静薬を持続投与中
□頭蓋内圧の上昇
□医師の判断

</td><td>

SBT開始安全基準

①～⑤をすべてクリアした場合「SBT実施可能」

①酸素化が十分である
　□FIO_2≦0.5かつPEEP<8 cmH_2Oのもとで
　　SpO_2>90%

②血行動態が安定している
　□急性の心筋虚血，重篤な不整脈がない
　□心拍数≦140 bpm
　□昇圧薬の使用について少量は許容する
　　（DOA≦5 μg/kg/分，DOB≦5 μg/kg/分，
　　NAD≦0.05 μg/kg/分）

</td></tr>
<tr><td>

SAT成功基準

①②ともにクリアできた場合を「成功」

①RASS：－1～0

②鎮静薬を中止して30分以上過ぎても次の状態とならない
　□興奮状態
　□持続的な不安状態
　□鎮痛薬を投与しても痛みをコントロールできない
　□頻呼吸（呼吸数≧35回/分，5分間以上）
　□SpO_2<90%が持続し対応が必要
　□新たな不整脈

</td><td>

③十分な吸気努力がある
　□1回換気量>5 mL/kg
　□分時換気量<15 L/分
　□rapid shallow breathing index
　　（1分間の呼吸回数/1回換気量L）<105/分/L
　□呼吸性アシドーシスがない（pH>7.25）

④異常呼吸パターンを認めない
　□呼吸補助筋の過剰な使用がない
　□シーソー呼吸（奇異性呼吸）がない

⑤全身状態が安定している
　□発熱がない
　□重篤な電解質異常がない
　□重篤な貧血を認めない
　□重篤な体液過剰を認めない

</td></tr>
</table>

SBT成功基準

　□呼吸数<30回/分
　□開始前と比べて明らかな低下がない（たとえばSpO_2≧94%，PaO_2≧70 mmHg）
　□心拍数<140 bpm，新たな不整脈や心筋虚血の徴候を認めない
　□過度の血圧上昇を認めない

以下の呼吸促迫の徴候を認めない（SBT前の状態と比較する）
　□呼吸補助筋の過剰な使用がない
　□シーソー呼吸（奇異性呼吸）
　□冷汗
　□重度の呼吸困難感，不安感，不穏状態

Richmond Agitation-Sedation Scale（RASS）

スコア	状　態	臨床症状
+4	闘争的，好戦的	明らかに好戦的，暴力的，医療スタッフに対する差し迫った危険がある
+3	非常に興奮した過度の不穏状態	攻撃的，チューブ類またはカテーテル類を自己抜去する
+2	興奮した不穏状態	頻繁に非意図的な体動があり，人工呼吸器に抵抗性を示しファイティングが起こる
+1	落ち着きのない不安状態	不安で絶えずそわそわしている，しかし動きは攻撃的でも活発でもない
0	覚醒，静穏状態	意識清明で落ち着いている
－1	傾眠状態	完全に清明ではないが，呼びかけに10秒以上の開眼およびアイコンタクトで応答する
－2	軽い鎮静状態	呼びかけに開眼し10秒未満のアイコンタクトで応答する
－3	中等度鎮静状態	呼びかけに体動または開眼で応答するが，アイコンタクトなし
－4	深い鎮静状態	呼びかけに無反応，しかし身体刺激で体動または開眼する
－5	昏睡	呼びかけにも身体刺激にも無反応

図2　人工呼吸器離脱プロトコル基準一覧

（日本集中治療医学会，日本呼吸療法医学会，日本クリティカルケア看護学会3学会合同人工呼吸器離脱ワーキング：人工呼吸器離脱プロトコル<http://www.jsicm.org/pdf/kokyuki_ridatsu1503a.pdf>（2018年1月29日閲覧）より許諾を得て転載）

D 自発覚醒トライアル（spontaneous awakening trial：SAT）とは

　　人工呼吸を要する状態に陥った患者には，鎮静薬の投与を必要とすることが少なくあり

ません．鎮静薬の投与は，全身状態の安定化や快適性の維持，時に安全確保のために効果的である一方，人工呼吸器からの離脱を妨げる原因になりえます．例えば，SBTの成功には，自発呼吸が十分にあることが必要ですが，深い鎮静状態にあればそれは望めません．SATとは，日中に鎮静薬の投与を中止もしくは漸減し，覚醒を得られるか，またその状態に耐えうるかを評価するテストのことで，SBTの前段階で行われます．

- ウィーニング方法として，自発呼吸トライアル（SBT）が第一選択に位置づけられます．
- 多職種でウィーニングを円滑に進めるために，プロトコルの使用が効果的とされます．

Q67 在宅人工呼吸療法の適応について教えてください

A 在宅人工呼吸療法の現状

在宅人工呼吸療法（home mechanical ventilation：HMV）は1980年代に気管切開下による人工呼吸療法が始まり，1990年に神経筋疾患に対し保健医療として認められ，1994年の疾患名を問わない健康保険適用疾患拡大により飛躍的に増加しました．現在では，厚生労働省が掲げる政策指針の中で，在宅医療は重点課題とされています．そして，医療機器の進歩に伴い，人工呼吸器を在宅で使用する患者は増加しています．このような医療機器を在宅で使用する場合，使用方法が適切でないときには，患者の生命に影響を与える可能性があります．HMVにおいて，人工呼吸器の保守管理や安全対策を行うことは非常に重要です．

B HMVとは

HMVは，「長期にわたり持続的に人工呼吸に依存せざるをえず，かつ，安定した病状にあるものについて，患者の居宅などにより実施する人工呼吸療法」であり，人工呼吸器を使用し呼吸補助を行い，在宅などで日常生活を送る在宅療法です．また，患者の生命予後の延長，患者の生活の質（QOL）の改善，個々の能力を発揮できる場所を提供すること，合併症の軽減，身体的・生理的機能の改善，医療費の軽減などを目標としています．HMVには，病院の医師，看護師，理学療法士，臨床工学技士，ソーシャルワーカー，訪問を行う往診医，訪問看護師，ケアマネージャー，訪問ヘルパー，そして人工呼吸器メーカなど多くのスタッフが関わり，病院から在宅への移行，そして在宅での療養をサポートします．

C HMVの種類

HMVには鼻や口にマスクを装着して換気を行う非侵襲的陽圧換気（noninvasive posi-

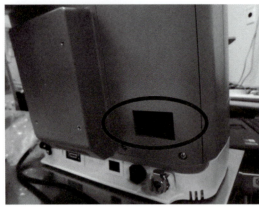 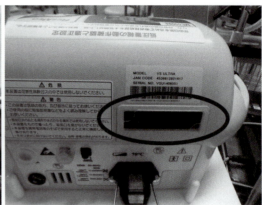

図1 在宅人工呼吸器の空気取り込み口

tive pressure ventilation：NPPV）と，気管切開した部分に気管カニューラを挿入して換気を行う気管切開下陽圧換気（tracheostomy positive pressure ventilation：TPPV）があります．従来のHMVでは，TPPVが多く行われていましたが，痰を自力で出せる患者では気管切開を必要としないため，NPPVが多く行われるようになってきました．誤嚥がある場合は，喀痰を吸引する必要があるためTPPVが必要となるなど，適切な方法を選択する必要があります．

D 在宅で使用される人工呼吸器の特徴

在宅で使用される人工呼吸器は，病院で使用される人工呼吸器と違い，駆動源として酸素と治療用空気の配管がなく，人工呼吸器に空気を取り込み患者に送気を行います．また小型で持ち運びが可能で，バッテリを内蔵していることや外部バッテリが使用できることなどが特長です．内蔵バッテリの使用時間などは機種によって違うため，注意が必要です（図1）．

E HMVの適応について

長期にわたり持続的に人工呼吸に依存せざるをえず，かつ安定した病状にあるものについて，患者の居宅などにより実施が適当であると医師が認めたものが適応となっています．病態としては，筋ジストロフィーや筋萎縮性側索硬化症（ALS）などの神経筋疾患，慢性閉塞性肺疾患（COPD）や肺結核後後遺症などの呼吸器疾患，脊髄後側彎症などの胸郭の異常などが主な適応となっています．

F HMVの社会制度

HMVの患者は，医療保険，介護保険，福祉施策，難病対策などの社会制度が利用できます．その中で人工呼吸療法に関する規定があるのは医療保険のみとなっています．それ以外は年齢や疾患，症状などにより適応が異なっています．医療保険におけるHMVに関する診療報酬については以下のとおりです（表1）．

表1 在宅人工呼吸療法に関する診療報酬

C107 在宅人工呼吸指導管理料		2,800点/月	注）在宅人工呼吸を行っている入院中の患者以外の患者に対して，在宅人工呼吸に関する指導管理を行った場合に算定する
C164 人工呼吸器加算 注）在宅人工呼吸を行っている入院中の患者以外の患者に対して，人工呼吸器を使用した場合に，いずれかを第1款の所定点数に加算する	1 陽圧式人工呼吸器	7,480点/月	注）気管切開口を介した陽圧式人工呼吸器を使用した場合に算定する
	2 人工呼吸器	6,480点/月	注）鼻マスクまたは顔マスクを介した人工呼吸器を使用した場合に算定する
	3 陰圧式人工呼吸器	7,480点/月	注）陰圧式人工呼吸器を使用した場合に算定する

（社会保険研究所：医科点数表の解釈 平成28年4月版，社会保険研究所，東京，p431, 432, 448, 2016を参考に著者作成）

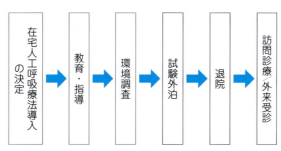

図2　在宅人工呼吸療法導入の流れ

G　HMVの流れ

　患者へのHMVの適応が決定すれば，使用する人工呼吸器の選定，在宅に向けて患者および介護者への教育を行っていきます．また，在宅で安全に人工呼吸器を使用するために，自宅への環境調査を行います．介護者が夜間の状態を確認するための院内での宿泊や，自宅への試験外泊などを行い退院に向けての準備を行っていきます．車椅子やバギーへの移乗や自家用車での搬送なども教育の中で行っていきます（図2）．

H　患者や介護者への教育

　在宅で人工呼吸器を使用するためには，病院で医療者が行う手技を介護者が在宅で行うため，人工呼吸器に関する知識と手技の習得をしなければなりません．教育内容は，人工呼吸器各種名称や操作方法，日常の点検方法，回路交換や人工鼻の交換，加温加湿器の滅菌蒸留水の交換，アラームの理解と対処方法，トラブル時の対応，バッグバルブマスクの操作方法などがあります．また，呼吸器を装着した状態での車椅子やバギーなどへの移乗，車への移乗などの手技を習得します．アラームやトラブル時の対応では，介護者で対応できるものなのか，医療機関への連絡が必要か，緊急搬送するべきかを介護者が判断しなければならないため，特に重要な項目となります．それ以外に，パルスオキシメータや吸引器，外部バッテリの操作など付属機器に関する知識や手技の習得も行います．

自宅への環境調査

　自宅の環境調査では，医師，看護師，臨床工学技士，理学療法士などで行い，患者の搬送経路，電源関係，療養環境などについて確認します．搬送経路の確認では，車を使用しての場合は駐車スペースの確認，階段や段差などの確認，エレベータを使用する場合は車椅子やバギー，ストレッチャーが使用できるための広さが確保できているかの確認を行います．電源関係の確認では，実際に人工呼吸器で使用する電源コンセントの位置，電気容量が十分にあるかの確認を行います．容量が不足している場合には，容量変更を電力会社に依頼します．

> **POINT**
> - HMVの適応には主に筋ジストロフィーや筋萎縮性側索硬化症（ALS）などの神経筋疾患，慢性閉塞性肺疾患（COPD）や肺結核後後遺症などの呼吸器疾患があります．
> - 換気の方法には，鼻や口にマスクを装着して換気を行うNPPVや，気管切開した部分に気管カニューラを挿入して換気を行うTPPVがあります．

Q68 在宅人工呼吸療法実施時の注意点を教えてください

A 在宅で人工呼吸器を使用する電源について

　人工呼吸器の電源はコンセントから直接とるようにし，テーブルタップや延長コード使用のたこ足配線によって発生する電源コンセントの挿し込み忘れや，他の機器からの影響を受けないようにします．雷が発生した場合は，感電などのおそれがあるため，電源プラグに触れないようにします．現在在宅で使用されている人工呼吸器の多くは内蔵バッテリを搭載しています．機種によって内蔵バッテリでの使用時間が異なるため注意する必要ががあります．

B 在宅人工呼吸器の近くでの携帯電話などの使用について

　在宅人工呼吸器が誤作動する可能性があるため，近くで携帯電話や通信機器などの使用はしないようにします．近くでそのような機器を使用する場合は，取扱説明書などに記載されている距離以上離して使用します．

C 在宅人工呼吸器の設置について

　在宅人工呼吸器は高温になる場所や直射日光があたらない場所で，0～40℃程度の温度になる場所に設置します．機種によっては防滴機能がある機器もありますが，水などがか

4. 使用の実際　　115

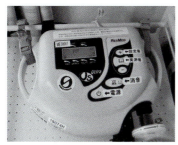 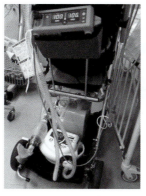 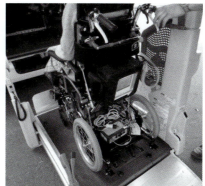

図1　バンドを利用した落下防止策　　図2　バギーへの移乗確認　　図3　車への移乗確認

からないようにし，湿気の少ない場所に設置します．呼吸器を設置する台は，地震などにより転倒などしないような安定したものを使用し，バンドなどを使用し人工呼吸器が落下などしないようにしましょう（図1）．

D　呼吸回路の取り扱いについて

　使用する呼吸回路，フィルタ，人工鼻，マスクなどは決められた使用期限を守り交換を行います．呼吸回路の蛇管やコネクタ類などの接続箇所は使用していくにつれて緩くなったり，はずれやすくなったりする可能性があるため，使用前後や使用中など，定期的に呼吸回路が確実に接続されているか触って確認をします．ベッドの角度変更や，体位変換時などは，ベッド本体やベッド柵などに蛇管が挟まれて潰れてしまうなどのトラブルが起こるため注意します．車椅子やバギーへの移乗や，移動時も回路が挟まれていないか，タイヤなどで呼吸回路が擦れていないかなどに注意します（図2, 3）．

E　災害時などについて

　災害時の対策として，外部バッテリなどの電源確保，蘇生バッグ（自己膨張式：バッグバルブマスク），また足踏み式吸引器や手動式吸引器を備えておく必要があります．非常用電源として人工呼吸器の発電機や汎用バッテリなどの外部電源を準備していることがあります．人工呼吸器のメーカや機種により，使用できるものとできないものがあり，外部電源機器によっても医療機器への使用を禁止しているものもあります．それらを使用する場合は，医療機関や人工呼吸器メーカに問い合わせ，確認したうえで使用する必要があります．

- 人工呼吸器の設置は，高温や湿気のないところで，転倒や落下がないように固定などを行い安定した場所に設置します．
- 緊急時や災害時などの対策として，外部バッテリなどの電源確保や蘇生バッグ（自己膨張式：バッグバルブマスク），また足踏み式吸引器や手動式吸引器などを準備しておきます．

5 換気力学について理解しよう

Q69 換気力学とはどういうことですか

A 換気力学とは何ですか

われわれが自発呼吸をするとき，呼吸筋（横隔膜や内肋間筋など）が収縮して胸郭や肺胞を広げることで，肺胞内と鼻孔や口元との間に圧力差が発生し，気流の流れが発生します．このことは図1のような肺の換気モデルで示され，このモデルに換気という生理学的現象を物理的（力学的）な機序によって解析するのが換気力学（換気メカニクス）です．吸気時の呼吸筋は肺胞や胸郭が縮まろうとする力（弾性抵抗：弾性のあるゴム球を手で押した際に感じる，押し返されるような力）に対して1回換気量を得ることができます．また同時に，気流が発生したときに発生する摩擦抵抗（粘性抵抗：気道での空気の通りにくさ）に対しても吸気流量を得るというような仕事を行います．これを呼吸仕事量といいます．人工呼吸管理中の粘性抵抗は，呼吸回路や挿管チューブに発生する粘性抵抗と患者の気道に発生する粘性抵抗を加えたものになります．つまり，自発呼吸時や人工呼吸中の肺や胸郭系の力学的特性は，物理学的な特性である粘性，弾性，慣性によってあらわすことができます．肺胸郭系では加速度が関係する慣性成分は無視できますから，換気量，気流量，圧（気道内圧または胸腔内圧）がわかれば，換気力学上重要な弾性抵抗，粘性抵抗の情報が得られます．この換気量，気流量，圧は換気力学の3要素といわれます．

集中治療室などでディスプレイを搭載している人工呼吸器では，人工呼吸器から送られ

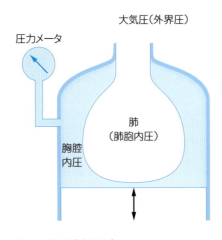

図1 肺の換気モデル

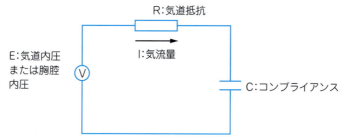

図2 換気モデルに類似した電気回路

表1 電気回路と換気モデルの類似

	電気回路	換気モデル
変化を起こす力	電圧（E）	圧（P）
変化量	電荷（q）	換気量（V）
変化するもの（1）	電流（dq/dt）	気流量（dv/dt：I）
変化するもの（2）	電気容量（C）	コンプライアンス（C）
変化するもの（3）	電気抵抗（R）	気道抵抗（R）

るガスが定流量のときに，1換気（1呼吸）サイクルの気道内圧，流量および換気量から，患者の換気力学の基本的な指標（コンプライアンスや気道抵抗値）が把握できる機能を装備しています．Q70～Q73で詳しく解説します．

B 人工呼吸中の換気力学（換気量，気流量，気道内圧の関係）

換気量，気流量，気道内圧の3要素の関係は，図2のような電気回路に置き換えて考えると理解しやすいです．また，それぞれの関係は表1のように類似します．

- 換気力学（呼吸運動に伴う肺や胸郭系の力学的特性）は，物理学的な特性である粘性，弾性，慣性によってあらわすことができます．
- 換気量，気流量，気道内圧がわかれば，患者の換気力学の基本的な指標（コンプライアンスや気道抵抗値）が把握できます．

コンプライアンスについて教えてください

A コンプライアンスとは何ですか

　肺や胸郭は，それ自体には縮もうとする力（弾性）があります．この弾性は，肺の弾性収縮力と肺サーファクタントが互いに拮抗して決まります．コンプライアンス（compliance）とは，この弾性を示す概念で，弾性の逆数のことです．呼吸器系では肺や胸郭の膨らみやすさを示す指標になります．

　コンプライアンスは，肺にかけた圧の変化量（ΔP）に対する換気量（肺容量）の変化量（ΔV）で求めることができ，単位は mL/cmH$_2$O です．つまり，コンプライアンスの値が大きいことは肺や胸郭が膨らみやすい（肺が軟らかい）性質を，反対にコンプライアンスの値が小さいことは肺が膨らみにくい（肺が硬い）性質をもっていることになります．肺のみのコンプライアンスの測定には，胸腔内にカテーテルを挿入して胸腔内圧を測定する必要があり実際的ではないことや，呼吸運動時には肺のみではなく胸郭も同時に動くことから，臨床的には肺のコンプライアンスと胸郭のコンプライアンスを一括して肺胸郭コンプライアンス（トータルコンプライアンス）が用いられます．そのため，人工呼吸中では気道内圧が代用されます．人工呼吸中では肺や胸郭の弾性抵抗（弾性収縮力）に打ち勝って広げるために，肺胸郭コンプライアンスが問題になります．

　　肺胸郭の弾性＝肺の弾性＋胸郭の弾性

　　コンプライアンス＝$\dfrac{1}{弾性}$

　　肺胸郭コンプライアンス＝$\dfrac{1}{肺コンプライアンス}+\dfrac{1}{胸郭コンプライアンス}$

B コンプライアンスの数量的あらわし方

　前述のようにコンプライアンスは，圧の変化量（ΔP）に対する換気量の変化量（ΔV）で求めることができます．この関係は，図1 ように縦軸に換気量（ΔV）を，横軸に気道内圧（ΔP）をとった圧-量曲線（pressure-volume curve）になり，図に示す圧-量曲線の傾きがコンプライアンスになります．

　　コンプライアンス＝$\dfrac{量変化量（\Delta V）}{圧変化量（\Delta P）}$

　例えば，ある患者の肺や胸郭を 500 mL 広げるために 10 cmH$_2$O の圧が必要な場合のコンプライアンスは，以下のように求められます．

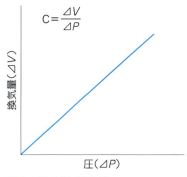

図1 肺の圧-量曲線

表1 肺胸郭コンプライアンスの基準値

	コンプライアンス
成人	40〜100 mL/cmH$_2$O
小児	20〜40 mL/cmH$_2$O
新生児	5 mL/cmH$_2$O

$$\frac{500\ \mathrm{mL}}{10\ \mathrm{cmH_2O}} = 50\ \mathrm{mL/cmH_2O}$$

　肺胸郭コンプライアンスの基準値は，成人男子で約 50 mL/cmH$_2$O，成人女子では 30〜40 mL/cmH$_2$O，小児（体重 10〜20 kg）で 10〜20 mL/cmH$_2$O，新生児では数 mL/cmH$_2$O です（表1）．

C コンプライアンスと肺の病変はどう関係しますか

　肺コンプライアンスは肺の病変によって低下します．例えば，肺胞や気管支に炎症が生じたり，喀痰が詰まったり，また肺水腫のように血液中の水分（血漿）が血管外に滲出した場合には肺コンプライアンスは低下します．また，肺線維症では肺間質に線維化が起こることで肺コンプライアンスは低下します．気胸や血胸，肥満などでも低下します．一方，肺気腫では肺胞が破壊されているために非常に伸びやすくなり，肺コンプライアンスが高くなります．

- 呼吸器系でのコンプライアンスとは，「肺や胸郭の膨らみやすさ」を示す指標です．
- コンプライアンスは弾性抵抗の逆数のことであり，換気量の変化量を圧の変化量で除して求めることができます（mL/cmH$_2$O）．

Q71 動的コンプライアンス・静的コンプライアンスとは何ですか

　呼吸器系でのコンプライアンスは，肺や胸郭の膨らみやすさを示す指標です．このコンプライアンスには，動的（動肺）コンプライアンス（dynamic compliance）と静的（静肺）コンプライアンス（static compliance）の区別があります．

A 動的コンプライアンス

人工呼吸器から肺にガスが送り込まれる際には，気道抵抗による反抗と肺胸郭の弾性抵抗による反抗を同時に受けることで気道内圧が上昇します（図1）．この2つの反抗をあらわしたものが動的コンプライアンスによる反抗です．つまり，動的コンプライアンスとは，吸気から呼気に移行するまでの気流が流れている間（動的状態）のコンプライアンスを意味しており，肺胸郭の弾性抵抗以外に気道抵抗の因子を含んでいます．このことは，換気の際の粘性抵抗や肺内のガス分布なども関与していることを示しています．

人工呼吸中では1回換気量と最高気道内圧の比で求めることができます．

$$動的コンプライアンス = \frac{1回換気量}{最高気道内圧 - PEEP}$$

B 静的コンプライアンス

動的コンプライアンスは気道抵抗の因子を含んでいるために，肺そのもののコンプライアンスを把握できません．そのため，気流のない状態（静的状態）にすることで気道抵抗による反抗がなくなり，肺胸郭の弾性による反抗のみを受けることになります．つまり，純粋に肺胸郭の弾性のみによるコンプライアンスが把握できます．このときのコンプライアンスを静的コンプライアンスといいます．人工呼吸中では吸気終末休止（end inspiratory pause：EIP）を使用し，EIP時の圧と1回換気量の比で求めることができます（図1）．

$$静的コンプライアンス = \frac{1回換気量}{吸気終末休止圧 - PEEP}$$

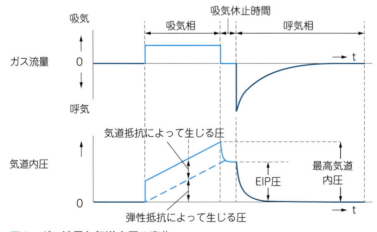

図1　ガス流量と気道内圧の変化

- 動的コンプライアンスは気流が流れている間のコンプライアンスのことで，肺胸郭の弾性抵抗および気道抵抗の因子が含まれます．
- 静的コンプライアンスは気流が止まった後のコンプライアンスのことで，純粋に肺コンプライアンスを示します．

気道抵抗とは何ですか

A 気道抵抗とは

われわれが呼吸をするときには，気道を介して行われます．この気道は鼻腔から肺胞の入口までの限られた太さをもったガス流路になっており，それぞれの部分で抵抗を受けることになります．この抵抗のことを気道抵抗（粘性抵抗）といい，この気道抵抗に気流が流れるとき（動的状態）には，気道抵抗によって入口と出口で圧力差を生じます．このときの気道抵抗は，圧力差と気流の速度の比で求められ，気道の太さの影響を受けます（例えば，気道径の半径の4乗に反比例します）．呼吸に対する抵抗には，肺や胸郭が広がるときに起こる組織の摩擦抵抗もありますが，通常は摩擦抵抗を含めて気道抵抗といわれています．この気道抵抗の逆数をコンダクタンス（conductance）といい，1 cmH$_2$O の圧でどれだけの気流速度を生じるかという指標になります．また，気流の流速が遅いときは気道壁に平行で流れる層流となり，逆に気流の速度が速いときは乱流になります．

B 気道抵抗の数量的な求め方

気道抵抗は気道に 1 L/秒 の気流が流れたときに何 cmH$_2$O の気道内圧が生じるかということを示し，単位は cmH$_2$O/L/秒 であらわします．成人の基準値は数 cmH$_2$O/L/秒 以下で，10 cmH$_2$O/L/秒 以上であれば気道抵抗の上昇とみなすことができます．喘息発作時は数百 cmH$_2$O/L/秒 に達するようです．小児の気管抵抗は，気管そのものが細くなりますから 20〜30 cmH$_2$O/L/秒 になります．

C 気道抵抗上昇のみつけ方

人工呼吸中の気道内圧波形は人工呼吸器からガスが流れている動的状態の終末時のピーク値と，その後に続く吸気終末休止（EIP）時の気道内圧の差から判断できます．気道内圧は，肺胸郭の弾性抵抗によって生じる圧と気道抵抗によって生じる圧の総和になりますから，最高気道内圧（ピーク値）から EIP 時の圧（ポーズ圧）を引いたものが気道抵抗によって生じた圧になります．

このため，気道抵抗が上昇するような病変では気道内圧のピーク値とポーズ値に大きな差が生じます（図1）．

気道抵抗が増加する代表的な病変は肺気腫と喘息です．肺気腫は慢性的に気管支が細くなって気道抵抗が増加し，呼吸困難（特に呼気時の呼出）を呈する疾患です．喘息は細気管支が攣縮して細くなり気道抵抗が急増することで換気困難になるような疾患です．

I．人工呼吸器

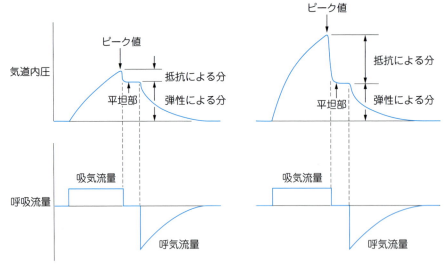

図1 気道抵抗増加の見分け方
(桜井靖久(監), 渡辺 敏(編)：ME 早わかり Q & A 2. 人工呼吸器・麻酔器, 南江堂, 東京, p102, 1987 より引用)

- 気道内を気流が流れるときに, 気道抵抗によって圧力差が生じます.
- 気道抵抗は圧力差と気流の速度の比で求められ, 気道の太さの影響を受けます.

Q73 人工呼吸中の気道内圧値はどのようにあらわせますか

　人工呼吸中のガス流路は, 呼吸回路, 気道, 肺や胸郭が直列になっています. 人工呼吸器から設定されたガス(換気量)が肺に送られると, それぞれの抵抗成分によって圧力が生じます(図1). そのため人工呼吸器で測定される気道内圧は, それぞれの呼吸回路の抵抗によって生じた圧, 気道抵抗によって生じた圧, 肺胸郭の弾性抵抗によって生じた圧の総和になります. しかし, 呼吸回路の抵抗は非常に小さいために無視することができることから, 気道内圧値のほとんどが気道抵抗によって生じた圧と肺胸郭の弾性抵抗によって生じた圧が示されることになります.

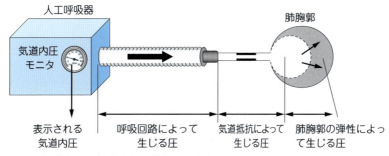

図1 気道内圧，気道流量，換気量の関係

- 人工呼吸中の気道内圧は，呼吸回路の抵抗，気道抵抗，肺胸郭の弾性抵抗のそれぞれによって生じた圧の総和になります．

グラフィックモニタの基本的な見方と評価法について教えてください

人工呼吸器の工学的な技術進歩により，多くの人工呼吸器はコンピュータが内蔵され制御や演算などが行われています．この中の1つに換気状況や換気力学（換気メカニクス）などに関する情報をディスプレイに視覚的に表現する機能が装備されています．つまり，ガスの流れや圧力を波形として視覚的に表現することが可能になり，換気状態を評価するために重要な情報が把握できます．

A 基本的なグラフィック波形と，それによってわかること

グラフィック波形には，3種類の曲線（①気道内圧曲線：時間経過と気道内圧の変化，②流量曲線：時間経過と流量の変化，③換気量曲線：時間経過と換気量の変化）と，2種類のループ（①気道内圧と換気量の関係，②流量と換気量の関係）があります．これらの情報は，換気の状態，肺の伸縮性や気道の状態，そして患者が楽な換気ができているか（人工呼吸器との同調性）などを把握する目安になります．2種類のループについてはQ75を参照してください．

1．換気の状態を把握

設定どおりの換気が行われているかどうか，また換気の過不足がないかどうかがわかります．また，気道内への喀痰の貯留，呼吸回路内への水分貯留などの影響も把握することができます．

2．肺の状態を把握

3種類の曲線と2種類のループを参考に，肺胸郭のコンプライアンスや気道抵抗の状態変化を把握することができます．

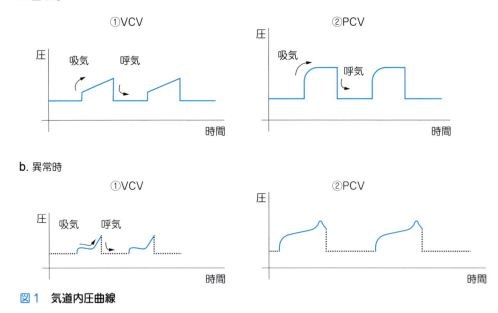

図1 気道内圧曲線

3．人工呼吸器との同調性

表示される波形（特に気道内圧）から，人工呼吸器の動作と患者との呼吸の同調性がよいかどうかの把握や同調性不良時の原因を把握することができます．これは，強制換気から自発呼吸の出現，また人工呼吸器からの離脱過程での重要な情報になります．また，患者の状態によっては鎮静薬や鎮痛薬の投与を検討する指標にもなります．

B 3種類の曲線（気道内圧，流量，換気量）と評価方法

1．気道内圧曲線

横軸に経過時間，縦軸に気道内圧を示した曲線です．呼気終末陽圧（PEEP）や持続気道陽圧（CPAP）を付加しない換気設定では，吸気の開始時の気道内圧は 0 cmH₂O の位置から始まり，人工呼吸器からガスの送気が終了するまで気道内圧は上昇します．その後，人工呼吸器で設定したタイミングで呼気に移行し，気道内圧は 0 cmH₂O の位置まで戻ります．PEEP や CPAP を負荷した場合は，設定した圧レベルから上昇し，設定した圧レベルまで戻ります．また，患者の吸気努力がある場合は，それぞれベースになる圧レベルより下がることになります（図1a）．気道内圧波形の異常は，量規定換気（VCV）や圧規定換気（PCV）での換気モードによって気道内圧波形が異なります．VCV で患者の吸気努力があるときに，患者の吸気努力（流量）の速さに人工呼吸器で設定した流量が見合わない場合は，気道内圧波形の上昇が一時的に低下するような状況が発生します．その際には，患者が要求する吸気流量または換気量に設定変更する必要があります．PCV で患者の吸気努力があるときに，人工呼吸器の吸気時間の設定が患者の吸気時間より長すぎる場合は，患者の呼気を開始するタイミングと人工呼吸器の送気が重なる場合があります．この場合は，吸気時間を患者の吸気時間に見合った時間に変更する必要があります（図1b）．気道内圧および波形の評価については，Q70〜Q73 も参照してください．また，気道内圧のア

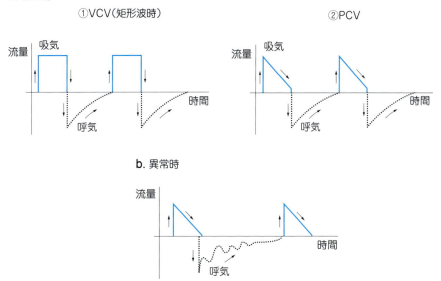

図2 流量曲線（呼気波形）

ラーム設定の目安はQ53を参照してください．

2．流量曲線

　横軸に経過時間，縦軸に流量を示した曲線で，横軸と縦軸の交点は流量「ゼロ」を示します．横軸を挟んで上部側を吸気流量，下部側を呼気流量としてあらわします．つまり，換気がない（人工呼吸器からガスの送気がない）場合の流量はゼロ（基線）で，吸気時は上部側（プラス側）に向かい，吸気が終了するときに基線に戻ります．その後，呼気になると基線より下部側に向かい，呼気が終了したときに再度基線に戻ります．この曲線は，VCVやPCVの陽圧換気での波形と，自然呼吸時の波形の3種類があります（図2a）．流量曲線の異常は，呼気時に細かく振動するような（ギザギザ）波形をみることがあります．これは気道内の喀痰や呼吸回路内に貯留した大量の水分が呼気に伴って振動して，呼気波形が変化したものです（図2b）．この場合は，まず呼吸回路内の水分の貯留を確認し，貯留を認めればウォータトラップから排除してください．水分の貯留がない場合は呼吸音を聴診して，副雑音が聴取されたときは喀痰の吸引が必要になります．いずれも処置後には波形が改善されたかを確認しましょう．また，呼気終末に流量波形が基線まで戻っていないにもかかわらず吸気に移行するような波形のときは，肺内の呼気ガスが吐き切れていない状態で，閉塞性肺疾患の際や頻呼吸で十分な呼気時間をとっていないときに起こり，auto-PEEPの発生が考えられます．

3．換気量曲線

　横軸に経過時間，縦軸に換気量を示した曲線です．吸気の開始時の換気量はゼロ（基線）の位置から始まり，吸気が終了（人工呼吸器からのガスの送気が終了）した時点で換気量は最高値に達します．その後呼気に移行し，換気量は基線へ向かって低下し，基線まで戻ります（図3a）．通常は，人工呼吸器で設定した換気量とほぼ同量の呼気量（実際の換気量）になります．換気量曲線の異常は，呼気時の終末が基線まで戻ってこないことがあります（図3b）．この原因は，呼吸回路のリークやauto-PEEPによる肺内へのエアトラップ

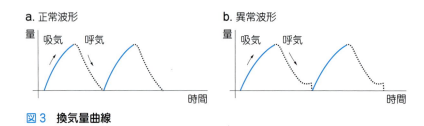

図3 換気量曲線

の状態が考えられます．呼吸回路のリークや気管チューブのカフ圧を確認してください．

- グラフィックモニタで換気状態を評価するために重要な情報が把握できます．
- 得られる情報は，換気の状態，肺の伸縮性や気道の状態，そして患者が楽な換気ができているか（人工呼吸器との同調性），呼吸回路のリークなどを把握する目安になります．

Q75 グラフィックモニタであらわされるループ波形の見方と評価法について教えてください

　Q74で説明した気道内圧，換気量，換気流量のそれぞれの情報を組み合わせてループとして表示したもので，2種類のループがあります．

A 圧-量曲線（pressure-volume curve：P-V curve）

　横軸に気道内圧，縦軸に換気量をとり，1呼吸サイクル中のそれぞれの変化関係をループとしてあらわしたものです．通常の陽圧換気（調節換気）下では，人工呼吸器からの肺内への送気に従って気道内圧が0 cmH_2O（またはPEEPレベル）から上昇します．そのときに反時計回りに吸気波形が示されます．また呼気時には，最高点から反時計回りに0 cmH_2O（またはPEEPレベル）まで戻る呼気波形としてあらわされます（図1a）．この圧-量曲線は，肺胸郭が縮まろうとする力（弾性収縮力）に打ち勝って肺胸郭を広げようとする力（弾性仕事量），肺内をガスが移動する際に気道抵抗に打ち勝つ力（粘性仕事量）の呼吸系の仕事に関連する因子（気道抵抗や肺胸郭コンプライアンス）を示していることになります．この両者の仕事量の和を呼吸仕事量といいます．Q70～Q72を参照してください．

1．圧-量曲線が示すもの

　粘性抵抗がないものと仮定すると，圧と量の変化は図1aに示すACを結ぶ直線を描くように動きます．この直線ACの傾きが肺胸郭コンプライアンスを示します．しかし，呼吸中には粘性抵抗（気道抵抗）の影響を受けるため，ガス（気流）の移動の際にはABCを結ぶ曲線を描いて吸気が終了します．呼気時にはCDAを描いて呼気が終了します．同じ換気量でも肺胸郭コンプライアンスが低下した場合（硬い肺の場合）にはACを結ぶ直線

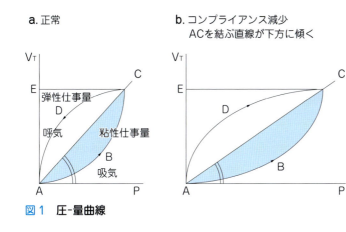

図1 圧-量曲線

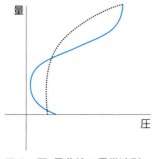
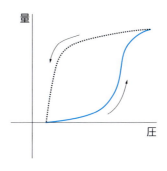

図2 圧-量曲線の異常波形

は下方に傾き，肺胸郭コンプライアンスが増加した場合はACを結ぶ直線は上方に傾きます（図1b）．また，粘性抵抗（気道抵抗）が増加すると，吸気時の曲線ABCが大きく下方に膨らみます（図1c）．人工呼吸器が行う呼吸仕事量は粘性仕事量を示すABCを結ぶ曲線の面積と弾性仕事量を示す曲線CDEの面積の和，つまりABCEの面積であらわされ，この面積が大きくなるほど呼吸仕事量が増加することになります．

2．異常な波形

患者の吸気努力時の吸気流速や換気量に見合っていない場合には，通常の吸気時の波形を維持することができなく，気道内圧が陰圧の方向に移動することがあります（図2a）．この場合には換気量や吸気流量を増加するなどの検討が必要です．また，そのままの状況で人工呼吸管理を行う場合には，鎮静薬の使用についても検討する必要があります．また，量規定換気（VCV）の際に換気量が過剰に送られた場合に吸気終末にピーキングという波形がみられることがあります（図2b）．これは，換気量を押し込んでも気道内圧が上昇するだけで，肺胞に悪影響となる過剰な圧力が加わることで肺胞の過膨張などが考えられます．このようなときは，換気量や吸気圧レベルを下げるなどの換気条件の設定を変更する必要があります．

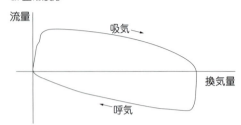
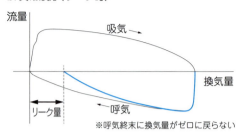

図3 流量-換気量曲線

B 流量-換気量曲線（flow-volume curve：F-V curve）

1．流量-換気量曲線が示すもの

　横軸に換気量，縦軸に流量を示した曲線です．横軸の換気量を挟んで，上部側に吸気流量，下部側に呼気流量を示した曲線です．縦軸と横軸の交点は流量「ゼロ」になります．調節呼吸下では，流量ゼロを吸気の開始地点として時計回りに波形が描かれ，吸気時の波形の面積と呼気時の波形の面積は同じ面積になります（図3a）．

2．異常な波形

　この曲線の異常は，気管チューブのカフ不足を含めた呼吸回路にリークがある場合，気道狭窄がある場合などにみられます（図3b）．まず，呼気の送気には勢いよく呼気ガスが吐けるものの，その後が吐きにくいという状況があります．この場合は気道狭窄や呼吸回路の折れなどがある場合があります．原因解除後には必ず波形が改善されているかを確認しましょう．

- 圧-量曲線では気道抵抗や肺胸郭コンプライアンスの状況，呼吸仕事量が把握できます．
- 流量-換気量曲線の吸気時と呼気時では同じ面積になります．異常な場合は呼吸回路のリークや気道狭窄が考えられます．

Q76 回路内コンプライアンスとは何ですか

　人工呼吸器から肺にガスが送られる際には，肺や胸郭だけではなく，呼吸回路や加温加湿器のチャンバに圧がかかります．そのため，軟らかい呼吸回路では圧によって回路が広げられ，大きなチャンバでは気体が圧縮されることになります．この呼吸回路内に残存する気体の量は，1 cmH₂O あたり 2〜3 mL といわれています．例えば，呼吸回路内圧が 20 cmH₂O であったとすると 40〜60 mL の気体が回路内に溜まることになります（損失量が

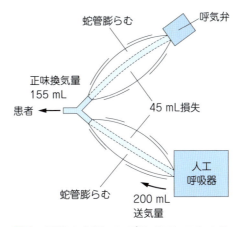

図1 回路の内部コンプライアンスによる換気量の損失
(桜井靖久（監），渡辺 敏（編）：ME早わかり Q&A 2. 人工呼吸器・麻酔器，南江堂，東京，p99, 1987 より引用)

発生）．このように加温加湿器のチャンバを含めた回路内圧に損失する量を「コンプレッション・ボリューム」といいます．

　この回路内損失量が存在すると図1のように人工呼吸器から1回換気量を200 mLで送ったとしても，呼吸回路内圧が15 cmH$_2$Oであったとすると45 mLが損失分になり，患者に届く正味の1回換気量は155 mL（200 mL－45 mL）に減ってしまいます．このことは，1回換気量が多い成人ではこの損失分はそれほど問題にはなりませんが，1回換気量が少ない小児では無視できないものになります．そのため小児の呼吸回路は細くて短く，また硬い呼吸回路になっています．また，集中治療室などで使用する人工呼吸器では，使用前点検のセルフチェック項目でコンプレッション・ボリュームの補正が行われるようになっています．その意味でも使用前点検は必ず行いましょう．

- 回路内圧によって呼吸回路内損失分（コンプレッション・ボリューム）が生じます．
- 使用前点検時のセルフテストで呼吸回路内損失分の補正ができます．

I. 人工呼吸器

6　トラブルと対処法

Q77　人工呼吸器のトラブルと対処法について教えてください

　人工呼吸器は医療技術，工学技術の進歩により年々進歩しています．このため，人工呼吸器の使用者は多くの知識や使用方法を覚える必要があり，一部のスペシャリストを除いてその習得には困難を極めています．このため，医療機器の中でもトラブル件数が多く死亡事故に発展するようなインシデントレベルの高いトラブルも発生しています．

　人工呼吸器に発生するトラブルは大きく分けて，装置に対するトラブルと使用方法に起因するトラブルがあります（図1）．人工呼吸器は，治療用空気と酸素を混合して吸気側回路から患者に送気し，呼気弁にてガスの呼気量や時間，圧力などを制御するという仕組みや大きな構造は変化していませんが，さまざまなモードに対応するために，内部は複雑化しています．このため，部材の不具合や破損で人工呼吸器がトラブルを起こすことがあります．センサ類の故障による酸素濃度表示不良，換気量の誤差などは頻出するトラブルです．

　操作においても，近年の人工呼吸器はコンピュータの進化に伴ってタッチパネルで操作したり多彩なグラフィックが表示されたりと，操作ミスを防ぐような工夫を各メーカが行っています．しかし，自動車の運転と異なり，人工呼吸器はメーカごとに操作方法や各種パラメータの呼び名などが異なっており，それが人工呼吸器のトラブルにつながっています．

A　駆動系のトラブル

1．電源のトラブル

　人工呼吸器のトラブルで多いのが電源に関するトラブルです．電源コンセントにつないだつもりがつなぎ忘れてバッテリ駆動で何時間も使用し，バッテリ切れで人工呼吸器の電源が落ちてしまうというトラブルです．最近の人工呼吸器は，バッテリ内蔵の機器が増えていて，停電や災害時にも人工呼吸器が停止しないような対策がされています．しかし，人工呼吸器を準備するとき電源コンセントをつないでおかず，いざ使用開始時に電源を入れ，アラームを解除しながら各種設定を行い，駆動が落ち着くとそのまま電源をつなぎ忘れその場を離れるというトラブルを経験します．その後も，バッテリ低下のたびに人工呼吸器がアラームを発しても，ファイティングの類であろうと使用者が判断してアラームを解除し続け，結果的に人工呼吸器が停止してしまうことがあります．この対策として，人工呼吸器の電源接続時とバッテリ駆動時の表示の違いを確認しておく必要があります．なお，人工呼吸器は瞬時特別非常電源にコンセントをつないでおくことが理想ですが，施設

6. トラブルと対処法　131

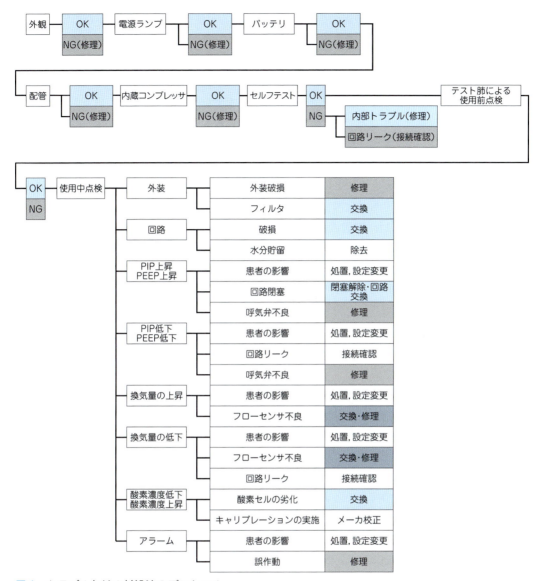

図1　トラブルとその対処法のプロトコル

によっては特別非常電源を代用することがあると思います．バッテリは時間とともに劣化しますので，停電時，電源の供給が停止する電源に接続して人工呼吸器を使用する場合には，定期的に交換する必要があります．

2．医療ガスのトラブル

人工呼吸器における医療ガスのトラブルは，ガス配管の接続忘れです．コンスタントフロータイプの人工呼吸器の中には，人工呼吸器が駆動していなくてもガス配管を接続しているとガスが流れ続け，医療ガスの無駄遣いになるため，一時的に患者から人工呼吸器をはずすときには医療ガスをはずす場合があります．その後，患者に装着時に医療ガスが供給されているか確認せず電源だけを投入してその場を離れてしまって，患者の換気ができなかったというトラブルが発生します．患者急変時の対応で医療ガス配管への接続を忘れ

て使用開始したなど，患者の生命に影響を与える可能性が高いトラブルなので注意しましょう．この対策は，患者装着後患者の胸の動きを確認する，呼吸音を確認するなど基本的な確認作業で防ぐことが可能です．

3．センサのトラブル

人工呼吸器にはさまざまなセンサがついています．酸素濃度センサ，気道内圧センサ，吸気呼気流速センサなどです．酸素濃度センサに最も多いのはセンサの劣化です．酸素濃度センサは，酸素濃度と使用時間に比例して劣化していきます．このため，通常よりも早く劣化することもあります．人工呼吸器の多くは，酸素濃度の制御を吸気側の酸素と治療用空気の混合比をかえることによってコントロールします．このため，人工呼吸器に表示された酸素濃度よりも設定酸素濃度のほうが正確な場合が多いです．しかし，酸素濃度表示が異常な場合には，酸素濃度センサのキャリブレーションやセンサの交換を実施しましょう．吸気呼気流量センサは，さまざまな方式のものが人工呼吸器に搭載されています．それらにはそれぞれ特徴がありますが，そのほとんどのセンサが水を嫌います．患者の分泌物や加温加湿器からの水分の貯留により，流量センサは誤作動を起こします．この対策として人工鼻や各種のフィルタを使用したり，早めに水分を除去する必要があります．

B 操作ミスによるトラブル

1．モード表記の違い

多種多様化した人工呼吸器の設定が，操作者の混乱を招く原因の1つとなっています．例えば，BiPAP と Bi-LEVEL や VTPC，VC＋，PC＋VG，AVAPS，PRVC などです．本来，機種が統一されていれば起こりにくいのですが，ハイスペック機器と廉価版機器，マスク換気用と気管挿管用など，用途に応じて数種類の人工呼吸器を使い分けるというのが一般的となっています．このため，使用する人工呼吸器の機種ごとの表記の違い，呼び名の違いなどをまとめておくとよいでしょう．

2．above PEEP かどうか

人工呼吸器の設定の中で，特に圧制御で使用される場合に，圧力設定を最高気道内圧で設定する場合と，PEEP＋設定圧（above PEEP）で設定する場合があります．思わぬ高圧で換気を行う可能性があるので，取扱説明書などで確認するとともに，設定後は気道内圧計を確認して設定どおり作動しているか確認を行うとよいでしょう．

3．決定ボタンの忘れ

最近のパーソナルコンピュータなどにおいても，「○○してよろしいですか？」と最終確認を促すメッセージが表示されることがあります．人工呼吸器でも，設定後決定操作を行う必要がある機器が増えてきました．トリムボタンを押すや画面上の「開始」メッセージをタッチするなどです．このような機種の場合，画面上の数値を変更しただけではその設定で換気がスタートせず，設定忘れトラブルが発生します．このようなトラブルを防止するためにも，操作後必ず設定どおり人工呼吸器が作動しているか，画面や数値を確認するようにしましょう．

4．閉鎖式気管吸引時のトラブル

感染対策や酸素供給維持の目的で閉鎖式気管吸引カテーテルを使用していますが，吸引途中での操作中断や，吸引状態での放置などによりトラブルが発生しています．簡便な方

法であるため，多用されてきていますが，それに伴って患者の換気が停止してしまうトラブルが増加しています．通常，閉鎖式気管吸引カテーテルは ON/OFF のスイッチがあり，ON の状態では吸引回路内に人工呼吸器回路内のガスが吸引され続けてしまいます．吸引終了後は，速やかに吸引を OFF するようにしましょう．また，吸引後は人工呼吸器の作動を確認しましょう．

5．回路の接続間違い

人工呼吸器回路は吸気側と呼気側の2本が人工呼吸器に接続されます．人工鼻仕様の人工呼吸器回路において，吸気，呼気が同じ形状で，どちらを接続してもよい場合もあります．しかし，加温加湿器を使用する場合など，多くの人工呼吸器で吸気，呼気を接続する口が指定されています．これを，逆に接続すると加温加湿器で加湿されたガスが患者に送られることなく乾燥したガスが送られるようになります．さらに，加湿されたガスがそのまま人工呼吸器内部に送られるため，換気量の表示が狂ったり，フィルタが目詰まりを起こす場合があります．人工呼吸回路の中には，吸気側と呼気側の色分けがされていたりするものもあります．人工呼吸回路は，成人用は通常 22 mm と規格が決まっており，吸気側呼気側どちらでも接続することが可能です．このため，人工呼吸回路では，吸気呼気のみならず，ネブライザやウォータトラップなどどこでも接続可能な構造となっています．回路図をみながら確認するなどして接続間違いを防止するとともに，接続できるからといって適当に組立ないように注意しましょう．

6．ウォータトラップの接続不良

人工呼吸器の回路には水分が貯留することがあります．これを回路外に除去するためにウォータトラップが組み込まれている場合があります．しかし，ウォータトラップの接続不良によるトラブルが多発しています．ウォータトラップのカップが正しく接続されていないと回路リークを起こし，換気が不十分になる可能性があります．カップは正しく接続するようにして，水分除去前の最高気道内圧と PEEP 圧，水分除去後の最高気道内圧と PEEP 圧を必ず確認し，下がっている場合にはカップの装着を確認しましょう．なお，最近では，自動的に回路外に水分を排出する機能をもった人工呼吸回路も開発されているので，トラブル対策として使用してもよいでしょう．

7．ネブライザ液のフローセンサへの付着

人工呼吸器では，ネブライザの使用はかなり減ってきていますが，小児，新生児などでは人工呼吸回路内でネブライザを使用する場合があります．しかし，人工呼吸器の中には Y ピースより先にフローセンサを装着するものがあります．これらの機器では，ネブライザ液がフローセンサに付着して誤作動を起こす場合があります．このため，ネブライザ使用時には，フローセンサを一時的にはずすか，定期的に交換する必要があります．さらに，ネブライザに使用する薬液の中には，酸素や超音波によって変色や変質する場合があります．使用する薬剤を確認してから，ネブライザに使用する必要があるので注意しましょう．

8．呼吸回路内への水分の過剰な貯留によるトラブル

加温加湿器の設定が高い場合や空調が人工呼吸回路に直接あたる場合などは，回路内に結露を起こしそれが回路内に貯留する場合があります．この水をそのまま放置すると，各種のトラブルになります．呼気側に大量の水分が貯留すると，呼気抵抗となり auto-PEEP がかかったり，水分の移動でオートトリガになったりする場合があります．吸気側に水分

が駐留した場合には，肺内に水が流れ込む可能性があり大変危険です．水分が大量に貯留する前に，ウォータトラップで回路外に排出するようにしてください．なお，ウォータトラップは患者より低い位置に配置し，溜まった水分がウォータトラップに流れ込むように配慮するとよいでしょう．

C トラブルが起こったら

　人工呼吸器は生命維持管理装置であるため，トラブルの発生は患者の生命に危害を及ぼす可能性が高くなります．しかし，人工呼吸器も機械です．故障もあればトラブルもあります．このため，人工呼吸器使用中は必ずバッグバルブマスクを患者のベッドサイドにおいておき，人工呼吸器にトラブルが疑われた場合には対応が遅れて低換気にならないように，まず用手式人工呼吸に切り替えてから，原因究明するようにしましょう．

> **POINT**
> - 人工呼吸器のトラブルは患者の生命に影響を与える可能性が高いです．
> - 人工呼吸器のトラブル発生時はまず用手式人工呼吸器に切り替えます．

Q78 気道内圧異常・換気量異常・加湿異常について教えてください

　トラブル発生時にはその原因を追究し対応を行う必要がありますが，まず第一に，患者の状態を優先し，SpO_2の低下など患者の状態がわるいもしくは早急に対策がとれない場合にはすぐに用手換気に切り換え，患者の安全を確保することが大切です．

A 気道内圧異常

　気道内圧異常が発生する原因としては，肺コンプライアンスの変化や自発呼吸の有無，気道の状態といった患者要因のものと，呼吸回路や機器が要因のものに分けられます（図1）．

1．気道内圧上限
（1）痰の貯留
　気管チューブや気管切開カニューラに分泌物がみられる場合は，ただちに吸引します．
　また，気道内に分泌物の貯留を疑われる場合は，胸部の聴診，触診により分泌物の有無を確認後，吸引を行います．
（2）ファイティング・バッキング
　患者と人工呼吸器との非同調（ファイティング）が起きていたり，病態の悪化が考えられるときは，モードやトリガ，換気量などの設定の変更などが必要となります．鎮静が不十分なときや喘息発作のときなどは，薬物の投与や投与量の変更が必要となります．

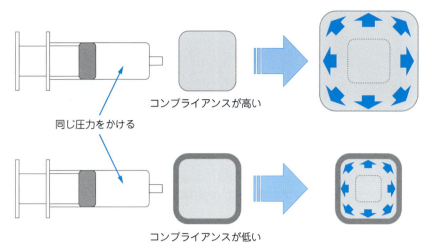

図1 圧規定換気におけるコンプライアンスの違いと容量の違い

　また，気道内の分泌物や気管チューブなどによる刺激などで咳き込む状態（バッキング）でも回路内圧が上昇する場合があります．必要に応じ気管吸引などの処置をし，加湿が不十分である可能性も考えられるので，加温加湿器の設定など，適正な状態にする必要があります．

(3) 気管チューブの狭窄および閉塞

　吸引の際にカテーテルが入らないときは，気管チューブの内腔で痰が固まっていることによって閉塞や狭窄を起こしている可能性があります．その場合は気管チューブの交換が必要となります．加湿が不十分ですと痰が固まりやすくなるので，痰の性状を確認し，水分コントロールやネブライザの使用，加温加湿器の設定変更を行います．

(4) 呼吸回路の閉塞・折れ

　呼吸回路の状態を確認します．吸気側，呼気側それぞれにねじれがないか，折れ曲がりがないかを目視による確認をします．また，気管チューブに折れ曲がりがないことの確認が必要です．なお体位変換を行うときは，気管チューブと呼吸回路に十分注意します．

(5) ネブライザの使用

　ネブライザ液を使用することにより呼気側フィルタが目詰まりを起こし，患者が呼吸困難を起こした事例が報告されています．また，ネブライザ液が換気量測定に使用している熱線に付着し測定誤差を発生する可能性もあるため注意が必要です．

2．気道内圧下限

(1) 回路はずれ

　まず吸気回路をひととおり確認します．すぐに回路のはずれを発見できたら，速やかに再接続して呼吸状態を観察します．

　機器の接続不良として，呼吸回路構成にウォータトラップを使用している場合にはリークに注意が必要です（図2）．気管チューブや気管切開カニューラが抜けたり，抜けかかっている場合は，医師による再挿管が必要になります．

(2) 気管チューブやカフが破損している場合

　患者を観察して口腔や気管切開部周辺からリーク音があったり，声が出ている場合は，

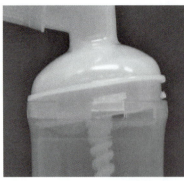
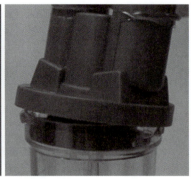

図2 ウォータトラップの接続不良（PMDA）

気管チューブやカフの破損・カフ圧の低下が考えられます．気管チューブやカフに破損がある場合には交換が必要となります．

カフ内の空気は自然に抜けてしまうため，カフ圧計で測定し圧を調整します．自動でカフ圧を一定に保つ装置もあるため状況にあわせ使用します．

(3) 患者の吸気努力の増大

患者の吸気努力が増えた場合，十分な送気が行われない場合に回路内圧が上がらずアラームが発生することがあります．患者を観察したうえで，換気モード，1回換気量，吸気流量，吸気時間の設定を調整します．

B 換気量異常

1．換気量下限

換気量低下が起こる患者要因としては，無呼吸や呼吸回数の減少，1回換気量の低下があげられます．また，機械的要因として呼吸回路のはずれやリーク，折れ曲がりなどによる閉塞により，1回換気量が低下します．

この他，人工呼吸器の換気量測定方式には差圧式や熱線式があり，水分などの付着物により正しい測定ができていない可能性もあるため，注意が必要です．

(1) 呼吸回路・カフのリーク

どの部分からリークが発生しているかを確認します．気管チューブや気管切開カニューラのカフ漏れ，呼吸回路と気管チューブなどとの接続部，ウォータトラップなどのゆるみなどは発生頻度が高いので注意します．カフ漏れの場合はカフ圧計を用いて適切なカフ管理を行います．

(2) 痰の貯留による気道閉塞

聴診や触診などにより，患者の状態確認を行い，痰の貯留によるものと考えられる場合は気管吸引を行います．

(3) 患者の呼吸異常

容態の悪化，吸気努力の減少，用手換気などで過換気になり$Paco_2$が低下して呼吸が抑制された，鎮静薬の投与によって呼吸が抑制されたといったことが考えられます．この場合には設定変更を検討します．

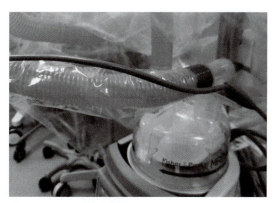
図3　スリーブ付き回路

2．換気量上限

　換気量の上昇が起きる患者要因として，病状の悪化，疼痛，発熱，鎮静不足，気管チューブの違和感，不安などが考えられ，結果的に呼吸が速くなり換気量の増大となります．また，自発呼吸が改善し，患者の呼吸数や換気量が増加し，人工呼吸器の設定が患者の状態にあわなくなった場合に発生する可能性があります．

　機械的要因として呼吸回路内に結露が多量にある場合，水の揺れを感知して吸気を開始することがあります．

　この他，圧規定換気の設定で呼吸回路にリークがある場合，設定吸気圧を維持するためにより多くのガスが流れてアラームが発生する場合があります．

C　加温加湿異常

1．接続不良

　ホースヒータが正しく挿入されていない，ホースヒータの不良，エレクトリカルアダプタの不良などにより回路内の温度が下がる場合があります．温度プローブが本体に正しく差し込まれていない，はずれている場合にも温度コントロールができなくなります．

2．蒸留水の不足

　加湿チャンバ内の滅菌蒸留水がなくなると，過剰に加温することを防止するために温めることをやめて発生します．このときガスの供給量が少ないと，アラームが作動するまでに15分以上かかることもあるので注意が必要です．

3．過剰な結露の発生

　吸気回路がエアコンや扇風機などで影響を受けると回路が冷やされ結露が多く発生する場合があります．このため，呼吸回路にスリーブをつけ断熱効果により外気の影響を受けにくくした製品もあります（図3）．また，結露した水分は患者の流れ込みを防ぐ必要があるため，呼気側回路にウォータトラップを組み込んだ回路や呼気側回路に熱線を通したもの，呼気側回路の素材に水蒸気を逃がす素材が使用されている回路もあります．

　加温加湿に使用される加温加湿器と人工鼻の併用により，人工鼻に過剰な水分が溜まり回路内圧が上昇する場合があるため併用は禁忌となっています．

138　Ⅰ．人工呼吸器

- トラブル発生時にはまず患者の安全を確保します．
- 患者要因か機械要因かの切り分けを行うにはテスト肺を使用して機器の状態を確認します．

Q79 バッグバルブマスクとジャクソンリース回路の構造と特徴を教えてください

バッグバルブマスクとジャクソンリース回路は，手動換気を行うときに用いる医療器具です．

A　バッグバルブマスク

バッグバルブマスクは自動膨張式バッグを用いるため，酸素の供給がなくてもバッグの中央を加圧することでバッグ内のガスを患者に送気することができ，加圧を中止するとバッグの自動膨張により外気を取り込む構造になっています（図1）．

一度バッグ内に取り込まれたガスを加圧したとき，バッグからガスが漏れ出ないように一方向弁が組み込まれています．また，加圧を中止すると再びバッグに外気が取り込まれ，呼出したガスがバッグ内に流入しないように（再呼吸防止）一方向弁が組み込まれています．

酸素投与が必要になった場合には外気が取り込まれる側に，酸素ポートに酸素供給源からの投与チューブを接続することでリザーバに流入した酸素ガスがバッグに取り込まれ，送気が可能となります．

B　ジャクソンリース回路

ジャクソンリース回路は，非自動膨張式バッグを用いるためバッグバルブマスクと異なりバッグ自体が自動膨張することができないため，連続的にガスをバッグに流入させ，

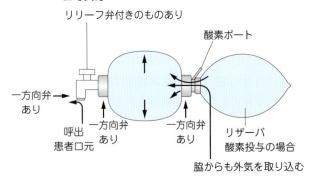
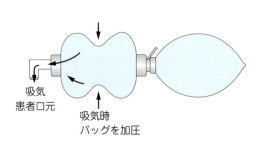

図1　バッグバルブマスク

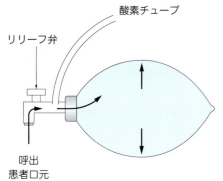
a. 呼気時

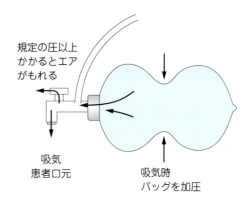
b. 吸気時

図2　ジャクソンリース回路

バッグが膨張し，加圧することで送気することができる構造となっています（図2）．

患者接続口にリリーフバルブと簡易的な圧メータが組み込まれており，送気時の圧上限を決めるとともに加圧時の圧力を確認することができます．

- バッグバルブマスクは自動膨張式バッグにて外気の空気が取り込まれる構造となっており，各接続部分には一方向弁があります．また，ジャクソンリース回路とは異なり，駆動源のない場所でも使用することができます．
- ジャクソンリース回路はガス供給がないとバッグが膨張しないため，駆動源のない場所では使用することができません．

Q80 手動換気時の注意点について教えてください

 A　バッグバルブマスク

バッグバルブマスクは一方向弁が組み込まれている構造であり，リユースタイプのバッグバルブマスクの場合において組み立て時，一方向弁がない状態で使用すると加圧することでバッグへ流入したガスが大気へ漏れ，患者へ送気することができません．そのため，バッグバルブマスクを使用する前には必ず患者接続部分に手をあて，バッグを加圧し流入したガスが大気へ漏れ出ないことを確認してから使用します（図1）．

また，酸素を投与する場合，リザーバの接続をせずに使用すると空気のみバッグ内に流入し送気してしまうため，酸素濃度が上昇しない危険性があることからリザーバの接続確認を行ってから使用します．

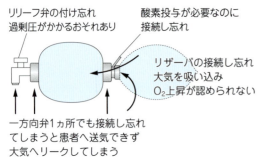

図1 バッグバルブマスク（手動換気時）

図2 ジャクソンリース回路（手動換気時）

B ジャクソンリース回路

　ジャクソンリース回路はガス供給源がないとバッグが膨張しないため，酸素ボンベや医療ガス配管がない場所，ガス供給停止時では使用することができません（図2）．

　ガス（酸素）流量は分時換気量の2～3倍必要であるため，成人では，10～15 L/分以上流す必要があります．酸素ボンベを使用する場合にはボンベ残圧の確認を行いながらボンベが空にならないよう注意します．また，分時換気量に比べてガス流量が少ない場合，呼出したガスがバッグ内に流入し CO_2 の再呼吸が生じます．そのため，適正な流量が流れているか確認をしてから使用します．

- バッグバルブマスクでは，酸素投与が必要になった場合においてリザーバの接続を行わないと酸素濃度が上昇しません．また，各接続部分の一方向弁が接続されていないと加圧を行った際に大気へ逃げてしまうため，使用前にはリークチェックを行います．
- ジャクソンリース回路では，流入酸素を分時換気量の2～3倍流入させないと CO_2 の再呼吸が起こります．

Q81 呼吸療法サポートチーム（RST）について教えてください

A 呼吸療法サポートチームの目的

　呼吸療法サポートチーム（respiratory support team：RST）は，集中治療領域や一般病棟において，気道や呼吸に関する吸入療法，酸素療法，呼吸理学療法，人工呼吸などの呼吸療法を安全に行うことを目的としています．各施設におけるRSTの位置づけはさまざまですが，委員会組織または委員会下部組織に属する，院長直属，有志組織などとなってい

6. トラブルと対処法　**141**

表 1　呼吸ケアチーム加算の施設基準

1）当該保険医療機関内に，以下の 4 名から構成される人工呼吸器離脱のための呼吸ケアにかかわる
　　チームが設置されていること
　ア　人工呼吸管理などについて十分な経験のある専任の医師
　イ　人工呼吸管理や呼吸ケアの経験を有する専任の看護師
　ウ　人工呼吸器などの保守点検の経験を 3 年以上有する専任の臨床工学技士
　エ　呼吸器リハビリテーションなどの経験を 5 年以上有する専任の理学療法士
2）1）のイに掲げる看護師は，5 年以上呼吸ケアを必要とする患者の介護に従事し，呼吸ケアにかか
　　わる適切な研修を修了した者であること

（社会保険研究所：医料点数表の解釈 平成 28 年 4 月版．社会保険研究所，東京，p180，181，2016 を参考
に著者作成）

ます．

B　チーム構成

　RST は各施設によって異なりますが，呼吸ケアチーム加算の施設基準の条件である医師，看護師，理学療法士，臨床工学技士などにより構成されることが一般的です．医師の診療科は，麻酔科，呼吸器内科，集中治療科，救急科，総合診療科，小児科/新生児集中治療室（NICU）などです．また，参加が望ましいとされている歯科医師または歯科衛生士をはじめ，薬剤師，栄養士，事務職員など，現代の広範囲な呼吸療法は多くの職種がかかわるチーム医療が必要です．チームの構成は各施設における呼吸療法の内容により，構成メンバーを選択していくことが重要となります（表 1）．

C　RST 業務および活動

　RST の主な業務および活動は，集中治療領域から慢性期の呼吸療法，さらに在宅領域での呼吸療法において，病棟ラウンド，他の医療者への教育や研修，呼吸療法にかかわるマニュアルの整備，トラブルやインシデントなどの原因究明と対応や対策などが主な業務となっています．

D　病棟ラウンド

　日々の病棟ラウンドにて人工呼吸器使用など呼吸療法を行っている患者や，これから呼吸療法を始める患者について，胸部 X 線や血液ガスデータなどの評価，人工呼吸器の設定，人工呼吸管理中の鎮静の評価などを行います．また，人工呼吸器などの使用状況，病室やベッド回りなど，環境などを含めて安全に使用されているかの確認を行います．

E　教育や勉強会の開催

　RST が行う教育は，酸素療法，吸引・挿管管理，X 線像の見方，人工呼吸器の操作やモードなど，呼吸療法にかかわる多くの項目があります．施設や病棟によって呼吸療法を行う患者の多さや期間などが違ったり，特に人工呼吸器などはさまざまな機種があり，機種によって操作や特殊なモードがあったりもします．しかし，そのような状況でも安全な呼吸療法を行っていく必要があるため，医師や看護師など，勉強会や講習会などに参加し，知識や手技の向上や維持をしていかなければなりません．そのために RST はその施設や病棟

表2 RSTが行う主な講習会内容

講習会内容
・呼吸不全入門
・人工呼吸入門
・呼吸器の解剖と生理
・人工呼吸管理における胸部X線像の見方
・動脈血ガスの酸素化・換気・酸塩基平衡の評価
・人工呼吸器からの離脱・SBT
・人工呼吸管理中の鎮静と評価方法
・非心原性肺水腫と心原性肺水腫
・肺気腫と喘息
・胸腔ドレーンの原理
・人工呼吸器使用中の体位変換（実技）
・気道トラブルのシミュレーション（実技）
・吸引・挿管チューブ固定
・人工呼吸器の操作とモードの理解（実技）

SBT：spontaneous breathing trial（自発呼吸トライアル）．

表3 新人を対象とした講習会内容

新人研修内容
・呼吸とは，解剖のおさらい
・酸素療法の目的，加湿の必要性，酸素ボンベの取り扱い
・人工呼吸器装着の適応と使用目的，人工呼吸器の仕組み，アラーム対応
・気管内挿管の適応と目的，気管内挿管の必需品と手順

のニーズにあわせた勉強会を開催する必要があります．また，人工呼吸器などは機種別の勉強会開催，気道トラブルのシミュレーションや挿管チューブの固定など，実際の実技をする勉強会などを開催します．勉強会参加者の経験やスキルによって，勉強会のレベルを分けたり，新人を対象にした勉強会の開催なども行っています（表2, 3）．

F トラブル・インシデント対応とマニュアル整備

RSTの会議やミーティングを定期的に開催し，呼吸療法にかかわるトラブルやインシデントなどの事象について原因究明を行い，その対応と対策を行います．RST，また呼吸療法にかかわるマニュアルの作成や見直しなどの整備を行っていきます．マニュアル整備は病院や施設全体で統一したものや，小児科や集中治療など特殊な病棟で使用されるものがあるため，病棟スタッフとRSTで協力して行う必要があります．また，トラブルやインシデントなどの情報共有のため，RSTからそれぞれの病棟や各部門のRSTメンバーへ，RSTメンバーからそれぞれの病棟や各部門のスタッフへの情報伝達がスムースに行える体制作りが重要です．

- 呼吸療法サポートチーム（RST）は，医師，看護師，理学療法士，臨床工学技士などにより構成されます．
- 集中治療領域から慢性期，また在宅領域での呼吸療法において，病棟ラウンド，呼吸療法に関する教育や研修，呼吸療法に関するトラブルやインシデントの対応を行います．

7　人工呼吸中の患者管理

Q82　人工呼吸管理中の感染防止策について教えてください

A　一般の感染予防策と感染経路別防止策

1．標準予防策（スタンダード・プリコーション）

　標準予防策とは，「すべての人は伝播する病原体を保有していると考え，患者および周囲の環境に接触する前後には手指衛生を行い，血液・体液・粘膜などに曝露するおそれのあるときは個人防護具を用いること」をいいます．以下の湿性の生体物質をすべて感染性があるものとして扱います．それらは血液，汗以外の体液（唾液，鼻汁，喀痰，尿，便，腹水，胸水，涙，母乳など），傷のある皮膚，粘膜です．標準予防策は，感染症の有無にかかわらず，すべての患者に適用されます．患者の湿性物質との接触が予想されるときには予防具を用い，処置の前後には手洗い・手指消毒を行います．

　標準予防策において，臨床工学技士をはじめ，患者や病棟を横断的にかかわる職種の者が適切に感染防止策を実施することは極めて重要です．標準予防策に関して，人工呼吸患者に特別なことはありません．院内感染を防止するうえで，どの職種であれ実施しなければなりません．ただし，人工呼吸器装着患者に特別なことは，人工呼吸回路が開放になったときに飛沫物で自身が感染する可能性がある点です．これは飛沫対策が標準予防策として求められるという意味です．飛沫物に曝露する可能性のある場合には，通常の標準予防策に加え，エプロン，ゴーグルなどが必要となります．

2．接触感染防止策

　感染経路別防止策の中でも接触感染防止策を求められる場合が，最も頻度が高いでしょう．個室内，あるいは設定されたゾーン内の表面のすべて（無機物表面，繊維の中を含めてすべて）に接触感染の原因となる微生物（黄色ブドウ球菌，緑膿菌など）が存在するという前提でふるまうことが重要です．個室内の，あるいはゾーン内のいかなるものでも触れる可能性がある場合は，エプロンなどの個人防護具（personal protective equipment：PPE）を適切に装着し，個室またはゾーンから出るときは，PPEをその中で脱ぎ，その中の感染ゴミ箱に廃棄します．ただ，触れるといってもさまざまな場合があるため，施設の感染管理チーム（infection control team：ICT）の指示に従うことになるでしょう．

3．空気感染防止策

　人工呼吸患者に特徴的な感染症として結核があり，空気感染防止策が求められます．この場合，患者は個室に移動することになります．部屋は陰圧が維持されて，その圧力差は常に維持されなければなりません．部屋に出入りするときに注意が必要です．さらに入室

表1　人工呼吸関連肺炎予防バンドル（VAPバンドル）

・手指衛生を確実に実施する
・人工呼吸器回路は頻回には交換しない
・適切な鎮静，鎮痛を図り，特に過鎮静は避ける
・人工呼吸器からの離脱が可能か否か，毎日評価する
・人工呼吸中の患者を仰臥位で管理しない

（日本集中治療医学会ICU機能評価委員会より）

時にはN95マスク（N95微粒子用マスク，0.1〜0.3 μmの微粒子を95％以上除去できるマスク）の正しい装着が必要です．これらの正しい装着方法の指導を，感染管理室から受けることも重要です．

B 人工呼吸器関連肺炎（ventilator associated pneumonia：VAP）

　この項目はQ86も参考にしてください．VAPは院内感染症の1つですから，医療従事者がしっかりと標準予防策を行うことや，判明した感染症に従い感染経路別防止策を講じることが重要です．表1にVAPバンドルを示しました．このバンドルで最初にあげられている項目が「手指衛生を確実に実施する」です．VAPに関してはさまざまな対策が考案されてきました．カフ上に貯留した上気道分泌物の定期的吸引，あるいはカフ上ポートからの洗浄などの科学的有用性は証明されていません．閉鎖式吸引システムもVAPを防止してくれることはありませんでした．ただし，飛沫物から医療従事者を防護してくれるという役割はありました．

- 標準予防策とは，「すべての人は伝播する病原体を保有していると考え，患者および周囲の環境に接触する前後には手指衛生を行い，血液・汗以外の体液（唾液，鼻汁，喀痰，尿，便，腹水，胸水，涙，母乳など）・傷のある皮膚・粘膜などに曝露するおそれのあるときは，感染症の有無にかかわらず，個人防護具を用いること」をいいます．
- 接触感染防止策とは，個室内，あるいは設定されたゾーン内の表面のすべてに接触感染の原因となる微生物が存在するという前提でふるまうことが重要です．
- 接触感染防止策では，個室内の，あるいはゾーン内のいかなるものでも触れる可能性がある場合は，エプロンなどの個人防護具（PPE）を事前に装着し，退去するときにはそれらを脱いで廃棄することが重要です．

83 人工呼吸中の肺損傷発生要因を教えてください

　人工呼吸には多くのメリットもありますが，危険もたくさん潜んでいます．その代表的

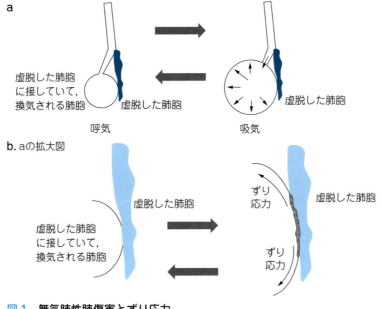

図1 無気肺性肺傷害とずり応力

なものが,「人工呼吸をしているから起こる肺傷害」すなわち,人工呼吸器関連肺傷害 (VILI) と呼ばれるものです (図1, 2). 人工呼吸中の肺傷害が一番問題になるのは, 急性呼吸促迫症候群 (ARDS) においてです. ARDS の肺傷害の広がりや分布は均一ではなく, 不均一だといわれています. このことは肺組織のコンプライアンスも, その局所で不均一であることを意味しています. 一般的に人工呼吸器の設定は, それぞれの病変(コンプライアンス)によって異なる効果を及ぼすと理解されています. ある一定の人工呼吸器設定においては, 炎症が強くコンプライアンスのわるい病変領域では, 肺は虚脱するかもしれません. コンプライアンスのわるい病変領域の肺胞を開くことを目標にして高い気道内圧や大きな換気量を設定すると, 逆にコンプライアンスのよい健常肺 (正常肺は体重の割に非常に小さくなるので baby lung と呼ばれることがあります) に対しては, その設定は過剰な設定となり, むしろ肺傷害を引き起こすと考えられています. この高い気道内圧や大きな1回換気量により臓側胸膜が破綻し気胸を発症することを, ①圧外傷 (barotrauma), ②量外傷 (volutrauma) と呼びます. また, 虚脱肺が1回は開いたとしても (リクルートメント), その後この肺胞が開く, 虚脱 (デリクルートメント) を繰り返すことによっても, また安定した肺胞と不安定な肺胞の接している部分において, 肺胞同士 (生体膜同士) がこすれる (ずり応力) ことによっても, 肺組織が脆弱となり, 局所の炎症を主体とした肺傷害が生じます (図1).

このような肺傷害を, ③無気肺性肺傷害 (atelectrauma) と呼びます. 図1は虚脱した肺胞に接していて換気される肺胞が伸び縮みするときに, 隣接する虚脱肺胞との間でずり応力が発生し, 正常肺胞が損傷される機序を示しています (図1b).

さらに, このような肺組織局所の炎症が炎症性メディエータ (サイトカイン, ケモカイン) を産生させ, 局所肺において浮腫形成, 好中球の遊走などを助長し, 肺傷害を悪化させることが知られています. これを, ④炎症性肺傷害 (biotrauma) と呼びます. これら4

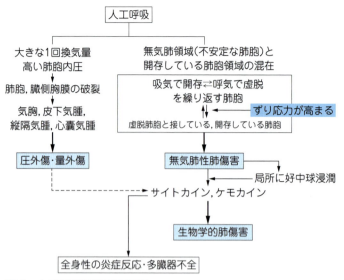
図2 人工呼吸器関連肺傷害

つを総じて人工呼吸器関連肺傷害［ventilator induced lung injury（VILI）もしくは ventilator associated lung injury（VALI）］と呼びます．特に，ARDSでは低酸素血症，高二酸化炭素血症となりやすいですが，これら血液ガスの異常を正常化させようとすると，このような人工呼吸の傾向となりやすいとされています．ARDSの人工呼吸管理では，いかにしてこれらを回避するかが問題となっています．なお，肺組織局所で産生された炎症性メディエータ（サイトカイン，ケモカイン）が全身循環に入り，多臓器不全の原因になるともいわれています．

- 人工呼吸器関連肺傷害は，ARDSと深く関連します．
- 肺内にコンプライアンスの異なる病変が存在するにもかかわらず，ベストの血液ガス所見を得ようとして過剰な人工呼吸器設定をすることによって発症します．
- 人工呼吸器関連肺傷害とは，圧外傷，量外傷，無気肺性肺傷害，炎症性肺傷害の4つです．

Q84 肺保護戦略による人工呼吸管理とはどのようなことですか

図1は静肺コンプライアンス曲線と呼ばれるもので，筋弛緩薬を投与して自発呼吸が消失した状態で測定されます．シリンジなどを用いて少しずつ用量を肺に入れていき，その時の気道内圧をプロットしたものです．この曲線の傾きは肺のコンプライアンスをあらわ

7. 人工呼吸中の患者管理　147

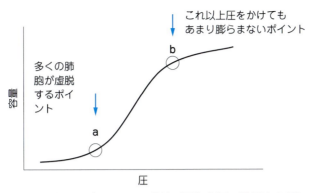

図1　静肺コンプライアンス曲線（圧と容量の関係はS状）
a：lower inflection point，下方変曲点．
b：upper inflection point，上方変曲点．

しています．正常の肺では図1のような特徴的なS状曲線になります．この曲線は多くの肺胞の集合体である肺全体の平均値としてのプロットであり，各肺胞あるいは各小葉には，それぞれのコンプライアンスが存在しています．a点を下方変曲点（lower inflection point：LIP）といい，b点を上方変曲点（upper inflection point：UIP）と呼びます．気道内圧を上げていく場合を想定すると，a点とは虚脱していた多くの肺胞が開き始める点であると理解されています．一方，b点とはすでにほとんどの肺胞が開いており，それ以上圧力をかけても，肺が広がらないポイントのはじまりを意味していると考えられています．そしてa点とb点の間は，圧力をかければそれに応じて肺が広がっていく範囲を意味しています．

Q83でも述べたとおり，人工呼吸器関連肺傷害（VALI）の原因として，圧外傷，量外傷，無気肺性肺傷害，炎症性肺傷害の4つがあります．高い気道内圧，大きな1回換気量は回避し，肺胞が虚脱する（デリクルートメント）―開放される（リクルートメント）を繰り返して肺胞にずり応力が発生することを少なくし，肺局所に炎症が生じるようなことのないように人工呼吸しようとするのがARDSにおける肺傷害への対処でした．そこで，図2にみられるように，近年，ARDSに対しては，①呼気に肺が完全に虚脱しないように常に肺胞が開いている状態を維持し（open lung approach），②吸気で肺胞が過膨張とならないように，換気量と気道内圧の関係を描いた静肺コンプライアンス上，最もコンプライアンスがよい領域である下方変曲点（LIP）と上方変曲点（UIP）の間で換気しようという考えが支持されています．しかし，図3にみられるように，このS状曲線は正常な場合とARDSの場合ではLIPやUIPのポイント，全体的な曲線の傾きが異なっているともいわれています．このARDSの曲線において，①高い呼気終末陽圧（positive end expiratory pressure：PEEP）と②少ない1回換気量（6 mL/kg）によって常に肺胞が開いている状態で，過膨張となるような吸気設定はせず，LIPとUIPの間で人工呼吸を行い，これによってもたらされる③高二酸化炭素を許容（permissive hypercapnia）する管理方針が，肺保護戦略（lung protective strategy）です．ARDSの予後を改善させると唯一科学的証拠のある管理方針と考えられています．

その他，ARDSの人工呼吸方法として，肺保護戦略の変形もしくは延長にあるものと考

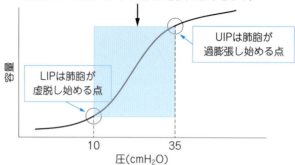

図2 肺保護戦略とは
気道内圧に気を遣って（pressure oriented），10 cmH₂O 以上の PEEP で肺胞の虚脱を防ぎ，最大気道内圧を 35 cmH₂O 以下にして過膨張を防ぐ，呼吸管理法である．

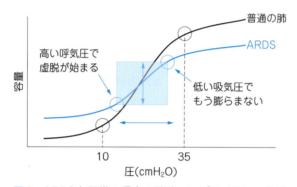

図3 ARDSと正常の場合の静肺コンプライアンス曲線

えられる APRV（airway pressure release ventilation）や HFO（high frequency oscillation）などの有用性の証明は今後の課題です．さらに肺傷害を回避するために，人工呼吸そのものを行わないとする考えの lung rest として体外循環を用いる方法（extracorporeal membrane oxygenation：ECMO）があり，H1N1 インフルエンザの呼吸不全には成果を上げています．ARDS の病態の理解は，マクロ，ミクロの理解や治療から，さらに分子遺伝学的アプローチに進歩してきていることを知る必要があるでしょう．

- 肺保護戦略とは，人工呼吸器関連肺傷害を回避する戦略です．
- 肺保護戦略とは，高い PEEP，6 mL/kg 程度の少ない 1 回換気量，高二酸化炭素の許容で構成されます．
- 肺保護戦略とは，ARDS の予後を改善させると唯一科学的証拠のある管理方針です．

Q85 肺リクルートメント法とはどのようなものですか

　Q84で虚脱した肺胞は，呼吸のたびに開いたり（リクルートメント），閉じたり（デリクルートメント）することで肺傷害をきたすことを述べました．また虚脱した不安定な肺胞が，安定した肺胞との接点において，強いストレス（ずり応力）が発生することによっても肺傷害が起きることも述べました．肺リクルートメントとは，虚脱した肺胞を1回しっかり開存させてより安定した肺胞の状態を維持し，ずり応力を軽減させようとする手法のことであり，リクルートメントマニューバともいいます．

　リクルートメントマニューバは，具体的には通常の人工呼吸の合間に，より高い気道内圧をある一定時間維持することにより行われます．現在，リクルートメントマニューバにはさまざまな方法がありますが（図1），標準的といわれるものはなく，決定的に推奨される方法があるわけではありません．①一定の高めの気道内圧（プラトー圧）を一定時間かける方法，②PEEPを段階的に上げていく方法，③高いPEEPでしばらく換気して元に戻す方法（高低2つのPEEP）など，これら以外にも種々のプロトコールがあります．これらは人工呼吸器を操作することで，またはそのような機能をもった人工呼吸器によっても行うことができます．しかし，ジャクソンリース回路などを用いて，医療従事者が自らの手でマノメータ（気道内圧計）をみながら用手的に行う場合もあります．

　肺胞を1つの円形の風船と見立て，肺胞内圧をP，肺胞の半径をr，表面張力をTとするとP＝2T/rの関係が成り立ちます．これはLaplaceの法則といい，虚脱した肺胞（rが

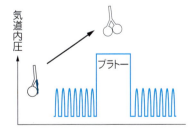

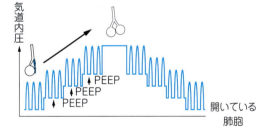

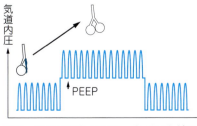

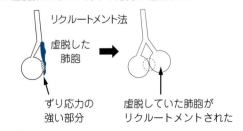

図1　いろいろなリクルートメント法のやり方

より小さい）をリクルートメントするのには，より大きな力が必要であることをあらわしています．すなわち，虚脱した肺胞はリクルートメントされにくい，肺胞はリクルートメントされた状態を保っておいたほうがよいという意味になります．リクルートメントマニューバでは，中枢気道における大きい吸気流速，一時的な気道内圧の上昇だけでは末梢肺胞にその効果が伝わらないため，最初はゆっくりとした吸気流速で吸気時間を十分にとって気道内圧を上昇させていきます．そして例えば，気道にプラトー圧 30 cmH$_2$O を 30 秒間，数回といったようにリクルートメントを行い，再虚脱しないように最後に PEEP を設定します．つまり，人工呼吸器関連肺傷害を回避するためにも，リクルートメントマニューバでリクルートメントされた安定した肺胞の状態を作り（図 1 d），引き続いて肺保護戦略の設定を行うということになります．

　高い気道内圧を長い時間維持することになるので，平均気道内圧が上昇することになります．当然これ自体が肺傷害の原因とならないように注意が必要です．さらに高い気道内圧は，胸腔内圧の上昇を引き起こし静脈還流を低下させるので，リクルートメントマニューバの間は血圧が低下する可能性があります．これに対しても十分な注意が必要です．

- 肺リクルートメント法は，ゆっくりとした吸気流速で，吸気時間を十分にとって気道内圧を上昇させ，一定の圧をしばらく維持する方法をいいます．
- 肺胞をリクルートメントさせて肺保護戦略につなげるという意味で，肺保護戦略の一環でもあります．
- 肺リクルートメントを行うときには，血圧の低下に注意が必要です．

Q86 気管挿管に伴う合併症を教えてください

A　喉頭障害，上気道閉塞

　気管挿管により喉頭障害が発生しますが，特に長期間で問題となります．それらは，反回神経麻痺に伴う声帯の閉鎖不全，喉頭浮腫，喉頭潰瘍，声門の炎症による癒着などです．この中で，反回神経麻痺に伴う声帯の閉鎖不全が一番問題であり，このため抜管後に発声ができないばかりか，有効な咳ができないこと，上気道の分泌物の誤嚥が起こりうること，あるいは逆に上気道閉塞で換気障害をきたすなどがあげられます．喉頭浮腫でも一番問題になるのは気道閉塞と換気障害です．これら抜管後の上気道閉塞に対しては，①再挿管の後，再度抜管するか気管切開を予定する，②上気道閉塞に対して非侵襲的陽圧換気（NPPV）が有効であれば，一定期間は抜管の状態を維持して喉頭機能の回復が得られるか否か評価する，③high flow therapy を試みる，などの戦略がありえます．有効な咳ができ

ないこと，上気道の分泌物の誤嚥など時間が経過してくると肺炎や低酸素血症の進行などが問題となります．

B 人工呼吸器関連肺炎（VAP）

VAPとは，もともと肺炎のなかった患者に気管挿管人工呼吸開始後48時間以降に新たに発生する肺炎です．しかしその本質は，気管チューブのカフをすり抜けて上気道の分泌物や細菌が下気道に落ち込む誤嚥の一種で，院内感染の原因となる黄色ブドウ球菌や緑膿菌が多いことが知られています．気管挿管することなく，誤嚥を防止できる喉頭機能をもっていれば回避できる可能性があるものの，気管チューブを挿入しておくと声門閉鎖ができないために誤嚥が生じてしまいます．したがって，抜管して喉頭機能を戻すことができれば，そのこと自体が予防になると考えられます．そのため，不必要な気管挿管人工呼吸を早期に終わらせることは重要です．「VAPバンドル」はQ82-表1を参照してください．

C 片肺換気

片肺換気とは左右気管支のどちらかに気管チューブの先端が入り，他方の肺が換気されない状態をいいます．気管挿管の代表的合併症で，片肺全体がシャントになるので低酸素血症に陥ります．また，長く放置すると片肺全体の無気肺になります．片肺換気を防止するには，①気管挿管時の直視下の確認，②チューブ挿入の常識的な深さの確認（口角または門歯で，男性で約22〜23cm，女性で20〜22cm），③人工呼吸開始後の左右肺胞音の聴診，④最終的には胸部X線像での確認が必要になります．

D 事故抜管，自己抜管

気管チューブが医療従事者の意図しないタイミングで抜去されることは，それが「事故」抜管であっても，「自己」抜管であっても，重大な有害事象につながります．事故抜管は，不適切にチューブを固定したとき，浅くなっているチューブに気づかずに放置したとき，体位をかえたとき，ベッドを移動したとき，不穏状態を軽く見積もったため左右首ふりなどでチューブが引っ張られたとき，不適切な位置に人工呼吸器をおいていたときによく起こります．自己抜管は，不適切な鎮静と関連する場合があります．半覚醒は非常に危険な状態であり，自分のおかれた状況が把握できない問題などがあり，手が自由になる一瞬の隙にチューブを自ら抜去する場合があります．

E 加湿不良

自然気道において，吸気は鼻腔，口腔，咽頭，喉頭，気管粘膜で加温ならびに加湿されて気管支に入っていきます．このように生体には，吸気の生理的な加温加湿機能が存在します．37℃，相対湿度100％に達するポイントは気管分岐周辺にあり，そこから先はこの環境が維持されて吸気は肺胞に達することになります．しかし気管挿管されると，鼻腔口腔から気管に至るまでの吸気が加温加湿されないため，気管支に突然乾燥した湿度の低い吸気が入ってきてしまいます．人工呼吸中の加湿は，主にこの自然気道の加温加湿機能をバイパスする部分の加温加湿を補うことが目的です．ここに存在する喀痰から，決して水分を奪わない状態の吸気にしておくことが重要です．特に医療ガスは，ほぼ湿度は0％な

のでこれを直接下気道に送り込むことはとても深刻な事態を引き起こします．適切な加湿は，気管分岐周辺で患者体温において相対湿度が100%になることですが，患者体温，外気により影響を受けることや，各部位の相対湿度をいつもモニタリングできるわけではないことが問題です．人工気道の加湿においては，口元の人工気道部分で，チューブ内に結露がある状態に必ずしておくことが重要であると強調しておきます．

F 耳下腺炎

気管チューブにより耳下腺が口腔内に開口する部分が圧迫されるために，唾液腺がうっ滞して，耳下腺炎を起こす場合があります．患者の顔面の観察を行うことが重要です．耳下腺部分の腫脹，顔面の非対称，血清アミラーゼの上昇などをみたら疑う必要があるかもしれません．

> **POINT**
> - 気管挿管による代表的な合併症として喉頭障害があり，抜管の成否を決定するといっても過言ではありません．
> - VAPは，気管チューブのカフをすり抜けて生じる上気道分泌物の誤嚥に起因していると考えられています．
> - 人工気道の加湿として，チューブ内に結露がある状態に必ずしておくことが重要です．

Q87 気管切開の適応と合併症を教えてください

A 気管切開とは

気管切開とは，胸骨切痕の数cm上方の皮膚と第2，第3気管軟骨付近との間に瘻孔を形成し，カニューラを挿入する方法です（図1）．基本的に呼吸はカニューラを通して行われ，口元へ向かう気道は，カフにより遮断されており，これらは永久気管孔とは異なります（図2）．なお換気不能，気管挿管不能時に行われる外科的気道確保とは，輪状甲状間膜切開あるいは穿刺であって，気管切開ではありません．

B 気管切開の適応

気管挿管が2週間に及び，かつ近いうちの抜管が見込まれないような場合が気管切開の適応となります．また顔面外傷，顎顔面の手術など原疾患治療上，気管チューブが不適切な場合，反回神経麻痺，喉頭浮腫，誤嚥反復，深頸部膿瘍，急性喉頭蓋炎による上気道狭窄などでも気管切開の適応となります．

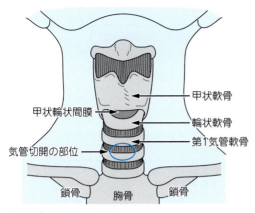
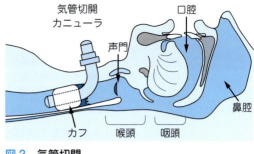

図1 気管切開の部位

図2 気管切開

C 気管切開の合併症

気管切開の合併症としては，創部感染，出血，気管動脈瘻，嚥下障害，事故抜去，カニューラの迷入，肉芽形成などがあります．

- おおむね気管挿管が2週間に及び，かつ近いうちの抜管が見込まれないような場合が気管切開の適応となります．
- 顔面外傷，顎顔面手術，声帯麻痺，喉頭浮腫，誤嚥反復，深頸部膿瘍，急性喉頭蓋炎なども気管切開の適応となります．
- 気管切開術後間もない時期のカニューラ事故抜去に際しては，皮膚切開孔を塞ぎ，顔面からマスク換気を行い，経口気管挿管を行います．

Q88 気管吸引の適応・方法・注意点を教えてください

A 気管吸引の適応

気管挿管や気管切開などの人工気道管理をしている患者が適応となります．気管吸引は侵襲的医療行為のため，不必要な吸引は患者に苦痛を与え，合併症の可能性を高めます．逆に，吸引を怠れば患者を重篤な状態に至らしめます．そのため，気管吸引が適応である状態（表1）かを適切にアセスメントし，必要と判断した状況において気管吸引を行うことが重要です．

154   Ⅰ. 人工呼吸器

表1　気管吸引が適応である状態

1. 努力性呼吸が増強している（呼吸回数増加，呼気延長，浅速呼吸，陥没呼吸など）
2. 気管内チューブ内に分泌物がある
3. 胸部聴診で，気管周囲に低音性連続性ラ音が聴取される
4. 胸部触診でガス移動に伴う振動がある
5. 分泌物により咳嗽が誘発されている
6. 誤嚥
7. 低酸素状態
8. 気道内圧上昇・1回換気量低下・呼気フローカーブで「のこぎり歯状の波形」を認める
9. 喀痰検査のサンプル採取

（日本呼吸療法医学会気管吸引ガイドライン改訂ワーキンググループ：気管吸引ガイドライン 2013（成人で人工気道を有する患者のための），2013 を参考に著者作成）

B　気管吸引の方法

　気管吸引の方法には，人工呼吸回路を開放して行う開放吸引と，開放せずに人工気道にカテーテルを挿入し吸引する閉鎖式吸引があります．気管吸引の流れを以下に示します．

①吸引が必要かどうかをアセスメントする．

②患者に吸引の必要性とその内容を説明する．

③人工呼吸器のパラメータを観察する（換気量，呼吸回数，最高気道内圧，グラフィックモニタ）．

④理学所見の観察（肺音，呼吸様式，呼吸回数，胸郭の動き，胸壁全体の触診，表情など）．

⑤手指衛生を行い防護具（手袋，ビニルエプロン，ゴーグル，マスク）を着用する．その後は，標準予防策に準じた着脱を行う．

⑥患者が吸入している酸素濃度よりも高い濃度の酸素供給を行う（状態の安定した患者には必ずしも必要ではないが，低酸素に陥りやすい患者には，事前に十分な酸素化を行うことが推奨されている）．

⑦SpO_2モニタを観察する（酸素飽和度が上がっていることを確かめる）．

⑧気管吸引の前に口腔・鼻腔を介し咽頭部に貯留した分泌物を吸引除去する．人工気道にカフ上部吸引ポートがついている場合には吸引しておく．

⑨カフ圧が適正か確認する．20〜30 cmH_2O（15〜22 mmHg）．

⑩気管吸引を行う．

- 自発呼吸のある場合は吸気時に挿入する．
- カテーテルは奥まで入ってから吸引しながら吸引カテーテルを引き上げる．
- 1回の吸引にかける時間は挿入する時間も含めて15秒以内にする．
- 吸引圧は最大で20 kPa（150 mmHg）にする．
- カテーテルの外径は人工気道の内径の1/2以下にする．

⑪一度で引ききれないときは，数回に分けて実施する．

⑫人工呼吸器のパラメータの確認（換気量，呼吸回数，最高気道内圧，グラフィックモニタ）．

⑬モニタの観察（脈拍，血圧，SpO_2など）．

7. 人工呼吸中の患者管理　155

表2　吸引の合併症

1. 気管・気管支粘膜などの損傷
2. 低酸素症・低酸素血症
3. 不整脈・心停止・徐脈・頻脈
4. 循環不全・血圧変動
5. 呼吸停止
6. 咳嗽による疲労（誘発）
7. 嘔吐
8. 上気道のスパスム
9. 肺炎
10. 無気肺
11. 気胸
12. 頭蓋内合併症（頭蓋内圧上昇，脳内出血，脳浮腫増悪など）
13. 疼痛・不快感
14. 院内感染

⑭理学所見の観察（肺音，呼吸様式，呼吸回数，胸郭の動き，胸壁全体の触診，表情など）．
⑮自覚症状の有無を確認する．

C　気管吸引の注意点

気管吸引は，侵襲的医療行為のため合併症（表2）を起こす可能性があります．実施時は，合併症の対処法を把握したうえで，十分な観察のもと行います．実施後は，合併症の有無や吸引の効果を評価することが重要です．

- 過剰・過小のない気管吸引を実施するためには，気管吸引の適応にある状態か否かを適切に評価し見極めることが大切です．
- 気管吸引は侵襲的医療行為のため，合併症の知識と対処法を理解したうえで行います．

Q89　患者と人工呼吸器との非同調の原因と対応について教えてください

非同調とは，患者の呼吸と人工呼吸器の補助や強制換気があわない状態を示し，asynchrony（エィシンクロニー）や mismatch（ミスマッチ）といいます．非同調は比較的よく起こり，一見，患者と人工呼吸器が同調してみえる場合でも実は患者が人工呼吸器にあわせてしまっている場合や，患者の吸気や呼気のタイミングが同調していない場合もあります．非同調による影響（表1）により，人工呼吸器装着期間や入院期間の長期化，死亡率の増大にも相関します．

156　Ⅰ．人工呼吸器

　非同調による影響を最小限にするためにも，注意深く患者の呼吸状態を把握し，非同調のサインを見逃さないようにします．例えば，後述する「トリガによる非同調」の場合では，人工呼吸器の示す換気回数より，観察した呼吸回数が多い場合では，トリガされていない自発吸気が存在することがわかり，非同調の状態であることがわかります．このように，非同調を見逃さず適切に対応することが重要です．非同調になる原因とその対処方法について表2に示します．また，非同調を見逃さないために，人工呼吸器のグラフィックを活用することが推奨されています．

表1　非同調による影響

- 呼吸仕事量の増大
- ガス交換の変化
- 呼吸メカニクスの悪化
- 呼吸筋の微細構造障害
- 伸張性収縮
- 肺保護戦略の阻害
- 不安や苦痛，呼吸困難
- 断続的な呼吸と睡眠の断片化を起こす可能性
- 鎮静薬の増量

表2　非同調の原因と対処方法

	原　因	対処方法
1．トリガによる非同調		
オートトリガ 患者の吸気がないのに，人工呼吸器が自発吸気が始まったと勘違いして送気を開始する状態	・トリガ感度の設定が鋭すぎる	・トリガ感度を下げる
	・心原性振動*，吃逆	・トリガ感度の調節
	・人工呼吸器回路のリーク	・リークを確認し修正する
	・人工呼吸器回路内の過剰な結露	・回路内の結露を破棄する
	心原性振動*⇒肺に接して心臓が拍動することで，トリガされてしまうほどの流量や圧の変化が近位気道に生じる	
ミストリガ 患者が吸気を開始しているのに，人工呼吸器がトリガできず送気を開始しない状態	・トリガ感度の設定が鈍すぎる	・トリガ感度を上げる
	・auto-PEEP の発生	・PEEP を上げる
	・呼吸筋力の低下	
2．流量による非同調（フローミスマッチ）		
患者の要求に見合う吸気流量を人工呼吸器が供給していない	・不適切な吸気流量設定 ・高すぎるプレッシャーコントロールやプレッシャーサポート設定 ・不適切なライズタイム	[VCV の場合] ・流量設定を上げる ・吸気流速波形をかえる ・モードを圧制御換気へ変更 [PCV・PSV の場合] ・吸気圧やライズタイム設定を上げる

7. 人工呼吸中の患者管理　157

表2　非同調の原因と対処方法（つづき）

	原　因	対処方法
3．吸気時間による非同調		
患者の吸気時間と人工呼吸器の吸気時間が一致しない状態	・短い，または長い吸気時間設定	・吸気時間の調節
	・遅い，または速いフローの設定	・フローの調節
	・短い，または高い呼気感度設定	・呼気感度設定の調節
	・プレッシャーサポートレベルが高い	・プレッシャーサポートレベルを下げる

［グラフィックの活用方法］

a. オートトリガ　　**b. ミストリガ**　　**c. フローミスマッチ**　　**d. 吸気時間のミスマッチ**

気道内圧（cmH₂O）の波形図：
- a. 吸気努力がないので気道内圧が陰圧になっていない（PEED）
- b. 吸気努力があり気道内圧が陰圧になっているが，人工呼吸器が感知していない
- c. 患者に必要な吸気流量が，人工呼吸器の設定では不足しており圧が上昇していない
- d. 患者と人工呼吸器の吸気時間が一致していないため，吸気後半で圧が上昇している

流量（L/分）の波形図：
- a. 人工呼吸器が不必要にトリガ送気を行う（吸気流量，呼気流量，吸気開始，呼気開始，吸気，呼気）
- b. 人工呼吸器が感知していないため，送気されない
- d. 流量波形においても同じ変化がある

4．人工呼吸管理に伴う患者の状態変化による非同調		
気道分泌物の貯留	人工呼吸管理中は，炎症や気管チューブなどにより，気道分泌物の増加や貯留が起こりやすい状態になる	気管吸引を実施．実施後，気道分泌物が除去できたのか観察・評価をする
気道粘膜の乾燥	人工呼吸器装着中は，適切な加温加湿がなされないと，乾燥したガスが気管に流入することになり，気管粘膜が乾燥し，咳嗽反射が誘発	患者に適した加温加湿器の選択を行う．そして，適正な加温加湿が維持できるように管理する
呼吸回路内の結露の流れ込み	加温加湿器で温度と湿度を上昇させた気体が室温により冷やされ飽和水蒸気量が減少し，その結果，気体に含有できなくなった分の水蒸気が水となり，呼吸回路内で結露する．結露が気管に入ると，咳嗽反射が起こる	適宜，呼吸回路やウォータトラップのカップ部分を取り外して結露を除去する
気管チューブによる違和感や疼痛	気管チューブが深くて分岐部にあたっていると分泌物が増強する．また，チューブが気道粘膜を刺激することで，咳嗽反射を誘発	適切なチューブの深さを確認し，正確に固定する．気管チューブの違和感を最小限にするために，気管チューブの固定や角度，呼吸回路の重さでテンションがかからないよう調節する．必要時，鎮痛薬を使用する

表2 非同調の原因と対処方法（つづき）

	原因	対処方法
カフ圧が低すぎる	カフ圧が低すぎると，気管内に唾液が垂れ込んでしまう	カフの容量は時間とともに減少するため，定期的に測定して管理する．また，頸部の屈曲などでもカフの位置がずれ，唾液が垂れ込んでしまうので，ケアや処置前後での確認が必要である
患者の精神状態（不安・苦痛）	人工呼吸器装着の患者は，呼吸不全に伴う身体的苦痛，発声できないこと，身動きの制限など，計り知れない苦痛や不安を抱えている．そして，苦痛や不安が増強すると，非同調が生じる	過度の鎮静は二次合併症のリスクを増大させ，在室日数を延長させる．そのため，すぐに鎮静薬を使用せず，精神状態の安定が図れる解決策を見出し，以下のように対応する 1）患者の理解度にあわせて，現況が理解できるように説明する 2）筆談・指文字・文字ボード・読唇術を用いて患者の意思やニーズを明らかにする 3）プライバシーの配慮や，音・照明の調節など療養環境を整える 4）睡眠と日常生活リズムの確保する 5）安静による苦痛緩和のために，体位調整・マッサージ・除圧などを実施する 6）気管チューブによる疼痛や，その他の疼痛など，疼痛スケールによる評価を行い積極的に取り除く

- 非同調はよく起こるため，患者への影響を最小限にするためにもサインを見逃さず，適切に対応することが重要です．
- 非同調を発見したときは，患者の状態変化によるものか，人工呼吸器の設定が原因なのかを見極め判断します．

Q90 nasal CPAP の適応と使用上の注意点を教えてください

A nasal CPAP とは

肺胞が虚脱するような病態の患者は，自己防衛として声帯を半分閉じ呼気終末陽圧（PEEP）を高めることによって，楽な呼吸ができ無気肺や過膨張を防いでいます．この自然の防衛反応を応用したのが持続気道陽圧（CPAP）で，nasal CPAP は主に上気道狭窄を伴う睡眠時無呼吸症候群などの非侵襲的な経鼻補助換気として使用されています（図1）．

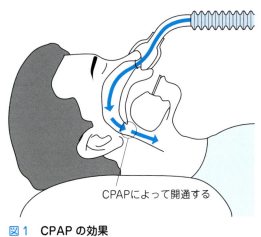

図1　CPAPの効果

以下に，nasal CPAP の適応と使用上の注意点を明記します．

B nasal CPAP の適応

①入眠時の上気道狭窄，または閉鎖
②多呼吸（正常における 30％の増加）に伴う呼吸仕事量の増加が明らかな場合
③動脈血ガス分析の値が PaO_2 50 mmHg 以上に保つことができない場合
④CPAP による治療効果が期待されると考えられる以下の場合

- 睡眠時無呼吸症候群
- 気道軟化症または類似した下気道の異常
- 無気肺
- 抜管直後

C nasal CPAP が適応外とされる病態

①呼吸停止
②鼻プロングが装着不可（顔面の外傷，鼻咽候の解剖学的異常など）
③自発呼吸が不十分なもの
④重症の呼吸不全
⑤重症の循環不全
⑥意識障害，興奮状態，治療に非協力
⑦嚥下機能障害
⑧多量の分泌物
⑨最近の食道，胃の術後
⑩腸閉塞がある場合
⑪気胸がある場合

D 使用上の注意点

1．腹腔内圧上昇による心機能抑制
PEEP が高くなると胸腔内圧が上昇し，静脈還流が減少，心拍出量が低下する可能性があります．循環状態が安定していることが nasal CPAP の使用条件となります．

2．呼吸仕事量の増加
吸気に必要なフローが不十分な場合は，ベースラインの圧が不安定になり，呼吸仕事量が増加する可能性があります．流量と気道内圧は相関関係にあり，気道内圧 5 cmH$_2$O 程度を目安とします．

3．鼻中隔損傷
CPAP を nasal（経鼻）で行う場合は，鼻プロングかマスクを用います．一般的に定常流のある呼吸回路では，呼気に抵抗を設けています．したがって，プロングのリークが認められると，呼気時に低圧アラームが作動します．しかし，中途半端なプロングの固定ですと，供給ガスが鼻プロングから抜け切らず，低気道内圧アラームが作動しない可能性があるので十分に注意する必要があり，一定の密着性が求められます．

E 新生児期の nasal CPAP

新生児時期の特に早産児は，サーファクタントの生産が不十分なために肺胞が虚脱してしまうため，この虚脱するのを予防する目的で nasal CPAP を使用します．また，呼吸中枢が未熟な早産児は，気道閉塞に打ち勝つことができず無呼吸発作を起こしやすいため，nasal CPAP は気道開通保持効果により閉塞性無呼吸を予防する効果があります．その他，気道軟化症や気道狭窄にも有効とされています．

- nasal CPAP は，主に上気道狭窄を伴う睡眠時無呼吸症候群などの非侵襲的な経鼻補助換気として使用されます．
- 新生児時期の特に早産児は，サーファクタントの生産が不十分なために肺胞が虚脱してしまうため，この虚脱するのを予防する目的で nasal CPAP を使用します．

Q91 肺内パーカッション療法とは何ですか

A 肺内パーカッション療法とは

ネブライザによって加湿された空気を高速・高頻度で断続的に気道に送ることで，換気の改善と喀痰排出の補助を行います．また，1 分間に 60～300 回程度の換気を行い，肺内

を直接パーカッションし呼吸補助を行います．使用される人工呼吸器はパーカッショネア・ジャパン社製の肺内パーカッションベンチレータ（intrapulmonary percussive ventilator：IPV）が一般的に知られています（図1）．

B 肺内パーカッションの効果

分泌物の流動化を促進して，粘膜浮腫や気管支収縮を軽減し，換気血流比の不均等を改善することでガス交換を改善することを目的としています．また，肺炎などの合併症の治療および予防，無気肺の治療および予防，気道クリアランス，呼吸機能改善性の保持などの予防的効果もあります．

C 適応疾患

肺内パーカッション療法の適応は，無気肺，喘息，慢性閉塞性肺疾患（COPD），肺炎，気管支炎，急性呼吸促迫症候群（ARDS），慢性呼吸不全，筋ジストロフィー，気道熱傷などの疾患になり，急性期人工呼吸管理での理学療法や，重症心身障害，神経筋疾患患者の呼吸理学療法として用いられます．

D 効果と設定

呼吸不全の患者や手術後の呼吸補助，排痰の促進が必要な患者に対し呼吸補助を行います．未熟児・小児〜成人・高齢者まで使用でき，小児では 20〜30 psi，成人では 30〜40 psi の作動圧が最適とされています．

E 禁忌とされる患者について

禁忌として未処置の緊急性気胸の患者，それ以外で以下の場合は患者を観察しながら，十分注意して使用します．筋ジストロフィーなどの神経筋症の患者（排痰力が小さいので分泌物の吸引要），気胸の履歴がある患者，肺切除手術後，肺からエアリークがある場合，

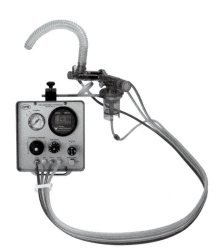

図1　肺内パーカッションベンチレータ
(パーカッショネア・ジャパン社より許諾を得て転載)

肺から出血がある場合，鼻血など呼吸系に異常がある場合，血行動態が不安定な場合，心臓疾患が疑われる場合，嘔吐のひどいとき，肋骨骨折のあるとき，肺塞栓があるとき，気管内に肉芽が生じているとき，気縦隔症・ブラがみられるようなとき（パーカッショネア・ジャパン株式会社：肺内パーカッションベンチレーター IPV®-1c/IPV®-1c-DM 取扱説明書より参考）．

- 肺内パーカッションベンチレータからのパーカッション流により，排痰効果，無気肺の解消，PaO_2，$PaCO_2$，P/F 比などの呼吸機能の改善などを目的に，小児から成人まで，急性期から慢性期まで使用されます．

8　人工呼吸器に関する保守点検

日常点検の方法について教えてください

A　使用前点検

　使用前点検に必要なことは，人工呼吸器を患者へ装着する前にベッドサイドにて人工呼吸器本体や呼吸回路，加温加湿器が安全に作動することを点検します．図1に北里大学病院（当院）で使用している簡易点検箇所を示します．

1．人工呼吸器本体の外観点検
　人工呼吸器本体やコントロールパネルなどの表示部，各ダイヤルなどの破損や亀裂，ゆるみ，はずれがないことを確認します．

2．駆動源の点検
(1) 電源供給
　電源コードや電源プラグの破損や亀裂がないことを確認します．停電時や災害時においても電源が供給される非常用電源に接続をします．

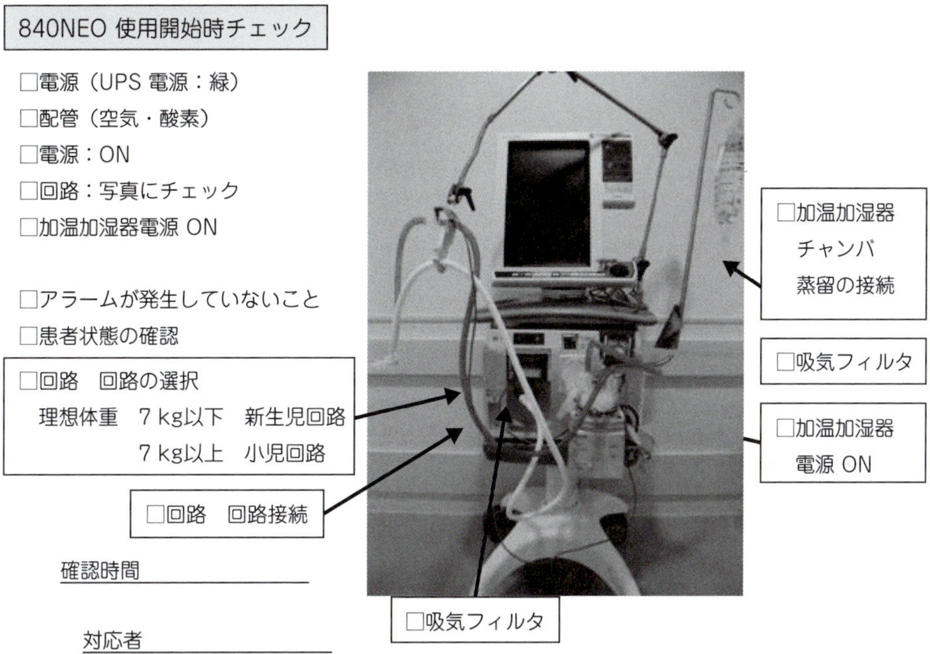

```
840NEO 使用開始時チェック

□電源（UPS 電源：緑）
□配管（空気・酸素）
□電源：ON
□回路：写真にチェック
□加温加湿器電源 ON

□アラームが発生していないこと
□患者状態の確認

□回路　回路の選択
　　理想体重　7 kg以下　新生児回路
　　　　　　　7 kg以上　小児回路

　　　□回路　回路接続

確認時間 ＿＿＿＿＿＿＿＿

対応者 ＿＿＿＿＿＿＿＿
```

□加温加湿器チャンバ蒸留の接続
□吸気フィルタ
□加温加湿器電源 ON
□吸気フィルタ

図1　使用前点検

(2) 医療ガス供給

酸素や空気の各ホースアセンブリの亀裂や破損，医療ガス配管端末器（アウトレット）接続部の破損がないことを確認します．また，アウトレットへ接続後，一度押した後引っ張り，確実に接続されていることを確認します．

3．呼吸回路・加温加湿器の点検

(1) 呼吸回路

各人工呼吸器に沿った呼吸回路や付属品，接続状態の確認，破損，亀裂がないことを確認します．

(2) 加温加湿器

加温加湿器本体や付属する温度プローブの接続，加温加湿チャンバに適正レベルまで蒸留水が入っていること，漏れがないことを確認後，電源を投入し，設定温度まで上昇してくることを確認します．

4．テストラングによる作動確認

(1) セルフチェック

電源投入後セルフチェックに異常が発生しないことを確認します．

(2) リークチェック

呼吸回路のリークチェックを行い，呼吸回路からのリークがないことを確認します．リークがあった場合には呼吸回路などのリーク箇所を特定します．

(3) 作動確認

テストラングを接続し，換気の作動確認を行います．

5．警報作動の確認

警報音が発生すること，警報解除後，警報が持続していないことを確認します．

B 使用中点検

使用中点検においては人工呼吸器の作動確認や人工呼吸器装着中の患者状態の評価を行いながら，適正に使用しているか点検をします．図2は当院で使用している点検表を示します．

1．患者状態の確認

患者の現疾患や既往歴をはじめ，バイタルサイン，胸部X線像・CT，動脈血ガス分析，水分バランス，加温加湿の状態などを把握し，適正に換気設定がされていることを確認します．

2．人工呼吸器の作動点検

(1) 駆動源

電源コードや酸素・空気のホースアセンブリの破損・亀裂の状態，接続部分の状態について確認します．

(2) 呼吸回路・加温加湿器

吸気フィルタ・呼気フィルタや呼吸回路内の水分貯留や汚染の状態，加温加湿チャンバ内の滅菌蒸留水の確認をします．人工鼻を使用している場合には，メーカが推奨している交換目安での実施日や加温加湿の度合い，汚染状態を確認します．

使用中点検(人工呼吸器：840NEO)

点検番号	=点検番号	実施日	=点検日
医療機器名	=機器名称	型式	=規格
製造番号	=シリアル番号	購入年月日	=取得年月日
メーカ	=メーカ	販売業者	=販売業者
設置場所	=設置部署	点検実施者	
管理番号	=管理番号	システム入力者	

行	項目	点検内容	メモ	評価
1	その他	感染の有無の確認(ホワイトボード掲示閲覧GICU・ECICU・PICU)		合・否
2	その他	消毒・感染対策		合・否
3	その他	声かけ(医療スタッフ→患者家族→患者)		合・否
4	その他	部屋番号・患者ID・患者名・機器番号の確認		合・否
5	その他	患者のバイタルサインの確認		合・否
6	その他	胸の動きの確認(胸が上がっているか)		合・否
7	その他	患者の様子(顔色・表情・汗をかいていないか)		合・否
8	その他	設定・指示票の確認後動画記録		合・否
9	その他	設定と実測値の確認(PIP・PEEP・TV)		合・否
10	その他	呼吸波形の確認(グラフィックモニタ)		合・否
11	その他	血液ガスでの確認		合・否
12	その他	胸写での確認		合・否
13	作動点検	吸気回路から呼気回路へ各接続が緩くないこと		合・否
14	作動点検	吸気フィルタの有無		合・否
15	作動点検	呼気フィルタは温かいこと		合・否
16	作動点検	呼気フィルタ・ドレインキャップにはずれ・ゆるみがないこと		合・否
17	作動点検	回路側ウォータトラップのキャップの接続・位置が水平であること		合・否
18	作動点検	ネブライザ:使用の有無(1.無 2.使用中)		番号
19	作動点検	ネブライザ:接続状態の確認		合・否
20	作動点検	ネブライザ:使用頻度の確認		回/日
21	作動点検	ネブライザ:使用薬剤の記入と使用禁(アレペール)ではないことを確認する		薬剤名
22	作動点検	ネブライザ:駆動状態の確認(1.未使用 2.使用中)		番号
23	作動点検	加湿加温器:滅菌蒸留水ボトル内の水の有無		合・否
24	作動点検	加湿加温器:チャンバ内の水の有無		合・否
25	作動点検	加湿加温器:チャンバが温かいこと		合・否
26	作動点検	加湿加温器:温度プローブの挿入口が下にきていないこと		合・否
27	作動点検	状態:固定状態の確認		合・否
28	作動点検	状態:汚れがないこと		合・否
29	作動点検	状態:過剰な水がないこと		合・否
30	作動点検	状態:ベッド柵にはさんだような跡・ピンホールなどがないこと		合・否
31	外観点検	機器,配管,電源コードの傷,へこみ,破損,ゆがみがないこと		合・否
32	外観点検	呼吸器本体と架台,アームやディスプレイの固定状態が確実であること		合・否
33	外観点検	空気側配管のモイスチャートラップの状態確認		合・否
34	外観点検	電源スイッチカバーがあること		合・否
35	外観点検	タッチパネル操作ができること		合・否
36	外観点検	電源プラグが瞬時特別非常電源に接続されていること		合・否
37	外観点検	配管がアウトレットとしっかり接続されていること		合・否
38	外観点検	配管と機器の接続部分にゆるみがないこと		合・否
39	外観点検	異音と駆動音の確認		合・否
40	外観点検	機器から異臭はしないか		合・否
41	その他	最終確認:患者のバイタルサインの確認		合・否
42	その他	最終確認:設定と実測値の確認(PIP・PEEP・TV)		合・否
43	その他	最終確認:声かけ(医療スタッフ→患者家族→患者)		合・否
44				
45				
46				
47				
部品				
備考			総合評価	合格・再点検

（左側区分）患者状態の確認／呼吸回路・加温加湿器の点検／外観点検

図2 使用中点検

(3) 作動確認

　換気設定や警報設定や実測値のモニタリングなど，機械的に作動していることを確認します．

(4) 外観点検

　人工呼吸器本体から駆動音の増大や異臭の発生がないか，ホースアセンブリと本体との接続のゆるみや，モイスチャートラップの確認をします．

　必要に応じて，人工呼吸器を安全に使用するうえで異常が認められた場合，呼吸回路の交換や人工呼吸器本体の交換を考慮します．

Ⅰ. 人工呼吸器

点検済

機器名： 840 NEO（新生児 RT125）　　　　　　　　機器No:＿＿＿＿

日常点検記録

外観点検	
1. 本体・付属品の破損・汚れの有無	
作動点検	
1. SST(Short Self Test)の実行	
回路:新生児選択　使用加湿器:呼気熱線無選択	
加湿器全容量:260 mL選択	
※SSTは10分以上ランニングした後に行ってください	
2. 外部出力設定の確認	
1:Phillips　　　　　ボーレート:9600	
データビット:7　　パリティーモード:Evan	
3. 日時の確認	
作動点検	
1. 酸素センサキャリブレーション:酸素100%作動確認	
2. 各モードの作動確認	
3. 呼気換気量の確認(21%・100%)	
4. 呼気圧・PEEP/CPAPの確認	
5. ピークフローの確認	
6. 換気回数の確認	
7. プラトーの作動確認	
8. SPONT(PS, VS, NONE)の作動確認	
9. トリガの作動確認	

10. 無呼吸時換気設定の確認・作動確認	
11. 手動換気の作動確認	
12. 吸気・呼気ポーズの作動確認	
13. バッテリー作動確認	
アラーム作動点検	
1. 回路内圧上限アラーム	
2. 呼吸回数上限アラーム	
3. 分時換気量上/下限アラーム	
4. 1回換気量(MAND,SPONT)上/下限アラーム	
5. 重度閉塞アラーム	
6. 無呼吸アラーム	
7. 回路接続不良アラーム	
8. AC電源低下アラームの作動確認	
9. 供給圧低下アラームの作動確認	
10. アラーム消音キーの作動確認	
11. リセットキーの作動確認	
加温加湿器点検	
1. モード確認(挿管モード)	
2. MANUALモード1設定の確認	
3. 温度プローブ抜けアラームの作動確認	
4. ヒータワイヤー抜けアラームの作動確認	

※点検を複数人で行った場合には、チェックした部分に捺印お願いします。
※MEにて点検後、新患者にて立ち上げを行う。
　貸し出しを行う際、身長を確認しIBWを入力し、初期セットアップを行ってください。

年　　月　　日

点検者　印

点検終了確認書

初期設定(本体)	
回路選択	新生児
使用加湿器	呼気熱線無
加湿器全容量	260 mL
IBW(kg)	3.0
ベントタイプ	INVASIVE
モード	SIMV
強制換気	PC
トリガ方式	V-TRIG
呼吸回数(bpm)	20
プレッシャーサポート P$_{SUPP}$	0
トリガ感度V$_{SIG}$(L/分)	0.5
酸素濃度O$_2$(%)	40
圧立ち上がり流量(%)	50
呼気感度E$_{SENS}$	25
PEEP(cmH$_2$O)	3.0
モード	VC
プラトー時間TPL(秒)	0
フローパターン	漸減波
バックアップ換気設定	
呼吸回数f(bpm)	20
酸素濃度O$_2$(%)	40
フローパターン	漸減波
アプニア時間T$_A$(秒)	10

アラーム設定	
回路内圧P$_{PEAK}$(cmH$_2$O)上限	30
呼吸回数f$_{TOT}$(bpm)上限	OFF
分時換気量V$_E$ $_{TOT}$(L)上限	0.6
分時換気量V$_E$ $_{TOT}$(L)下限	0.255
1回換気量(強制換気)V$_{TE}$ $_{MAND}$(mL)上限	28
1回換気量(強制換気)V$_{TE}$ $_{MAND}$(mL)下限	15
1回換気量(自発呼吸)V$_{TE}$ $_{SPONT}$(mL)上限	28
1回換気量(自発呼吸)V$_{TE}$ $_{SPONT}$(mL)下限	15
モードVC＋設定	
回路内圧P$_{PEAK}$(cmH$_2$O)下限	8.5
1回換気量(強制換気)V$_{TE}$ $_{MAND}$(mL)下限	45
点検内容の確認	
波形確認(新患者・PC-SIMV)	必須
アラーム音	可聴
アラーム音量(設定を記入)	最大
ヒータワイヤーの接続	1ヵ所
加温加湿器の電源	OFF
吸気・新生児用呼気フィルター・回路の確認	確認
付属品の確認	
キャップラング	1
滅菌蒸留水	1
使用開始時チェックリスト(貼付)	1
EC5-LANケーブル・Intell Bridge	1set

年　　月　　日

写真撮影	点検者	確認者	貸出者
印	印	印	□吸気フィルタ・新生児用呼気フィルタ確認 □回路確認　印

※新生児モードは理想体重0.3〜7.0 kgが適正範囲となります。
　患者情報を確認し、使用モードをDr.へ確認してください。

図3　使用後点検

C 使用後点検

　患者から離脱した後で行う点検で人工呼吸器本体や加温加湿器に不具合や破損がないかどうか，次回使用のための安全を確保するために作動確認を行います．図3に当院で使用している点検表を示します．

1. 使用後呼吸回路の破棄・取り扱い

　使用後の呼吸回路を取り外し，ディスポーザブル回路の場合には，医療廃棄物として処理，リユース回路である場合にはその感染症の有無を確認し，それに対する消毒方法で消毒を行い，呼吸回路の亀裂や破損，紛失の有無を確認します．

2．清拭

感染症に対する消毒方法で人工呼吸器本体を清拭し，院内感染防止を図ります．ファンフィルタのゴミの付着の除去や清拭を同時に行います．

3．日常点検

新しい呼吸回路の組み立て，外観チェック・作動チェック・機能チェック・安全性チェックを各呼吸器に沿って点検を行います．日常点検項目で，次回安全に患者へ装着し人工呼吸管理が行えるよう，異常を未然に防ぎ，修理の必要の場合があった場合には必要に応じて修理を行います．また，使用後点検とは別に定期点検を行います．

- 使用前点検を行う際には，使用後の機器を使用していないこと，駆動源の接続確認，呼吸回路の接続確認，装着前にテストラング回路へ接続しランニングを行ってから，作動に問題がないことを確認します．
- 使用中点検を行う際には，駆動源の接続確認，呼吸回路の接続確認，併用禁忌薬剤や機器の使用をしていないこと，患者装着中の患者状態や不適切な呼吸器設定がされていないことを確認します．
- 使用後点検では感染拡大防止のため，感染の分類に沿った機器消毒を行い，新規導入ができるよう新しい回路を組み立て，機器作動状態の確認をします．

フィルタ交換はどの程度で行うべきでしょうか

93

人工呼吸器で使用するフィルタは吸気フィルタ，人工鼻，呼気フィルタ，機器の種類によっては冷却フィルタがあります（図1）．それぞれのフィルタの交換は各付属品の添付文書に沿って交換します．

A 吸気フィルタ

医療ガスの中に含まれるゴミや細菌などの異物を除去するために使用します．医療ガスのうち治療用空気は合成空気と圧縮空気2種類からなり，主に治療用空気を生成する過程の中で大気中の空気に含まれる除塵や除湿，除菌，除油がそのままコンプレッサなどで圧縮されてしまうため，呼吸回路内への流入を防止するために吸気フィルタは使用されます．交換は添付文書に沿って交換します．

B 人工鼻

人工鼻は呼吸回路のYピースと気管チューブの間に装着し，患者の呼気ガスに含まれる水蒸気をメッシュに捕獲し，次の吸気時に返すことで加湿を行います．しかし，呼出したガス内に痰などが排出された場合，人工鼻はメッシュ構造であるため付着し，完全閉塞す

168   Ⅰ．人工呼吸器

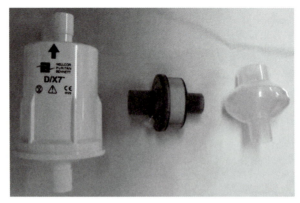

図1　左から呼気フィルタ，人工鼻，吸気フィルタ

る可能性があることから，人工鼻のサイズや交換を検討します．

C　呼気フィルタ

　呼気フィルタは，呼気ガスに含まれる雑菌や痰，感染性物質から人工呼吸器内部が汚染されることを防止するために使用します．ネブライザを行っている場合は呼気ガスに含まれる薬剤が蒸発し，呼気フィルタに付着する可能性が高く，呼気抵抗が増し呼出不全となるため，交換目安を早めに検討します．

- フィルタ交換の目安は使用製品のメーカ規格に沿って交換を行い，使用状況により異変を感じた場合には必要に応じて交換を行います．
- 吸気フィルタや呼気フィルタは，患者ごと，定期的回路交換時に交換を行い，リユーザブル製品についての滅菌方法についてはメーカ規定の方法に沿って行います．

Q94　定期点検の方法を教えてください

　人工呼吸器の定期点検は日常点検と異なり，詳細な点検や消耗部品の交換などにより機器の性能を確認するとともに次回点検まで性能の維持を確保するために行われます．このため定期点検には，専門的知識や技術が必要とされ，点検のために必要な工具や検査機器（測定機器）などが必要となります．定期点検は機器の性質や性能などにより細部の点検項目は異なるものの大きく分類すると，外観点検・機能点検・作動点検・電気的安全性点検・その他から構成され，定期交換部品の交換などが含まれます．また，これらの点検が確実に行われるためには，あらかじめ計画を立案し点検計画書を作成し，それに沿って行

わなければならないとされています.

　人工呼吸器の定期点検間隔については年1回以上の実施が必要とされ,半年に1回が推奨されています.点検実施後は「定期点検済みシール」(図1)を人工呼吸器の前面などの,みやすい位置に目立つように貼付し,点検頻度は添付文書を参考に行うこととされています.

　定期点検には修理業者に委託する方法と医療機関で行う方法があり,いずれの場合も点検結果の記録を保管する必要があり,記録の保管期間は3年間もしくは有効期間に1年を加えた年数とします.

A 外観点検

　筐体などの傷・汚れ・変形や,配管やケーブル類の検査を行うもので,機器の外観を観察して行う点検です.

1．本体

　外装やスイッチ・つまみなどの状態とタッチパネルを有している機器ではディスプレイの確認を行います.このとき,認識方法によっては画面上のゴミが誤認識を起こす原因となるため注意が必要です.

2．配管

　チューブに折れや亀裂がないこと,また,医療ガス配管端末器(アウトレット)の差し込み口の潰れがないか,また,ガス種別の特定機能(ピンインデックス,シュレーダ)の不備がないかを確認します.

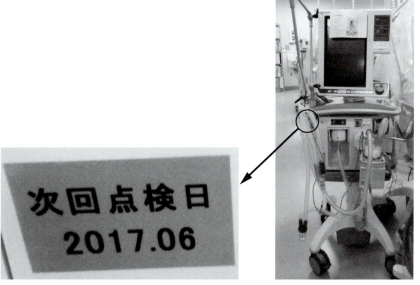

図1　定期点検済みシール
人工呼吸装置は年1回以上の定期点検を行い,「定期点検済みシール」を人工呼吸装置の前面などのみやすい位置に目立つように貼付しなければならない.なお,点検頻度は添付文書を参考に行うこととする.

170　　Ⅰ．人工呼吸器

B　機能点検

　機器の操作などにより警報や表示，動作などが正常に作動し機器のもつ本来の機能が正常に作動するかを確認する点検です．このため，機種により機能が異なりますので取扱説明書を確認しチェックを行います．

1．システムチェック

　機器の機能のチェックを半自動で機械的に行います．この中で，装置のバルブの動きの確認や回路の種類を登録しコンプライアンスの測定，リークチェックを行います．また，呼吸回路の呼気側の熱線のあるなしで装置の換気量補正がかわる場合があります．

- 初期設定：人工呼吸器の機種によっては初期アラーム値や音量，画面構成や配色といった詳細設定を院内の基準にあわせて登録でき，USBによってデータ移行が可能な機器もあります．定期点検時など装置の設定を初期化した場合には設定が変更となっている可能性があるため，点検時には設定が正しいことを確認します．

2．ネブライザ

　機器に付属されているネブライザの種類には，ジェットネブライザと超音波メッシュ式ネブライザがあります．通常，人工呼吸器使用時のネブライザは患者吸気時に作動するため，噴霧のタイミングやジェットネブライザの場合にはルート内のガス流量や作動圧力，また，メイン回路とは異なるガス供給となるため，安定した酸素濃度となっているかの確認が必要となります．

3．サクションモード

　吸引実施前に供給酸素濃度を一時的に上げる機能や回路をはずしたタイミングで換気が停止し，再装着時に換気を再開するなどの作動状態の確認を行います．小児・新生児用人工呼吸器では酸素濃度の上昇を行わないよう設定することも可能であるため，病院の初期設定にあっているかの確認も必要です．

4．アラーム

　機器設定をアラーム発生条件に変更し，アラームが発生することを確認します．その際にアラーム音量を確認します．

5．電源電圧低下，バッテリ

　電圧調整器を使用し作動停止電圧を測定します．また，バッテリ搭載機器はバッテリ機能の確認を行います．

6．配管圧力低下

　治療用空気・酸素それぞれの配管圧力低下アラーム発生圧力を測定します．

C　作動点検

　測定機器などを使用し，機器のもつ本来の性能が維持されているかを確認する点検です．このため，詳細な内容は機器によって異なるので取扱説明書などを参考に項目を提示し点検する必要があります．また，設定などの測定の仕方によって値がかわる場合があるため，測定方法の統一が必要です．

1．モード

　機器の作動モードの確認を行います．モード表記はメーカにより異なる場合がありま

す．また，自動ウィーニングモードなど複数の項目によって機器の作動がかわるものは，それぞれの項目の点検を行います．

２．トリガ

吸気によって生じる口元の陰圧を感知する圧トリガと，呼気時に流れるベースフローの減少を感知するフロートリガがあり，テスト肺を操作し機器がトリガすることを確認します．

３．ベースフロー，バイアスフロー

人工呼吸器の定常流を測定します．1つの機器でも患者タイプにより，正常値がかわる場合があります．

４．酸素濃度

酸素濃度の測定を行います．酸素電池式，磁気式，超音波式などの測定原理があり，校正を行うことが可能な場合には，まず調整を行ってから測定を行います．

非侵襲的陽圧換気（NPPV）装置では，正常範囲が大きく設定されていることがあります．

５．吸気圧

圧制御換気の吸気時に設定圧力となることを確認します．吸気時間を延ばすと測定値は安定します．また，立ち上がり時間が短いとオーバーシュートし正しい値が測定できない場合もあります．

６．吸気時間

吸気時間を測定します．測定器は圧立ち上がりや立ち下がりを検知し吸気時間を測定するため，設定時には1回換気量を多くし吸気流速が流れ続けるよう設定する必要があります．

７．換気量

量制御換気時の1回換気量を測定します．気体は状態により体積（換気量）が変化するため，本体の測定方法にあわせた測定器設定で測定を行います．

８．吸気流量

量制御換気時の吸気流量を測定します．換気量同様，量を測定するため装置の測定方法にあわせた測定器設定で測定を行います．また，人工呼吸器の吸気フローセンサは酸素と空気がそれぞれ使用されている場合があるため，測定時の酸素濃度は双方半分ずつ機能する60％とするか，21％と100％のそれぞれで測定することで呼気フローセンサだけでなく吸気フローセンサ機能の確認も行います．

９．呼吸回数

呼吸回数の測定を行います．高頻度振動換気（HFO）など特殊なモードでは設定を変更し，測定する場合もあります．

D 電気的安全性点検

測定器［日本工業規格（JIS）で規定されたもの］などを使用し，接触電流，接地漏れ電流，接地線抵抗などの測定を行います．

１．接触電流

接触電流とは，ME機器の外装（ケース）にふれた記録者や被験者（または患者）など

を介して大地（アース）に流れる漏れ電流です．B形・BF形・C形装着部をもつME機器では，正常状態で0.1 mA以下，アース線が断線した単一故障状態で0.5 mA以下と規定されています．

2．接地漏れ電流

主としてクラスIのME機器のアース線（保護接地線）を流れる漏れ電流です．一般機器の場合は，正常状態で0.5 mA以下，電源導線の1本が断線した単一故障状態で1 mA以下と規定されています．

3．接地線抵抗

保護接地線の抵抗値は，着脱可能な電源コードの場合は0.1Ω以下，また，着脱不可能な電源コードの場合は3Pコンセントの接地ピンから機器外装までが0.2Ω以下と規定されています．

4．消費電流

機器の消費電流を測定します．添付文書に機器の消費電流の表記がありますので，その値を超えないことを確認します．消費電流は突入時に大きくなるため電源投与時や加温加湿器のヒータ作動時に測定します．

E その他

加温加湿器は，電源を入れ，作動およびアラームの確認を行います．詳細な点検は難しいですが，治具が販売されている場合もあります．

- 定期点検は年1回以上行います．
- 装置の機能を確認し内容を決定します．

定期点検に必要な測定器を教えてください

人工呼吸器の定期点検では，換気量や流速などのボリュームを測定する機器と，吸気圧や呼気終末陽圧（PEEP）といった圧を測定する機器，酸素濃度を測定するための酸素濃度計（図1a），吸気時間や呼吸回数といった作動点検が可能な機器や駆動源である電源電圧や酸素・空気配管圧力の変化時の作動確認を行うための電圧調整器や圧力調整器（図1b），電気的安全性の必要項目を測定する機器（図2）が必要となります．気体は状態により体積（換気量）が変化するため，機器の取扱説明書の記載にある補正がかけられる機器を使用し，また，酸素濃度の影響を受けるため測定器で補正をかけられない場合には，21％もしくは100％の決められた値での測定が必要になります．

現在では，ガスの圧力，フロー，換気量，酸素濃度，ガス温度，湿度を1台で測定可能

8. 人工呼吸器に関する保守点検　173

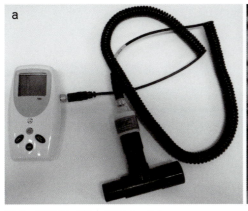
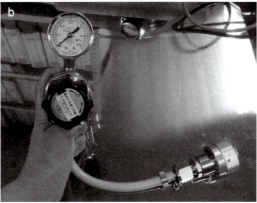

図1　測定器（単一パラメータ）
a：酸素モニタ（OX-300），b：配管圧力調整器．

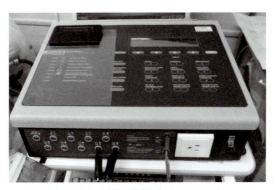

図2　医療機器安全解析装置（601ProXL）

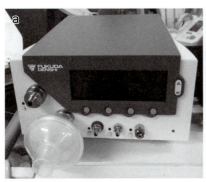
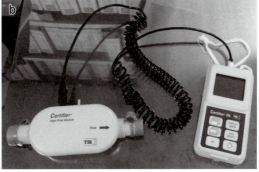

図3　マルチパラメータ測定器
a：フローアナライザ（PF-300），b：人工呼吸器テスト測定システム（MD4MD-4070T）．

　な機器（図3）も販売されており，これを使用することにより効率的に点検を行うことができますが，必要なトリガは小児，成人，高頻度換気などで異なり，また，コンスタントフローがある場合には測定位置の検討を行う必要があります．

174   I．人工呼吸器

- 換気量の測定は必要に応じて補正をかけ一定の状態で測定します．
- 測定器の接続位置などを装置に応じて決定します．

Q96 人工呼吸器や呼吸回路の滅菌や消毒方法について教えてください

　人工呼吸器使用後は，使用説明書および点検表に従って人工呼吸器本体，呼吸回路および加温加湿器を洗浄，消毒，滅菌する必要があります．現在では呼吸回路および加温加湿チャンバはディスポーザブル製品が多く販売されています．ディスポーザブル製品は単回使用となりますので使用後は適切に廃棄します．ただし，高頻度振動換気など換気方法によってはディスポーザブル製品の使用ができない機種や，温度プローブや呼気弁，フローセンサなど再使用が必要なパーツもあるため，滅菌や消毒を行う必要があります．

　清掃・消毒・滅菌を行う際は，使用した患者の感染症の有無を確認し，各医療機関の院内感染防止マニュアルなどに従ってマスクや手袋，ガウンなどにより感染予防策をとる必要があります．

　呼吸回路は「セミクリティカル器材」に分類されるので，高レベル消毒または中レベル消毒を行う必要があります．高レベル消毒が可能な消毒薬は，2％グルタルアルデヒドと0.1％塩素がありますが，グルタルアルデヒドは刺激性が非常に強いため，呼吸器関連機器を浸漬するために使用しません．また，塩素は金属に対して腐食作用があるため使用できない器材もあるので注意が必要です．消毒薬による消毒後は滅菌水によるすすぎ洗浄が推奨されます．滅菌水によるすすぎ洗浄が不可能な場合は，水道水ですすいだ後，アルコールで洗浄して強制空気乾燥し，細菌の増殖に最適な湿潤環境とならないように注意します．滅菌が可能な回路の場合には滅菌を行います．

　人工呼吸器本体は，「ノンクリティカル器材」になりますが，汚染があった場合には取扱説明書に記載のある消毒薬を用いて除染，消毒を行うこととなっています．しかし，院内使用環境ではみえない感染源が付着している可能性があるため，注意が必要です．本体に使用されている材質によっては薬剤で白化や割れる危険があるため，使用可能な薬剤はかわってきます．液晶パネルやタッチパネルはその素材や制御方法によって特性がかわるため注意が必要です．

　また，超極細繊維を使用した清拭クロスで汚れを拭き取り，再付着を抑制する構造をもった医療用ワイピングクロスも販売されています．

- 対応時には各医療機関の院内感染防止マニュアルなどに従って感染予防策をとります．
- 素材によって使用可能薬剤がかわるため，取扱説明書を確認します．

Q97 呼吸回路の交換の目安がありますか

　呼吸回路交換の時期について，日本集中治療医学会の「人工呼吸関連肺炎予防バンドル（VAPバンドル）」においても「頻回に交換しない」との表記があるように，明確な決まりはありません．

　使用中の呼吸回路を1週間以内に交換するほうが人工呼吸器関連肺炎のリスクは高く，一方，1週間以上継続使用した場合にVAPが増加するというデータは得られていないとされています．したがって現在のところ，使用中の呼吸回路を感染管理目的に日常的に交換することはしませんが，院内の基準に従って一定期間で交換する場合が多いとされています．ただし，目にみえる汚染，機械的損傷などを認めた場合は回路交換を行います．目にみえる汚染は患者の痰や血液による汚染が多くありますが，ネブライザ液によっては酸素と反応し赤褐色の付着物となる場合もあるため注意が必要です．

　また，ディスポーザブル呼吸回路の交換時期は，添付文書に示された期間も参考にします．なお，人工鼻使用下での呼吸回路の交換間隔についても明確な基準はありませんが，加温加湿器使用時と比較して短縮することはありません．

　回路交換時は，各医療機関の院内感染防止マニュアルなどに従ってマスクや手袋，ガウンなどにより感染予防策をとる必要があります．

- 呼吸回路交換時期の明確な決まりはありません．
- 汚染や破損があった場合には呼吸回路の交換を行います．

酸素療法用機器

Ⅱ

1 原理・基礎

Q 98 低酸素血症とはどのような状態ですか

A 低酸素血症の評価方法

肺の酸素化能は，肺胞気−動脈血酸素分圧較差（A-aDo₂）で評価します．

$$A\text{-}aDo_2 = PAO_2 - PaO_2 = [(P_B - P_{H_2O}) \times F_{IO_2} - PaCO_2/R] - PaO_2$$

PAO_2 は肺胞気酸素分圧，P_B は大気圧，P_{H_2O} は 37℃における飽和水蒸気圧，F_{IO_2} は吸入酸素濃度，$PaCO_2$ は動脈血二酸化炭素分圧，R は呼吸商となります．海抜 0 m，深部温 37℃，R 0.8，$PaCO_2$ 40 mmHg で，PaO_2 が 80 mmHg と仮定すると，A-aDo₂ は通常でも 10〜20 mmHg 程度あります．

B 低酸素血症の機序

1. 低換気

肺胞内が二酸化炭素で占拠されてしまうと（$PACO_2$ の上昇），肺胞内の酸素の分圧が少なくなり，低酸素血症をきたします．A-aDo₂ の開大はなく，換気を改善させれば，改善します．

2. シャント

換気されない肺胞に接した毛細血管を通過する肺血流をシャント血流と呼びます（図1）．シャントが小さければ，F_{IO_2} を上げることで酸素化を改善させることができます．しかし，大きなシャントがあると F_{IO_2} を上げても無効です（図2）．

シャントは A-aDo₂ の開大する低酸素血症であり，急性呼吸促迫症候群（ARDS），肺炎，無気肺などが代表的です．

3. 拡散障害

酸素は肺胞から血液に移行するまでの間のどこかに異常があると，酸素が拡散する速度が遅くなり，低酸素血症をきたします（Q4 参照）．この場合，安静時にも低酸素に陥りますが，運動時の低酸素血症と呼吸困難が特徴です．肺線維症，間質性肺炎，膠原病などが典型的です．A-aDo₂ が開大しますが，F_{IO_2} を上げることで酸素化の改善が得られます．

4. $\dot{V}/\dot{Q}$ 不均等分布

$\dot{V}/\dot{Q}$ の正常値は 0.8 です．この比が低下（$\dot{V}<\dot{Q}$）すると低酸素血症が生じます（図3）．$\dot{V}/\dot{Q}$ 不均等分布の際に PaO_2 を上げる最も効果的な方法は換気の分布を是正することと F_{IO_2} を上げることです（図4）．とりわけ慢性閉塞性肺疾患の患者では大きな $\dot{V}/\dot{Q}$ 不均等

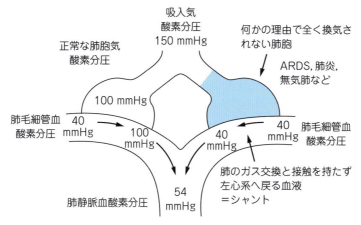

図1 シャントによる低酸素血症の機序

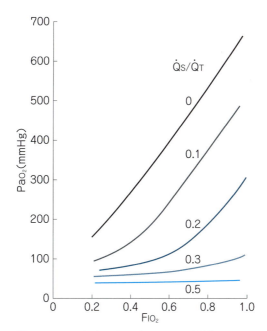

図2 シャント率，F_{IO_2} と P_{aO_2} の関係

があるとき，わずかな F_{IO_2} の上昇が著明な P_{aO_2} の増加をもたらす場合があります．

5. 不適切な吸入酸素濃度

不適切な吸入酸素濃度の設定でも低酸素血症になります．また標高 9,230 m の山だとすると気圧が低下するため，吸入気酸素分圧（気圧×A-aDo₂酸素濃度）は 43 mmHg となります．A-aDo₂ が正常でも低酸素血症になります．ただし，高地の低酸素血症は特殊な肺水腫機序も関連しており，単純に説明できるものではありません．

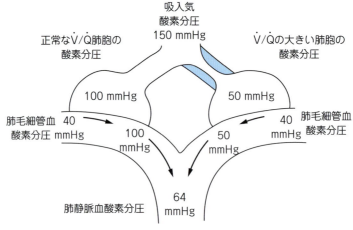

図3 換気血流比の不均等分布による低酸素血症の機序

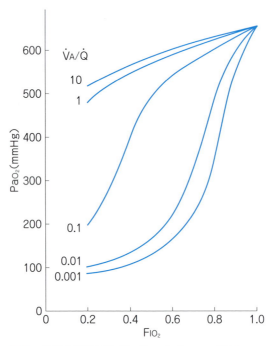

図4 換気血流比不均等, F_{IO_2} と P_{aO_2} の関係

- 低酸素血症の評価方法として, $A-aD_{O_2}$ があります.
- 低酸素血症の機序として, 肺胞低換気, シャント, 拡散障害, 換気血流比の不均等分布, 不適切な吸入酸素濃度, の5つがあります.
- 低酸素血症には, $A-aD_{O_2}$ が開大するものと, しないものがあります.

酸素療法の目的と適応を教えてください

A 目的

酸素療法とは，空気［吸入気酸素分画（F_{IO_2}）0.21］よりも高い濃度の酸素を投与して，動脈血酸素分圧（Pa_{O_2}）を維持して低酸素血症（hypoxemia）を治療し，最終的には組織への酸素供給を改善させ，低酸素症（hypoxia）を治療することにあります．結果として，低酸素血症に伴う各種症状，例えば呼吸苦や意識障害などを軽減するとともに，呼吸仕事量ならびに心仕事量の軽減などの効果が期待されます．肺胞に達した吸入酸素は，肺胞に接している肺血管の強力な血管拡張作用も有しているため，肺高血圧症の治療にも用いられています．

B 適応

空気呼吸下において，動脈血中 Pa_{O_2} が $Pa_{O_2} < 60$ mmHg，または $Sa_{O_2} < 90\%$ を下回った状態とされますが，患者個別の問題も考慮しなければなりません．また患者管理上，Pa_{O_2} が低下する懸念がある場合（術後，鎮静下の検査，処置の最中ならびにその後），酸素運搬の危機にあることが考えられる場合（出血，重症外傷），虚血に対して酸素運搬を少しでも維持しておきたい場合（急性心筋梗塞，種々の虚血など）も，同様に酸素療法の適応となります．なお虚血における酸素投与は，逆に虚血領域の活性酸素産生を助長し，かえって組織障害性に働くという意見があることも知っておくとよいでしょう．心筋梗塞における酸素投与も必要とする意見から，かえって虚血範囲を増加させ不整脈を誘発するとの意見もあります．

また，呼吸器疾患などの慢性呼吸不全の患者（肺気腫，アスベスト肺など）においては，在宅での酸素療法が医師より処方されている場合があります．これを在宅酸素療法（home oxygen therapy：HOT）と呼び，健康保険が適用されています．

高気圧環境下ではヘモグロビンに結合した酸素ではなく，物理的に血液に溶存している酸素，Pa_{O_2} が上昇するため，組織への酸素運搬が増加します．通常は大気圧の2倍の2気圧で1時間の高圧環境下で実施します．適応となる代表的な適応疾患としては，Buerger病，末梢血流障害，ガス壊疽や一酸化炭素中毒などがあります．その他，保険適用とされる疾患としては，腸閉塞，網膜動脈閉塞症，突発性難聴，骨髄炎，低酸素性脳障害，重症の熱傷や凍傷などがあります．

なお，上記適応に誤りがなければ，基本的に酸素療法自体に禁忌はありません．

C 酸素療法の目標

最低ラインとしては，Pa_{O_2} 60 mmHg以上あるいは Sp_{O_2} 90％以上で管理することになります．Sp_{O_2} が変動する患者も少なくありません．Pa_{O_2} が 60 mmHg を下回らない，Sp_{O_2} が

90％を下回らないように安全域を見越してSpO$_2$ 94％程度を目標として酸素投与を決定することは，実際的であり，ただちに害のあることとは考えられません．ただし，これは安全域を確保するという意味であって，必要以上の酸素投与にも利点があるためである，と勘違いしてはいけません．大まかに，通常はSaO$_2$ 94〜98％を目標として酸素流量を決定し，慢性肺気腫の患者においてはSaO$_2$ 88〜92％を目標とします．なお，PaO$_2$やSpO$_2$は酸素療法の必要性を示してくれるものですが，換気補助の開始を教えてくれるものではありません．したがって，PaO$_2$やSpO$_2$がよくても，呼吸回数が25回/以上であるや，異常な呼吸パターン（努力呼吸，陥没呼吸など）を呈している場合には，換気補助の必要性を常に考えておく必要があります．

在宅酸素療法の適応基準としては，大まかに空気呼吸で，PaO$_2$ 55 mmHg未満，睡眠時や運動時のPaO$_2$低下がある場合，SpO$_2$ 88％以下などがあります．

- 酸素療法の目的とは，組織の低酸素症を治療することにあります．
- 酸素療法の適応とは，PaO$_2$＜60 mmHg，またはSaO$_2$＜90％の場合で，その他，重症外傷，急性心筋梗塞，麻酔，鎮静薬使用処置検査後の短時間使用などです．
- 酸素投与の目標は，SaO$_2$ 94〜98％とし，慢性肺気腫の患者ではSaO$_2$ 88〜92％としますが，PaO$_2$やSpO$_2$は酸素療法の必要性を示してくれるものであっても，換気補助の開始を教えてくれるものではありません．

酸素療法の方法（低圧酸素療法・高気圧酸素療法）について教えてください

生体の正常な機能および生命を維持していくために，酸素は絶対不可欠な物質になります．主に酸素療法は，生体にとって酸素が欠乏状態に陥った場合の治療目的で行われます．酸素療法には，低圧酸素療法と高気圧酸素療法があります．

A 低圧酸素療法

低圧酸素療法は，通常の環境下（病室など）で酸素流量計を用いてFIO$_2$を高め吸入させる療法で，多くの病院で日常的に行われています．低圧酸素療法は，次にあげる3つのシステムに分けられます．鼻カニューラや簡易酸素マスクに酸素を流し室内空気とともに酸素を吸入する低流量システム，酸素流量計から専用器具に酸素を流すことで酸素濃度が設定でき，また患者の吸気流量以上のガスを流すことができる高流量システム，リザーバ付き酸素マスクなどのリザーバに酸素を溜め，リザーバ内の酸素を吸入することで高濃度の酸素投与ができるリザーバシステムなどがあります．

B 高気圧酸素療法

　高気圧酸素療法は，特殊な装置の中に入りその装置内の気圧を上げた環境下で酸素を吸入する療法で，この装置を使用した治療を高気圧酸素治療（hyperbalic oxygen therapy：HBO）といいます．

　酸素は主にヘモグロビンに結合（結合型酸素）して全身へと運ばれますが，血液に溶け込んで運ばれる溶解型酸素も存在します．通常，溶解型酸素は全体の酸素含量のわずか1.5％程度と少ないですが，例えば，2.8気圧の高気圧環境下で酸素吸入をすると，溶解型酸素の割合は25％程度まで増え高気圧酸素治療の効果が発揮されます．この溶解型酸素の増加によって末梢組織まで酸素を届けることができ，このことで酸素の生理的効果が発揮されます．また，化学的効果として嫌気性細菌などに対して酸素の殺菌作用で治療する方法や，物理的効果として空気塞栓や減圧症などに対して圧をかけ，血管内などで気泡化したガスを小さくし溶解させて血管内から排出させる治療などがあります．

1. 第1種治療装置

　1名の患者を収容する装置で，装置内を酸素で加圧する方式と，装置内を空気で加圧し，その中で患者だけに酸素を吸入させる方式があります．

2. 第2種治療装置

　複数の患者を同時に収容することができ，かつ，患者とともに治療に従事する医療職員を収容することができる装置です．加圧の方式は空気のみに限定され，その中で患者だけに酸素を吸入させます．第2種治療装置の場合，酸素での加圧はいかなる場合も行ってはいけません．

[低圧酸素療法]
- 一般的に行われている酸素流量計と鼻カニューラやマスクなどを使用した吸入療法です．
- 低流量システムは，鼻カニューラや簡易酸素マスクに流れている酸素と室内空気を同時に吸入するため，その割合でF_{IO_2}が変化します．
- 高流量システムは，室内空気を吸入しないようにマスク内に患者の吸気流量以上のガスを流し酸素濃度も設定できるシステムで，安定したF_{IO_2}が保たれます．
- リザーバシステムは，高濃度のF_{IO_2}が保たれます．

[高気圧酸素療法]
- 特殊な装置の中に入り，装置内の気圧を上げ高気圧環境下で酸素吸入を行う治療です．
- 酸素の生理的効果，化学的効果，物理的効果を利用しています．

ハイフローセラピーとは何ですか

鼻カニューラで21〜100%まで設定でき最大流量60 L/分まで流せるハイフローセラピー（高流量療法）が，平成28年度診療報酬の改定により新設されました．

A　ハイフローセラピー

鼻カニューラによる低流量システムでは，6 L/分を超える使用は鼻粘膜への刺激や乾燥をもたらすため推奨されないことや，鼻カニューラの径が細く抵抗が高いため高流量のガスを流せないなどから吸気流量を上回る酸素を流すことはできません．しかしながら，ハイフローセラピーでは専用の高流量を流せる流量計を使用し，鼻カニューラの径を太くすることで最大流量60 L/分まで流すことができ，また人工呼吸器の加温加湿器を使用し十分加温加湿することで鼻粘膜への刺激や乾燥が抑えられ，高流量のガスを鼻腔に負担がかからずに流すことができます．この療法は21%から設定できるという意味では，一般的な酸素療法の区分に入りませんが，専用の鼻カニューラと専用装置を使用することで，呼吸療法の広い範囲をカバーできる療法です．しかしながら，ハイフローセラピーの装置一式が高価であること，呼吸回路および専用鼻カニューラのコストがかかるため，一般的な鼻カニューラでの低流量システムのように気軽にたくさんの症例に使用するというより，有効な症例を選び使用していく必要があります．

B　ハイフローセラピーの特徴

①鼻カニューラを使用しているため，飲食や会話ができ生活の質（QOL）の維持ができます．
②加温加湿することで吸気流量以上のガスを流すことができ，安定したF_{IO_2}を保つことができます（最大60 L/分程度）．
③21〜100%まで（装置により若干違いがあります），自由に酸素濃度が設定できます．
④高流量のガスを鼻腔内に流すことで，鼻腔内に溜まった呼気ガスを洗い流す効果もでき，解剖学的死腔を減らすことで酸素化のみならず二酸化炭素排出にも有利になります．
⑤鼻腔内に高流量のガスを流すため，呼気終末陽圧（PEEP）様効果が期待できます．
⑥高流量のガスが流れているため，吸気時に吸いやすく呼吸のサポートになり呼吸仕事量が軽減されます．
⑦鼻腔内の乾燥を防ぐことができ，気道の線毛運動の機能の維持および向上が期待できます．
⑧低流量システム，高流量システム，リザーバシステムのすべての低圧酸素療法がカバーできます．

POINT
- 侵襲的な人工呼吸管理期間の短縮化や回避の可能性が増えます.
- 低圧酸素療法では,症状や治療経過に応じてさまざまな器具を選択し交換する必要がありますが,1つのデバイスで対応可能になります.

Q 102 酸素流量計の種類と構造について教えてください

A 種 類

酸素流量計の種類は,流量設定をフロートの浮き具合で調整するフロート式流量計と,ダイヤルの数値をあわせるダイヤル式流量計があります.フロート式流量計は構造の違いから大気圧式と恒圧式(図1)の2種類に分けられます.

B 構 造

1. 大気圧式

大気圧式は,流量調整ノブの先端位置がフロートより医療ガスの配管端末器(アウトレット)側にあります.そのため流量計の内部に配管内の圧力の影響がなく,フロートは大気圧の状態の中で浮かせて流量を調整します.

2. 恒圧式

恒圧式は,流量調整ノブの先端位置が流量計の出口側にあるため,流量計内部は配管内と同じ圧がかかっている状態のまま,フロートを浮かせて流量を調整する構造になっています.恒圧式の見分け方としては,配管端末器に接続した瞬間に一瞬だけフロートが浮き上がることや,流量の目盛りの横に圧力の記載(0.4 MPaなど)があることで判別できます.

3. ダイヤル式

ダイヤル式(図2)は,ハンドルでダイヤルを回すと内部の流量目盛りに応じた孔があるオリフィス板が回り,孔の大きさにより酸素流量が決定され簡単に精度の高い調整が可能になります.

II．酸素療法用機器

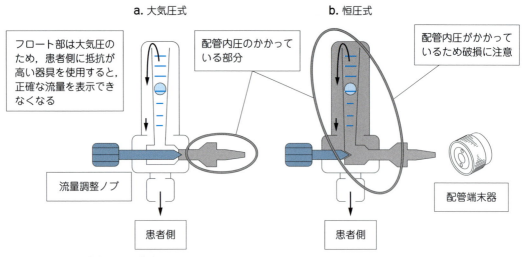

図1　フロート式流量計の構造

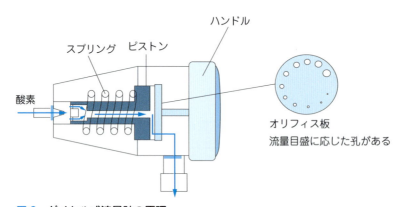

図2　ダイヤル式流量計の原理
（小池メディカル社資料を参考に著者作成）

[大気圧式]
・鼻カニューラや簡易酸素マスクに使用できますが，高流量システムには使用できません．
[恒圧式]
・低流量システムからベンチュリマスクなどの高流量システムに使用できます．

酸素療法の合併症を教えてください

A 乾燥

医療ガスの湿度はほぼ0%です．酸素流量3 L/分以上では，医療ガスは加湿するべきです．医療ガスの加湿方法としては，人工鼻や気泡方式が一般的です．気泡方式の場合，加湿水の管理が不適切ですと，ここが細菌感染の温床になりえます．

B 引火性，爆発性

レーザを用いる手術や処置時，気管切開時の電気メスの使用など，酸素投与下でのこれらの使用は引火，爆発の危険があります．酸素は発火を誘発する可能性を常に注意しておく必要があります．

C 酸素流量間違い，開栓忘れ

酸素療法を開始することによって，医療に関連した間違いが発生する機会が生まれます．酸素流量間違い，酸素ボンベの開栓忘れ，酸素ボンベの残量確認忘れ，空ボンベからの酸素吸入などがありえます．これらはいずれも患者を危険にさらす可能性が出てきます．

D 不適切な酸素マスク，カニューラの使用

酸素マスクには大きく酸素流入ポート，ポートの一方向弁，マスク側面の穴，およびその部位の一方向弁，リザーバ部分などから構成されます．基本的に酸素マスクによる酸素投与は低流量式であり，患者の分時間気量を十分に上回った流量を投与することはまれです．そのため，フェイスマスクは，適度に密閉される必要であると同時に，適度に空気を吸入できるルーズさが，顔面皮膚とマスクの縁との間に必要です．患者によっては非常に密着するために，フェイスマスクが逆に呼吸苦の原因になっている場合があります．器具を熟知したうえで使用することが重要です．

鼻閉のある人に対する経鼻カニューラは効果がありません．経鼻カニューラ，フェイスマスクなどで顔面部分や耳かけの部分で褥瘡が発生し，時に深刻な事態に発展する場合もあります．

E 酸素毒性

本項目はQ13も参照してください．酸素毒性が最も影響を与える部位は肺と中枢神経系といわれています．毒性は投与された酸素濃度とその期間により決定されます．濃度が高ければ高いほど，投与期間が長ければ長いほどダメージが多いといえます．中枢神経系の異常として，振戦や痙攣などがありますが，それは1気圧以上の環境でのことです．しかし，肺の傷害は臨床的に用いる酸素濃度の範囲で十分に起きます（表1）．高濃度酸素に長

表1 **100%酸素に曝露したときの生体反応**

曝露時間	生体反応
0〜12	・正常の肺機能 ・気管・気管支炎 ・胸骨裏面の胸痛
12〜24	・肺活量の低下
25〜30	・肺コンプライアンスの低下 ・P（A-a）o_2の増大 ・労作時のPo_2低下
30〜72	・肺拡散能の低下

（Wilkins RL et al：Egan's Fundamentals of Respira-
tory Care, 9th Ed, Mosby-Elsevier, St. Lousi, p870,
Table 38-2, 2008 を参考に著者作成）

時間曝露すると，気管支肺炎と同様の症状，変化があらわれてくるといわれています．胸部X線像でも，特に下肺野に斑状の浸潤影がみられるでしょう．吸入酸素は最初に毛細血管内皮細胞を傷害し，引き続いて間質の浮腫，肺胞-毛細血管膜の肥厚をきたします．その後，Ⅰ型肺胞細胞が破壊され，Ⅱ型肺胞細胞の増殖が始まります．浸潤期に入ると，肺胞は液体で満たされ換気血流比の不均等分布，シャントから逆に低酸素血症になります．最終的には肺胞内に硝子膜が形成され，肺の線維化が進み，肺高血圧へ移行していきます．これらの変化による低酸素血症を，吸入気酸素の上昇をもって対処しようとすると，さらにこの変化が助長され，低酸素血症が悪化します．一方で，低いF_{IO_2}で管理できれば，これらの変化が軽快する可能性もあります．

Q13でも述べたとおり，これらの一連の変化には，フリーラジカル（活性酸素）による細胞，組織障害が関与していると考えられています．100%酸素吸入は，可能ならば24時間以内に収めるべきです．F_{IO_2} 0.7で2日，F_{IO_2} 0.5で5日以内が許容範囲の目安です．

F 吸収性無気肺

通常は血液に吸収されない窒素が肺胞内にあるため，窒素の分圧によって肺胞が虚脱せずにいます．しかし，酸素療法によりP_{AO_2}が高値となると，肺胞内の窒素が洗い出されます．これを脱窒素といいます．すると，肺胞内には分圧を維持するガスがなくなるため肺胞の虚脱が起きるとされます．これを高濃度酸素吸入による吸収性無気肺といい，$F_{IO_2} >$ 0.5では起こりうると考えられています．

G CO_2ナルコーシス

通常，Pa_{CO_2}が変動すると，頸動脈小体や大動脈小体の化学受容体から延髄や橋の呼吸中枢に対して，呼吸を促進させるような正のフィードバックがかかります．しかし慢性肺気腫の患者では，慢性的な動脈血二酸化炭素の貯留（Pa_{CO_2}の上昇）から，頸動脈小体や大動脈弓にある化学受容体の延髄や橋といった呼吸中枢へのフィードバックが，Pa_{CO_2}からPa_{O_2}に変化しています．この状態で酸素投与を行って急激にPa_{O_2}を上昇させると，呼吸中枢では換気需要がないとの負のフィードバックが起こり，呼吸回数が抑制され二酸化炭素の貯留が起こり，意識障害が起きます．これをCO_2ナルコーシスといいます．呼吸回数

が抑制されて，分時間気量が20％低下すると，$Paco_2$で約20～23 mmHg上昇することが知られています．肺気腫をはじめとする慢性の高二酸化炭素血症患者に対する高濃度酸素投与，特に $Pao_2>60$ mmHg となるような投与は厳重な注意が必要です．

H 疾患特有の問題

　小児の先天性心疾患で心内に，左右，右左シャント疾患を有している場合には，酸素投与による肺血管抵抗の低下は，それまでバランスを維持していた全身血管抵抗とのバランスを崩し，肺体血流比，Spo_2を大きく変化させる可能性があります．特に，左室低形成症候群などで問題となります．酸素投与は，パラコート中毒の肺傷害，ブレオマイシンによる肺線維症を悪化させるかもしれません．$Pao_2>80$ mmHg では未熟児網膜症にも注意が必要です．これらは酸素投与が禁忌というわけではありませんが，投与時に厳重な注意が必要です．

- 高濃度酸素の長時間投与は回避しなければならず，その許容範囲は，100％酸素吸入ならば24時間以内，Fio_2 0.7で2日，Fio_2 0.5で5日以内です．
- 慢性肺気腫患者では，呼吸調節のフィードバックが $Paco_2$ から Pao_2 に変化しているので，酸素投与による呼吸抑制が生じて $Paco_2$ が上昇し，CO_2ナルコーシスという意識障害が発生します．
- 酸素療法には，乾燥，引火，酸素流量間違い，ボンベ開栓忘れ，マスクやカニューラなどの不適切仕様による褥瘡など，多岐にわたる合併症があることを熟知するべきです．

2 低圧酸素療法用機器

Q104 低圧酸素療法に用いられる器具にはどのようなものがありますか

　酸素療法では，吸入酸素濃度（F_{IO_2}）を高めるためにさまざまな器具および吸入方法が存在します．酸素吸入方法は，低流量システム，高流量システム，リザーバシステムに分類されます．

A　低流量システム（図1）

　鼻カニューラや簡易酸素マスクに酸素流量計で酸素を流し，室内空気とともに吸入することでF_{IO_2}を高める方法を低流量システムといいます．低流量とは患者の吸気流量（1回換気量）以下のガスの供給を示します．F_{IO_2}は，一定流量の酸素とそのとき吸入した空気の割合で決定される（鼻腔内やマスク内に溜まった酸素も影響します）ため実際の濃度はわからず，また吸気流量は一定ではないため酸素濃度も安定しません．

1．鼻カニューラ

　鼻カニューラは，鼻腔から酸素を供給する器具で安価で簡便のため広く使用されています．酸素吸入をしながら会話や食事，口腔ケアもできますが，鼻腔に直接酸素が流れるため粘膜を刺激することや，酸素流量をあまり上げても酸素濃度上昇が期待できないため，通常は6 L/分以下の使用が勧められています．

2．簡易酸素マスク

　マスク内に酸素を流すためマスク内に溜まった酸素も吸入でき，比較的酸素濃度を高く保つことができる一方，呼気ガス中の二酸化炭素がマスク内に残らないよう，酸素流量は

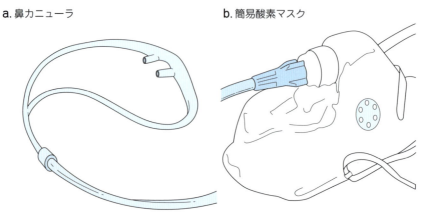

a. 鼻カニューラ　　　　b. 簡易酸素マスク

図1　低流量システム

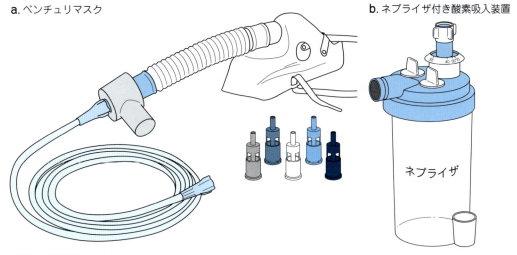

a. ベンチュリマスク　　b. ネブライザ付き酸素吸入装置

図2　高流量システム

5 L/分以上を推奨しています．少ない酸素流量では，マスク内の二酸化炭素が十分ウォッシュアウトできず，$Paco_2$が上昇する可能性があるため注意が必要になります．

B 高流量システム（図2）

　一般的な成人の吸気流量を考えると，1回の換気量は約500 mL，それを約1秒で吸入しているため平均吸気流量は30 L/分になります．この流量を保ったまま酸素濃度を設定したガスを流すことで，流れてきたガスだけで患者の吸気流量分を賄うことができます．ベンチュリマスクやネブライザ付き酸素吸入装置を使用することで，一定の酸素濃度の設定，かつ高流量のガスを流すことができ，マスクの呼気孔や顔の隙間などから室内空気を吸入することなくF_{IO_2}を安定的に保つことができます．このように，患者の吸気流量以上のガスを流すことができる酸素投与システムを高流量システムといいます．このシステムを使用することで，患者のF_{IO_2}を推測できますが，吸気流量の速い患者では，高流量システムからのガスだけでは追い付かず，まわりから室内空気を吸入し酸素濃度は低下するため注意が必要になります．

1．ベンチュリマスク

　ベンチュリマスクは数種類の酸素濃度別に色分けしたダイリュータ（希釈器）を選択し取り付け，指定された酸素流量を加えることで，酸素濃度が各24％，28％，31％，35％，40％，50％でそれぞれ30 L/分以上のガスを流すことができるマスクになります．その他，空気取り入れ口の窓の大きさをかえるダイヤルを回すことで，酸素濃度の設定ができるマスクもあります．

2．ネブライザ付き酸素吸入装置

　ネブライザ付き酸素吸入装置は，空気取り入れ口の窓の大きさをかえることで酸素濃度を調整し，同時に滅菌蒸留水をボトル内から吸い上げ，微小なエアロゾルを発生させます．
　ただし，高流量システムの利点である30 L/分の吸気流量以上を流したいときの酸素濃度の限界は，15 L/分流すことができる酸素流量計を使用しても60％程度となります（酸素：空気は1：1）．これ以上の酸素濃度にも設定できますが，空気の取り込み量が減るた

a. リザーバ付き酸素マスク　　　　　　　　　　　　b. リザーバ付き鼻カニューラ

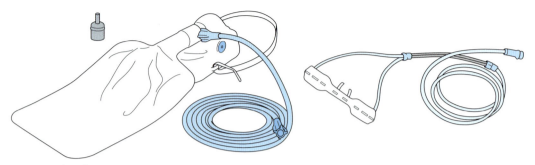

図3　リザーバシステム

めトータルフローが落ちます．結果的に，マスクの開口部などから室内空気を吸入してしまい，F_{IO_2}は設定値より低くなってしまいます．

製品によっては，トータルフローを30 L/分以上を保ちF_{IO_2}を安定したまま98％まで設定できるネブライザ付き酸素吸入装置もあります．

C　リザーバシステム（図3）

呼気相の間にリザーバ内に酸素を溜め，吸気時に流れている酸素とリザーバ内に溜まった酸素を吸入することで高濃度のF_{IO_2}を保つことができるシステムになります．

1．リザーバ付き酸素マスク

マスクとリザーバの間と，マスクの両側の穴に一方向弁がついており，これによりリザーバ内に呼気ガスが流入するのを防ぎ，また吸気時にマスクの両側の穴より室内空気が入るのを防ぐ構造になっています．酸素流量はマスク内の呼気ガスの再呼吸を防ぐ意味で最低6 L/分以上が望ましく，呼気相の間にリザーバ内に酸素が溜まり，吸気時には流れている酸素とリザーバ内に溜まった酸素を吸入します．もしリザーバが膨らまない場合は，酸素流量が少ないか，換気量が多いということになります．

2．リザーバ付き鼻カニューラ

鼻の酸素流出口にリザーバがついたものや，ペンダントのように胸元にリザーバがついたものがあり，高濃度の酸素投与が目的というより酸素の消費量を減らす目的で使用される場合が多くあります．

[低流量システム]
- 低流量システムは一般的に行われている酸素療法で，鼻カニューラ，簡易酸素マスクを使用して室内空気とともに酸素を吸入するシステムです．
- F_{IO_2} は，そのときの呼吸の状態で変化するため正確なところはわかりません．

1．鼻カニューラ
- 装着時の不快感が少なく，長時間の使用が可能です．
- 会話，食事，口腔ケア，去痰の妨げになりません．
- 体動の制限が少ないです．
- 安価で操作が簡単です．

2．簡易酸素マスク
- 鼻カニューラより高い F_{IO_2} を提供できます．
- 口呼吸でも使用できます．
- 着脱が容易です．

[高流量システム]
- 酸素濃度を設定したガスを患者の吸気流量以上で送っているため，F_{IO_2} は安定します．
- 患者の吸気流量以上のガスを送ることができ，呼吸パターンにあまり関係なく安定した F_{IO_2} を保つことができます．
- 推奨酸素流量が刻印されているため，酸素流量設定がわかりやすいです．
- 流量が多いため，マスク内のガスを再呼吸することがほとんどありません．
- 室内空気を多く取り込むため室内の湿度と温度が供給ガスに反映され，酸素濃度50%以下ではある程度湿度が保たれます．

[リザーバシステム]
- リザーバシステムは，高濃度の F_{IO_2} を保つことができます．
- 高濃度の酸素投与ができます．
- マスクタイプでは口呼吸でも酸素投与ができます．
- 着脱が容易です．

ベンチュリマスクの原理を教えてください

ベンチュリマスクでは，ベルヌーイの定理に基づくベンチュリ効果を利用した器具を用いています．ベルヌーイの定理は，「$1/2\rho V^2 + \rho gh + P = $ 一定」であるので，流れ（V）が遅い場合の圧（P）は高く，流れ（V）が速い場合の圧（P）は低くなります．

ρ：流体密度　V：流体速度　g：重力加速度　h：高さ　P：圧力

A　ベンチュリ効果（図1）

ベンチュリ効果は，図1のように酸素を流し，管の途中に狭窄を作ることでその狭窄部分の流速が高くなり，側圧が低下することを利用して外気を取り込む効果のことをいいます．

Ⅱ．酸素療法用機器

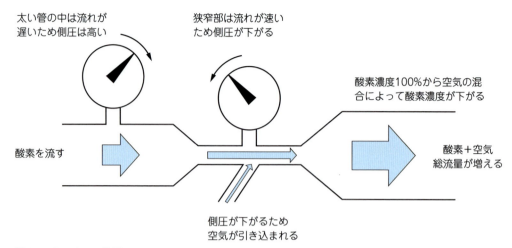

図1　ベンチュリ効果

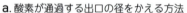

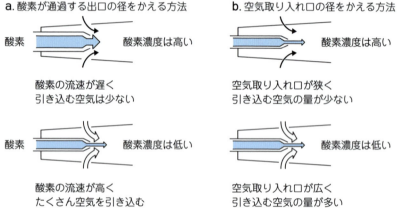

図2　酸素濃度調節の原理

B 酸素濃度調節の原理（図2）

　ベンチュリ効果を利用しますが，一般的には2種類あり酸素が通過する出口の径をかえることで調整する方法と，空気取り入れ口の径をかえることで調整する方法があります．
このときの酸素濃度は次の式であらわすことができます．

$$酸素濃度 = \frac{酸素流量 \times 100 + 空気流量 \times 21}{総流量}$$

マスクなどに供給される総流量は次の式であらわされます．

$$総流量 = \frac{100 - 21}{設定酸素濃度 - 21} \times 酸素流量$$

POINT
- ベンチュリマスクは，酸素の通り道に狭窄部を作ることで流速を高め，そこから空気を引き込みます．
- 表示されている最適酸素流量を流すことで，トータルの流量が30 L/分を超える設定にできます．

Q106 酸素療法用機器の取り扱い上の注意点を教えてください

A 鼻カニューラの取り扱い上の注意点

①F_{IO_2}は患者の呼吸パターンにより変化します．
②口呼吸の場合には使用できません．
③酸素チューブが接触する耳介部分などの発赤や潰瘍に注意が必要です．
④6 L/分を超える使用は，鼻粘膜への刺激や乾燥をもたらすため推奨されません．
⑤6 L/分を超える使用をしてもF_{IO_2}の上昇はあまり期待できません．

B 簡易酸素マスク（図1a）の取り扱い上の注意点

①F_{IO_2}は患者の呼吸パターンにより変化します．
②5 L/分以下の使用では呼気ガスの再吸入によるPa_{CO_2}の上昇のおそれがあります．
③ゴム紐が接触する耳介部分などの発赤や潰瘍に注意が必要です．
④顔とマスクの間に隙間がないように装着します．

C 高流量システム（図1b）の取り扱い上の注意点

①高流量システムは抵抗の高いところに酸素を流すことになるため，抵抗に左右されない恒圧式酸素流量計を使う必要があります．
②酸素濃度60％を超える設定ではトータルフローを30 L/分以上に設定できません（一部98％まで設定できる機器もあります）．
③空気取り入れ口を塞いだり，マスクまでの抵抗を増やすと十分な総流量が得られないばかりか，酸素濃度が上昇するなど酸素濃度が不安定になります．
④指定された最適酸素流量以下で使用するとトータルフローが患者の吸気流量以下になります．
⑤マスクを正しく装着しないと室内空気を吸入してしまい，F_{IO_2}が低下する可能性があります．
⑥室内空気の取り込み音やネブライザ使用時の音が大きいことを考慮し使用します．
⑦ネブライザ使用時は過剰な加湿にならないよう注意します．

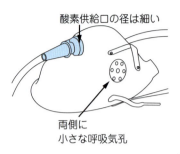
a. 簡易酸素マスク

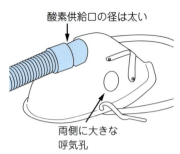
b. 高流量システム用マスク

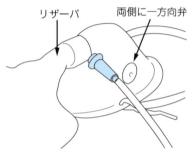
c. リザーバ付き酸素マスク

図1　各マスクの特徴

⑧ゴム紐が接触する耳介部分などの発赤や潰瘍に注意します．

D　リザーバ付き酸素マスク（図1c）の取り扱い上の注意点

①マスクを正しく装着しないと室内空気を吸入してしまい，F_{IO_2}が低下する可能性があります．
②深い大きな呼吸を繰り返している場合や，酸素流量10 L/分以下で使用する場合は，酸素マスクの側面についている一方向弁の1つをはずします．
③呼気ガスの再吸入を防ぐために酸素流量は6 L/分以上で使用します．

- 鼻カニューラや簡易酸素マスクは，患者の呼吸状態によりF_{IO_2}が変化します．
- 高流量システムは，恒圧式酸素流量計を使用します．また，患者の吸気流量以上のガスを流すことで，安定したF_{IO_2}を保つことができます．
- リザーバ付き酸素マスクは，室内空気がマスクの隙間などから入らないよう正しく装着することと，リザーババッグが膨らんでいることを確認します．

Q107 酸素の加湿は必要ですか

　呼吸をすると空気は上気道から下気道を通過して肺へと流れていきます．上気道では，異物などを捕らえることや，空気を温め加湿するという役割があります．特に，鼻腔は空気の入る最初の入口になり，大きなほこりやゴミなどを取り除き，さらに粘液により小さなゴミや細菌などを捕らえます．また，空気は鼻粘膜の表面の粘液により加湿され，たくさんの血流により温められます．もし鼻粘膜が乾燥してしまうと，粘液で異物を捕らえることができなくなり，また線毛の運動も機能しなくなるため，感染症などのリスクが高まるばかりでなく，加湿能も落ちることで下気道へ乾燥ガスを通過させる可能性があります．
　医療ガスは乾燥したガスであるため，酸素の割合が多くなるとその分湿度が下がることになります．しかしながら，一般的な呼吸の1回換気量500 mL程度，吸気時間1秒のところに鼻カニューラで酸素1 L/分流すことを計算すると，酸素は1秒間で約16 mL流れることになり，1回の呼吸の500 mL中の16 mLが乾燥した酸素で，残りの484 mLが室内の湿度の空気ということになります．乾燥ガスの割合は少なく，このため粘液などへの影響は少ないと考えられます．ただし酸素流量が増えていくと，例えば酸素流量2 L/分では酸素33 mL，空気467 mLの割合です．3 L/分で酸素50 mL，空気450 mL，4 L/分で酸素66 mL，空気434 mL，5 L/分で酸素83 mL，空気417 mL，6 L/分で酸素100 mL，空気400 mLの割合となり，6 L/分まで酸素流量が上がると全体の20％まで占めてしまうことになります．鼻粘膜への影響は室内の湿度を上げることで解決できるかもしれませんが，問題は乾燥した酸素を直接鼻腔内に吹き付けることによる刺激にあります．

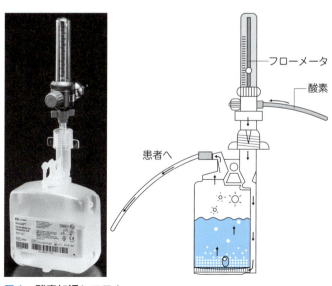

図1　酸素加湿システム
（写真はコヴィディエンジャパン社より許諾を得て転載）

自覚症状を検討した報告によりますと4L/分では鼻腔への刺激症状が強く，不快に感じる患者が多いとあります．

簡易酸素マスクや高流量システムでは，酸素と空気が混合されてから流れてくるため乾燥ガスが直接あたることはなく，ベンチュリマスクで40%までは（酸素流量に関係なく）酸素加湿の有無で自覚症状に差はないとの報告があります．

図1に酸素加湿システムの例を示します．

日本呼吸器学会肺生理専門委員会，日本呼吸管理学会酸素療法ガイドライン作成委員会（編）の「酸素療法ガイドライン」では，以下のように示されています．

[鼻カニューラの場合]
- 酸素流量3L/分までは，あえて加湿する必要はありません．

[ベンチュリマスクの場合]
- 酸素濃度40%までは，（酸素流量に関係なく）あえて加湿する必要はありません．

理由として，
- 天然の加湿器である鼻腔を介して呼吸をしているため．
- 1回換気量に占める配管からの乾燥酸素の割合が少ないため．
- 酸素を加湿しないことにより気道から失われる水分量は極めて少ないため．
- 室温で使用する酸素流量計用の加湿器の加湿性能は低いため．
- 酸素加湿の有無で自覚症状に差がないという報告があるため．
- 加湿器用蒸留水の細菌汚染が報告されているため．

[その他]
- 気管切開患者や手術などで鼻腔に加湿能力が低い患者に対して酸素加湿は必要です．
- 鼻腔，口腔の乾燥感を強く訴える場合は柔軟に対応する必要があります．

Q108 ボンベの塗色と保管方法を教えてください

酸素の配管端末器（アウトレット）の識別色は緑色ですが，酸素ボンベの塗色は黒色で同じ酸素でありながら色が違うため注意が必要です．一方，緑色のボンベは二酸化炭素になります．このように同じ酸素であっても配管端末器とボンベの色が統一されていないため，ボンベを使用するときは必ず医薬品ラベルや添付文書を確認するようにします．

配管端末器の識別色は，日本工業規格のJIS T 7101「医療ガス配管設備」で，ボンベの塗色は高圧ガス保安法の関連法規である「容器保安規則」にて定められており統一されていないのが現状です（表1）．

A ボンベの保管方法（図1）

①ガスの種類は区分して保管します．
②空になった容器は図1のような表示をします．

表1 「医療ガス配管設備」の配管端末器の識別色と「容器保安規則」のボンベの塗色

ガスの種類	配管端末器の識別色 JIS T 7101 ［医療ガス配管設備］	ボンベの塗色 ［容器保安規則］
酸　素	緑	黒
空　気	黄	ねずみ色
吸　引	黒	—
亜酸化窒素	青	ねずみ色
二酸化炭素	橙	緑
窒　素	灰	ねずみ色

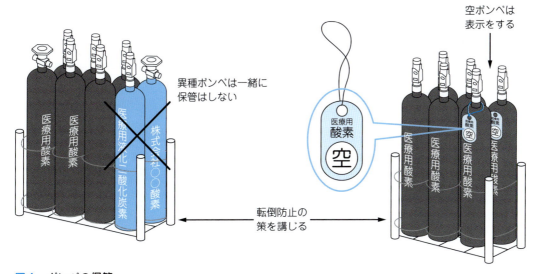

図1 ボンベの保管
（小池メディカル社資料を参考に著者作成）

③置き場の周囲2m以内は火気厳禁とします．
④容器は常に40℃以下に保ち，部屋の換気に心がけます．
⑤転倒防止の策を講じます．

B ボンベの取り扱い上の注意点

①ボンベは重いため容器は丁寧に扱い，転倒などに注意します．
②使用する前に，医薬品ラベルや添付文書でガス名の表示の確認をします．
③火気（煙草，ライター，カイロなど）と引火性物質は厳禁で消火器の用意をしておきます．
④圧力調整器に油脂類は絶対に付着させてはいけません．
⑤バルブはゆっくりと開け，急激な操作は発火の可能性があります．

II. 酸素療法用機器

- 酸素の配管端末器の識別色は JIS で緑色，ボンベの識別色は高圧ガス保安法で黒色です．
- 酸素は緑色であるという思い込みはしないようにしましょう．
- 二酸化炭素ボンベに流量計付き圧力調整器をつけた状態で保管してはいけません．
- 酸素ボンベと一緒に異種のボンベを保管してはいけません．

Q109 ボンベ用圧力調整器の構造を教えてください

医療ガス配管の配管端末器（アウトレット）の圧は約 0.4 MPa に対して，一般的な酸素ボンベの充填圧力は 14.7 MPa になります．ボンベ内圧は非常に高く，高い内圧を低い圧に下げる圧力調整器が必要になります．

A 圧力調整器の構造（図1）

酸素流量計をボンベに接続しバルブを開けると，一次圧室にボンベの内圧が伝わります．このままの内圧では圧力に耐えられなく破損（破裂）してしまうことになるので，圧力調整器の減圧部で自動的に圧を下げ，二次圧室は適正な圧力に調整され安全に酸素を流すことができるようになります．

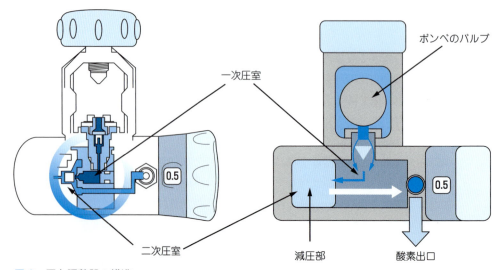

図1 圧力調整器の構造
（小池メディカル社資料を参考に著者作成）

2. 低圧酸素療法用機器　201

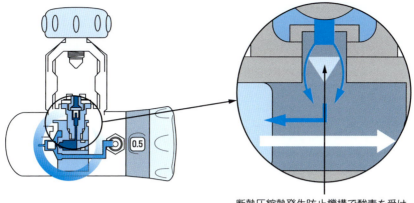

断熱圧縮熱発生防止機構で酸素を受け、酸素を一気に進入させない構造

図2　断熱圧縮熱発生防止機構
（小池メディカル社資料を参考に著者作成）

B 断熱圧縮

　急激にボンベのバルブを開放して，圧力調整器内に高圧の酸素を一気に入れると，断熱圧縮により高温になります（急激に大気圧から 14.7 MPa に圧を上昇させると 20℃であった内部温度が 900℃以上になることもあります）．このとき，内部に塵，アルミ粉，油分などが存在すると爆発や発火につながるおそれがあるため，酸素ボンベのバルブをゆっくり開けることが必要です．
　また，構造的にも工夫がなされ断熱圧縮熱発生防止機構（図2）を設けている製品もあります．

- 圧力調整器は，ボンベ内圧を減圧して酸素流量計などを安全に使用できるようにします．
- ボンベのバルブはゆっくり開けましょう．急激に開けると断熱圧縮による熱の発生で発火するおそれがあります．
- ボンベとの接続口に，塵，アルミ粉，油分などつかないように注意が必要です．

3 高気圧酸素療法装置

Q110 原理について教えてください

A 治療装置の構造

　高気圧酸素治療（HBO）は大気圧より高い環境下で患者に高濃度の酸素を吸入させ，酸素不足の改善を図る治療法，高気圧環境下に曝露させ物理的に血管内のガス泡の容積を圧縮させる治療法，酸素のもつ毒性を利用した治療法です．

　大気圧より高い環境圧力を作り出すためには，通称「タンク」と呼ばれる圧力容器が使われる「圧力容器本体」と，その内部の圧力制御，温・湿度制御，換気，視聴覚などをすべて制御および監視する「操作制御装置」があります．加圧供給するのは，治療用空気または純酸素の組み合わせで製造制御する「供給装置」があります．「圧力容器本体」，「操作制御装置」，「供給装置」の組み合わせを高気圧酸素治療装置と呼んでいます．

　圧力容器の大きさにより許容される患者を収容し，大気圧より2～3倍の治療用空気または純酸素で加圧します．さらに圧力容器内部の患者は，純酸素を吸入することで酸素運搬を司る赤血球のヘモグロビン（Hb）以外の動脈血の血漿成分に酸素が溶け込み，いわゆる溶解型酸素を増やし肺から全身の毛細血管まで灌流し，局所的に酸素欠乏組織に陥ったところを改善することを目的としています．

　また，古くから減圧症や空気塞栓症の患者に対しても治療が行われてきました．これは，体内に蓄積された不活性ガスを長時間かけて減圧していくことで閉塞を起こしている血管内のガス泡の体積を物理的に圧縮し循環改善を期待する治療です．

B 高気圧環境下の生理学

　高気圧酸素治療とは，前述の治療装置内で生体の高気圧環境下の生理学的変化を応用したものですから，生理学的メカニズムも理解が必要です．大気中の空気には，窒素78.08％，酸素20.95％，アルゴンその他0.96％の混合ガスでの環境を基準としています．大気下で空気中の酸素分圧は大気圧×0.2095＝約160 mmHgです．その空気を吸っているヒトの気管内の酸素分圧は体温37℃とし，そのときの飽和水蒸気圧は約47 mmHgを考慮すると以下の式になります．

　［大気圧（mmHg）－47］×0.2095（mmHg）＝約150 mmHgとなりますが，肺胞内には二酸化炭素40 mmHgが占めますので，実際には肺胞気酸素分圧は約110 mmHgで，さらに10％程度の損失をみると肺胞動脈血酸素分圧は約100 mmHgとなります．

　これら呼吸によって，肺胞でガス交換し酸素運搬を担っているのが赤血球です．また，

体内の二酸化炭素を組織から回収する役割も担っています．赤血球は蛋白質（グロビン）と色素（ヘム）の複合体で，Hb 1 分子は肺胞で 1 分子の酸素と結合することができます．この結合した状態を「結合型酸素」といいます．大気圧下では Hb 1 g は酸素 1.39 mL/g と結合するため，血液 100 mL には Hb 約 15 g が含まれていると想定すると，Hb のすべてに酸素結合すると 1.39（mL/g）×15（g）＝20.85 mL/dL の酸素結合をすることになります．さらに，血漿成分などの水分に溶解する酸素は，0.31 vol％が存在することが知られています．また，健常人の動脈血の酸素飽和度は 98％とすると動脈血中には 20.85（mL）×0.98＋0.31≒20.74 mL の酸素が含まれていることになります．静脈血では酸素飽和度を 70％とし酸素分圧を 40 mmHg とすれば静脈血中の酸素量は 20.85(vol％)×0.7＋0.0031×40＝14.72 vol％となります．よって動脈血酸素含有量から静脈血酸素含有量を差し引くと，生体が必要とする酸素摂取量は約 6.01 mL/dL となります．

　2 絶対気圧（2 ATA）下で 100％酸素の吸入時の肺胞気酸素分圧は，大気圧×2 ATA －（水の蒸気圧－二酸化炭素分圧）を求めると 760×2－(47－40)＝1,433 mmHg です（ATA：atmospheres absolute）．結合型酸素は，Hb の飽和酸素量（mL/g）×気圧×健常人 Hb 量で求めると，1.39×1.0×15＝20.85 が求められます．さらに，酸素溶解度に肺胞気酸素分圧を乗じることで溶解型酸素量＝4.44 mL/dL が得られます．よって，2 ATA 環境下の動脈血酸素含有量は 25.29 mL/dL となります．

　大気圧下における 100％酸素吸入時の肺胞気酸素分圧 673 mmHg に対して，2.0 ATA の高気圧酸素下での肺胞気酸素分圧は 1,433 mmHg，2.8 ATA で 2,128 mmHg となります．結合型酸素量には限界があり，それに対して溶解型酸素は血漿中の水分に酸素が溶け込むので高濃度の酸素が末梢組織まで到達することができるため酸素欠乏の組織が改善されます．

- 大気圧より高い気圧環境下で純酸素を吸入することで血液中に溶存酸素量を増やし，酸素欠乏組織に酸素を循環させる方法です．
- 圧力という物理的作用を応用した血管内などに発生した気泡を収縮させ，やがて消泡することに期待する治療もあります．
- 大量の酸素環境のため，嫌気性菌にも効果が期待できます．

Q111 適応について教えてください

　適応は診療報酬で認められた治療と，診療報酬では認められていない自費診療で行う治療が存在します．

A 保険適用

1．救急的なもの

発症1週間以内に行う場合に，1日につき所定点数を算定します．

①急性一酸化炭素中毒その他のガス中毒（間欠型を含む）

②ガス壊疽，壊死性筋膜炎または壊疽性筋膜炎

③空気塞栓または減圧症

④急性末梢血管障害

    a）重症の熱傷または凍傷

    b）広汎挫傷または中等度以上の血管断裂を伴う末梢血管障害

    c）コンパートメント症候群または圧挫症候群

⑤ショック

⑥急性心筋梗塞，その他の急性冠不全

⑦脳塞栓，重症頭部外傷もしくは開頭術後の意識障害や脳浮腫

⑧重症の低酸素性脳機能障害

⑨腸閉塞

⑩網膜動脈閉塞症

⑪突発性難聴

⑫重症の急性脊髄障害

上記疾患の発症から7日以内とそれ以降では，治療費に大きな差があります．急性期は発症7日間まで1人用高気圧酸素治療は5,000点，多人数用高気圧酸素治療は6,000点です．発症7日以降はすべて非救急適応となり，1人用，多人数用ともに一律200点となっています．

2．非救急適応

①放射線または抗癌薬治療と併用される悪性腫瘍

②難治性潰瘍を伴う末梢循環障害

③皮膚移植

④スモン

⑤脳血管障害，重症頭部外傷または開頭術後の運動麻痺

⑥一酸化炭素中毒後遺症

⑦脊髄疾患

⑧脊髄炎または放射線壊死

B 自費診療

スポーツ領域における機能障害や外傷などの早期治癒のために使用されています．また，アスリートのコンディショニングにおいても高気圧酸素治療の有用性があると報告がなされています．歴史は1980年代ごろよりサッカー選手に使用したことに始まります．1990年代後半にはプロアイスホッケーチームが使用することで広まり，国内でもスピードスケート選手にも使用されました．以降，高気圧酸素治療の注目度が高まり疼痛軽減や疲労回復など，選手のスムースな競技復帰からも期待されています．

アスリートの高気圧酸素治療の使用が増えたのは，2010年に酸素および高気圧酸素はWADA（World Anti-Doping Agency）の禁止リストからは除外され，ドーピング対象ではないことが明示されたからです．

また，アスリート界では酸素カプセルという1.3〜1.5気圧まで加圧できる搬送可能な装置を採用していることもあります．競技直後の酸素不足を解消することで疲労回復や筋肉痛を軽減するために使用されています．さらに，酸素カプセルによって多くの酸素を生体内に送り込むことにより代謝もよくなることから，健康，美容，リラグゼーションと幅広く愛用されています．

- 診療報酬上で定められた疾患が基本適応です．救急適応疾患でも発症病日から7日以内（1人用装置5,000点，多人数装置6,000点）となっています．発症8日目からは診療報酬加算は200点となり，その差が大きいです．
- アスリート界の中では，打撲，捻挫などや疲労回復や筋肉のトリートメントとして効果が認められ，高気圧酸素治療を受ける選手が多いですが，保険診療の適用外のため自由診療となり料金に差があります．

Q112 治療装置の構造を教えてください

A 加圧治療装置本体

治療装置はJIS T 7321「高気圧酸素治療装置」により低酸素症などの改善に使用する装置として規定されています．治療装置の種類は1名の患者を収容する第1種治療装置と，同時に2名以上の患者または医療従事者を収容できる第2種治療装置とがあります（図1，2）．治療装置の最高使用圧力は，ゲージ圧0.54 MPaを超えないものと規定されています．

治療装置の大きさは，第1種治療装置では内容積が2 m^{3}以下で，第2種治療装置では内部に収容できる人員1名について4 m^{3}以上が必要です．治療装置加圧部本体の形状は，原則として円筒形または楕円形です．第1種治療装置では原則単室構造，第2種治療装置は主室と副室の2室構造であることが規定され，主室は単独で加圧でき，また主室と副室とを同時に加圧でき，かつ主室が加圧されている状態で副室の加圧・減圧ができることとしています．これは副室のみの使用では加圧はできず，治療はできないことになります．扉の開閉は容易で，装置内部の圧力が高い場合には扉を開閉できない安全装置を設けてあります．

第1種治療装置では，加圧部本体がアクリル材質の円筒を使用している治療装置があり，装置内部が見渡せるよさがあるものの耐久性は鋼材に劣ります．一方で，第2種治療装置や第1種治療装置で加圧部本体を鋼材で製作されているものには，内部の患者を観察でき

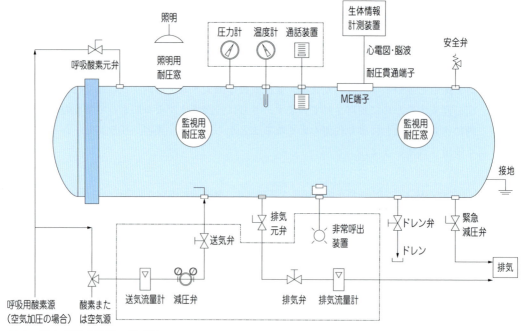

図1　第1種治療装置の構成図

るように直径100 mm以上の内部観察用窓を2個以上設けることになっています．

B 送気・排気・換気系

1．送気系

　第1種治療装置も第2種治療装置も治療装置へ送気する場合には，高圧ガスを充填した容器から2段以上の減圧方式による圧力調整器を設備することになっています．治療用空気をコンプレッサを使用して送気をする場合には，無油式空気圧縮機を使用して空気清浄装置が必要となっています．治療装置に送気する場合の加圧速度は，毎分0.078 MPa以下とし，速度を任意に調整できる構造となっています．

2．排気系

　排気弁は送気弁とは別に設け，排気速度は任意に調整できるようになっています．第1種治療装置では最高使用圧力から9.8 kPaまで60秒以内で減圧できるよう緊急減圧弁が備えられています．

3．換気系

　第2種装置では酸素投与のマスクから吐き出される呼気ガス（二酸化炭素）が治療中に装置内で滞留してしまうのを防止する必要があります．そのためには，送・排気弁による換気調整をして装置内温湿度を維持しながら二酸化炭素の分圧が3.68 mmHg（490 Pa，大気圧換算5,000 ppm）を超えないように管理を行っています．さらに，装置内の酸素濃度も23％を超えないように監視をしながら換気調整をしています．

C 安全弁

　圧力容器内に想定外の圧力が加圧され，装置内の最高圧力を超えたときに安全弁が開放

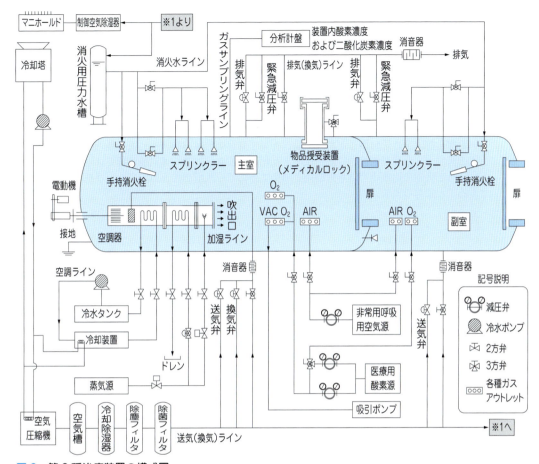

図2 第2種治療装置の構成図

されて治療装置内部の圧力を押さえるための装置です．構造はバネ圧で弁を押さえつけてあり，規定値を超えるとバネが押し上げられ圧力が吹き出すことになっています．これは第1種治療装置も第2種治療装置も同じ構造です．ただし，2室構造の場合には1室ごとに設置することになっています．

D 通話装置

高気圧酸素治療装置は，内部の患者といつでも通話ができるように通話装置が設けてあります．また，ナースコールと同様に内部の患者からの呼び出し用の押しボタンなども設けてあります．一般的にはインターホン形式で，通常，操作者は内部の音を常時聞きながら何か異常があれば声をかけることができる構造になっています．

E 生体計測装置

高気圧酸素治療装置の内部には電源設備（コンセント）はありません．よって，心電図，脳波は専用端子を内部に設け，貫通端子により生体電気信号を外部に導出して医療機器本体へ入力しています．さらに，非観血血圧測定も貫通端子からチューブを導出して測定器で大気圧との差を差し引き，血圧測定ができるようになっています．

Ⅱ．酸素療法用機器

すべての治療装置内では電気スパークや圧力による機器内部のひずみを考慮して，使用禁止になっている医療機器が大半を占めています．

- 地震などで棚などからアクリル製シリンダを破壊するようなものが落下しないよう，装置を避けて保管するように設置環境も考慮することが大切です．また，約 10 年程度で交換が必要となります．メーカにより多少の違いもあるので詳細は取扱代理店に確認する必要があります．
- 治療装置は大きく分けるとガス供給源と高圧容器に分けられます．第 1 種治療装置は，既存の医療ガス配管を増設して使用することができますが，第 2 種治療装置では治療テーブルによって大量の治療用空気を短時間で消費するので，大型のエアコンプレッサを専用に設備することになります．

高気圧酸素治療室の設置基準について教えてください

高気圧酸素治療では，大量の酸素を使用するため建物構造から消火栓までを細かく規定しています．

日本高気圧環境・潜水医学会の安全対策委員会のもとで運営されている高気圧酸素治療安全協会が発行している「高気圧酸素治療の安全基準」に記されています．治療室の設置基準は，第 2 章第 6 条から第 16 条「装置の製造及び設備」で規定しています．

――――――――――――――――――――――――――――――――（一部抜粋）

（建物の構造）

第 12 条　装置を設置する建築物の区画は，『建設基準法』第 2 条第 7 号及び『建築基準法施行令』第 107 条に定める耐火構造としなければならない．

2　装置の基礎構造は，将来において装置本体に溶接による改造を行う可能性のある場合には，改造後に行う水圧試験の荷重に耐えることができる強度とすることが望ましい．

（区画の開口部）

第 13 条　前条第 1 項に規定する建物の区画開口部には，『建築基準法施行令』第 112 条及び告示平 12 建告第 1369 号『特定防火設備の構造方法を定める件』に規定する特定防火設備を設けなければならない．なお，外壁の開口部については，建築基準法第 2 条第 6 号に定める延焼のおそれのある部分とする．

（消火設備）

第 14 条　装置を設置する場所には，次に掲げる消火設備を設置しなければならない．

1）（スプリンクラー）装置を設置する区画には，水平距離 2.3 m 以下ごとにスプリンクラーヘッド 1 個ずつを設けなければならない．

2）（屋内消火栓）装置を設置する位置から屋内消火栓のホース接続口までの水平距離が

25 m 以内の位置に，屋内消火栓を設けなければならない．

　2　第1種装置を設置する場合は，前項第1号の規定にかかわらず，前項第2号の規定にしたがって屋内消火栓が設けられているときは，スプリンクラー設備を設けないことができる．

　3　第2種装置を設置する場合は，第1項第1号の規定にかかわらず，同項第2号の規定にしたがって屋内消火栓が設けられているときは，散水により重大な障害が発生する機器が設置されて範囲に限って，スプリンクラー設備を設けないことができる．

　4　消火設備については，本条のほか，『消防法』，『消防法施行令』，『消防法施行規則』，『建築基準法』及び『建築基準法施行令』に準拠しなければならない．

（警報設備）

第15条　装置を設置する場所の警報設備については，前条第4項の規定を準用する．この場合，同項の「消火設備」とあるのは「警報設備」と読み替えるものとする．

（設置した場所）

第16条　装置を設置した場所は，治療及びこれに関係を有する業務を施行するために使用し，その他の目的のために使用させてはならない．

- 基本は建築法，消防法がもとになりますが，さらに学会基準とも照らし合わせ設計します．

絶対気圧とゲージ圧について教えてください

114

　絶対気圧は，完全真空環境をゼロとした基準圧力のことです．その真空環境は物質のない空間であり，それに最も近い環境は宇宙空間といわれています．物理学では大気圧を1,013 hPa，水銀柱 760 mmHg と表現していますが，これらは大気が地球表面を押している圧力をあらわし，海面を基準とし大気圧としています．高気圧酸素治療装置や酸素ボンベの減圧弁とともに付属している圧力計の針が「ゼロ」を示しているときは，通常大気圧1,013 hPa と同じとなり，高圧ボンベ内は空になったことを示しています．通常，酸素ボンベの充塡圧は 15 MPa です．

　絶対圧力は，完全真空をゼロとした基準です．圧力計の単位はゲージ圧であることを示すために G（gauge）を表記してあり，主に真空計測器に使用されています．

　高気圧酸素治療の治療指示圧は，絶対圧力が使われています．具体的には，2.4 ATA 90分と依頼されます．これは大気圧 + 1.4 気圧のことで，治療装置の圧力計は 140 kPa の値まで加圧することになります．

II. 酸素療法用機器

POINT
- 高気圧酸素治療における治療圧指示 ATA を除けば，医療ガス配管設備，医療ガスボンベ，麻酔器，人工呼吸器などにはゲージ圧が採用されていますが，一般的に医療機器には絶対気圧の表示メータは使われていません．

Q115 一般的な治療の工程（加圧・減圧プログラム）を教えてください

標準的な治療工程を図1, 2 に示しますが，施設によってプログラムに違いがあります．細かな加圧時間，減圧時間の工夫など施設によって違いが明らかです．基本は加圧時間10分，治療圧力維持60分，減圧10分です．加圧で耳痛を訴える患者を考慮し，15分間で加

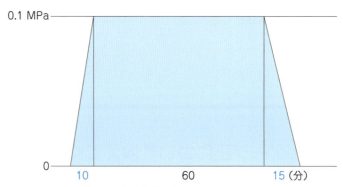

図1 2 ATA，第1種治療装置の標準治療表

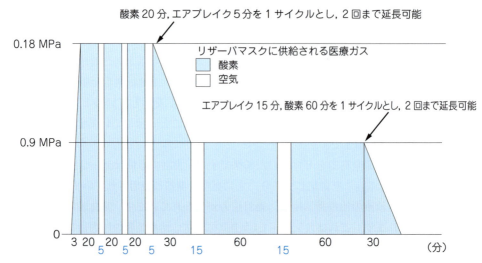

図2 米海軍酸素再圧治療表6（減圧症治療）

圧する場合もありますが一般的には 10-60-10 です．安全基準では，加圧速度，減圧速度ともに毎分 0.774 ATA（0.078 MPa）以下の速度と規定していますが，現状は 0.1 ATA/分程度で穏やかな加圧です．プログラムで全国共通している部分が 1 つだけあります．それは治療加圧が 2 ATA 60 分です．診療報酬上 2 ATA 維持 60 分に満たないものは酸素吸入扱いとなり，高気圧酸素治療の該当になりません．2 ATA 59 分間の保圧維持でも酸素吸入の算定として扱われます．

- 一般的な治療プログラムは施設によって治療圧，加圧時間，減圧時間やタイミングなど，さまざまに工夫されていて多少なりと違いがあります．
- 治療プログラムでも施設差がないのは，米海軍が使用している減圧症プログラムだけです．

Q116 治療前の確認項目を教えてください

　治療予定の患者に対して，医師が高気圧酸素治療に耐えることができるかを問診します．治療禁忌は気胸を発症している患者，神経疾患があり不穏で体動の激しい患者，循環器疾患があり血圧が不安定な患者などが対象で，これらをチェックし治療の有無を診断してもらいます．

　高圧環境下にいる患者に即時に手を差し伸べることはできないので，治療前の確認は重要で時間をかけて行われるべきです．まず，患者に氏名，生年月日をいってもらい本人確認をします．はじめて治療する患者であれば，狭い空間で約 90 分の治療時間に耐えられるか，治療中はトイレにはいけないことを説明しトイレを済ませておくよう指示します．患者の治療衣は特殊で，不燃性，導電性機能があります．着衣が正しくできているか確認します．さらに，禁止されている物を所持していないことを入念に確認します．患者確認の手順が終了したら，現在の体調を聞きます．次に，持ち物検査をします．

- 患者確認が重要です．毎回，顔をあわせていても患者から氏名，生年月日をいってもらうことを習慣化します．第 1 種治療装置で特に純酸素加圧方式の場合には，持ち物のチェックは念入りに行います．特に，素肌に貼り付けた使い捨てカイロなどは発見しづらいので慎重に点検します．必ず専用の治療衣に着替えてもらい，装飾品，眼鏡などははずしてもらうようにします．
- 空気加圧方式の第 2 種治療装置の場合には第 1 種よりも規制がゆるいのが現状です．理由は純酸素加圧ではなく，装置内部の酸素濃度も 24% 以下にコントロールされるために火災になりにくい環境だからです．

治療中・治療後の確認ポイントを教えてください

　加圧初期に耳の痛みや不快を訴えることがあります．痛みを訴えた場合には，加圧を一時中止して耳抜きを勧めます．症状が改善すれば再度加圧を開始します．頻繁に耳抜きをするようであれば加圧時間をゆっくりとし，30分程度の加圧速度にするか，それでも耳痛が続くようであれば治療中止の判断をします．また，加圧中の治療装置内では断熱圧縮で治療装置内部の環境温度が上昇します．これは避けることのできないことで治療前の説明で十分理解してもらいます．

　酸素中毒症は，めまい，悪心，痙攣などの変化がみられます．治療中の患者監視は重要な情報源であるので治療中は注意深く監視します．

　減圧中は断熱膨張の影響で治療装置内部の気温が約2～5℃程度下がることがあります．寒気を訴える患者もいるので，治療前には観察をしながら声がけをして安心させることが重要です．

- 一度，2 ATA 治療圧に達するとそれ以上の耳痛の訴えはなくなります．
- 治療中の患者は傾眠傾向になります．変化に気づけば声がけをして確認することが治療技師の役割でもあり，新人指導でもあるので実践していただきたいです．

 ## 治療中の合併症はありますか

A　気圧障害

　耳管狭窄のある患者では，鼓膜にストレスが加わり耳痛を訴えることがあります．耳抜きができない場合には治療を中止し，耳鼻科医の診断を受けます．治療優先なら鼓膜切開または鼓膜にチューブを留置して治療する方法も考慮します．

B　酸素中毒

　酸素は時に毒性を示します．90分程度の治療では酸素中毒にはなりにくいですが，ゼロとはいえません．減圧症治療は全行程約5時間に及びます．5時間をマスク換気で純酸素を連続投与していると酸素中毒の危険性があります．治療中は酸素・空気・酸素と交互に

3. 高気圧酸素療法装置　213

投与していますが，酸素中毒がゼロになるとはいえないので患者の異変を見逃さないように観察します．

- 最も多いのが耳痛を訴える患者です．加圧直後に違和感を訴える患者は，わずか 10 kPa 程度で痛がる者もいます．多人数用治療装置では耳痛を訴え「耳抜き」が苦手な患者は，1 人で別途治療もありえます．
  [耳抜き：鼓膜に圧力が加わると耳に痛みを感じます．これは耳管が狭窄して中耳腔と外圧に厚さが生じ，鼓膜が押され痛みを感じます．痛みをやわらげる方法は口腔内の圧力を高め「いきむ」動作で，耳管に圧がかかり中耳腔に空気が送り込まれ耳痛が治ることがあります．この方法は Valsalva 法といわれ潜水などで用いられています．

Q119 治療装置や湿潤器の消毒方法について教えてください

　治療装置が設置してある高気圧酸素治療室は基本的な清掃を行い，部屋の消毒は行いません．血液，体液などで床が汚染された場合には汚染部を綺麗に清拭し，その後適切な消毒薬でさらに清拭します．大量の消毒薬を染み込ませたモップで床を拭くことで転倒の危険があります．消毒効果は 2 時間も経過すると期待するほどのものは得られません．医療従事者が素手で触るようなドアノブ，窓枠，電話機などは頻繁に水拭き程度の清掃をします．消毒薬の噴霧は作業者が吸入する危険があるので，部屋の消毒薬噴霧は行いません．部屋内部は整理・整頓をして塵の除去を行っていれば湿った布で拭き取るだけで十分です．

　治療装置本体（圧力容器）で鋼板製のものは，内部が不燃性の塗装が施されています．また，アクリル製シリンダの内部は塗装されていません．消毒方法はアクリルと鋼板では材質に大きな差があり，両者で同じ消毒薬が使用できないこともあります．

　鋼板製の治療装置内部の表面がわずかに汚染された場合には，0.1％次亜塩素酸ナトリウム液で清拭しますが，目にみえる血液汚染があるときには有機物により消毒効果が期待できないので 0.5％次亜塩素酸ナトリウム液で清拭するのが望ましいです．内部塗装の材質にもよるので各機種の取扱説明書に記載された消毒方法に従い実施します．

　アクリル製シリンダはアクリロ基化合物による合成樹脂です．表面研磨された状態では無色透明で軽くて表面は固いです．有機溶剤などで浸食するので汚れ落としとして使用できません．

　一部のメーカでは，グルタール，酸化ベンザルコニウム，グルコン酸クロルヘキシジン，塩酸アルキルジアミノエチルグリシンなどを推奨しています．

- アクリル製シリンダは透明性がありますが，汚れ落としに有機溶剤やアルコールベースの消毒薬を使用すると透明性が失われ，アクリルチャンバの強度も損なわれるため絶対に使用してはいけません．

Q120 酸素マスクの選択基準はありますか

　高気圧酸素治療でマスクを使用しない治療装置は第1種治療装置で，酸素加圧方式と限定されます．この治療装置内部は純酸素ガスで満たされるため，患者には酸素マスクは不要となります．特に，新生児や小児患者，不穏で酸素マスクを嫌がる患者にはマスクなしで治療が行える利点があります．

　第1種治療装置の空気加圧式と第2種治療装置では，酸素マスクの性能は治療に影響を及ぼすこともあります．通常では，リザーバ付き高濃度酸素マスクが利用されることが多いです．また，マスクの密着性も無視はできず，吸入酸素濃度の値は100％に近づけたいのが理想です．酸素流量は，加圧された時点で10 L/分以上確保することで吸入酸素濃度を高く維持できるようになります．

- 第1種治療装置の純酸素加圧方式以外の治療装置では，酸素マスクにより動脈血溶解酸素濃度に影響を与えます．最近では，非再呼吸式マスクも顔との密着性がよい素材が使われるようになり，漏えいが少なく効率よい純酸素投与ができるようになってきました．空気加圧方式では酸素マスクの選択は治療を左右することもあるので，患者にあったものを選択しましょう．

Q121 メディカルロックや緊急遮断弁の役割について教えてください

　メディカルロックは第2種治療装置本体の一部に取り付けられた構造体です．通称パスボックスともいわれ，受け渡し専用の装置です．用途は，加圧された治療装置内に食事，薬，飲料水，診療材料などの装置内で必要になった物品を受け渡すときに使用します．その逆の使い方もあり，装置内部から検体などを取り出すこともできます．形状は円柱でロック式ドアがついています．加圧は内部の気圧を利用するため，構造はシンプルで減圧

には排気弁のみがあるので故障はほとんどありません．内部で物を取り出すときは，簡単に取り出すことのできるように扉はレバー方式で軽く握るだけで開放する構造で，患者が触れても危険はありません．

- 小物物品の授受が可能であり，加減圧は数秒でできます．
- 減圧症の治療は 5 時間以上に及ぶので，装置内に食事や薬を提供するのに大変便利です．

Q122 装置内の温湿度制御や換気制御について教えてください

　第 1 種治療装置では毎分 70〜350 L/分程度の換気流量を治療装置内部に送っているため，装置内の温度コントロールは不可能です．それでも涼しさを感じさせるために換気流量を増やし風を感じさせる方法で多少コントロールできますが，送気される気体の温度に依存されるので装置内の温度コントロールは期待できません．

　第 2 種治療装置では治療装置内部に送風機，冷水コイル，蒸気コイル，加湿ノズルスプレーで構成されたエアコンディショナーが組み込まれています．したがって，治療装置内部の温度，湿度が管理できるようになっています．加圧時は冷房，減圧時には暖房といったように切り替えることで治療装置内部の環境を快適にできます．さらに，湿度も 60％以上確保できるので静電気防止対策ができます．

　換気制御について第 2 種治療装置に共通していえることは，装置内の酸素濃度 23％以下，二酸化炭素分圧 3.68 mmHg（490 Pa・大気圧換算 5,000 ppm）以下に抑えることになっています．これらガス濃度をモニタし換気流量をコントロールしながら装置内部の空気を洗い流すよう操作する必要があります．

- 第 1 種治療装置では室温コントロールはできないので，換気流量を増やして体感的に風を感じる程度です．内部環境に変化をつけ治療装置内の温度に対して気分をやわらげる程度が限界です．

Q123 第2種治療装置の消火設備について教えてください

　装置内に設備されている消火設備は，スプリンクラーと消火栓ホースの2種です．消火用水は常に治療装置内部の圧力より250 kPa以上の差圧で散水できるように消火水タンクが設けてあり，圧力容器圧と連動して加減圧ができます．JIS T 7321の「6.12　消火設備」では，50 L/分で1分間以上の能力と定められています．それ以上の散水は保障されていないため，消火用水を使い切った時点で散水はできません．いずれも火災発見者が手動操作で消火栓バルブを開放しない限り装置内に散水はしません．建築基準法や消防法で設備されている熱反応型のスプリンクラーと大きく違うところです．また，消火器も装置内には設備されていません．

- 治療装置内部の圧力と連動させているため，500 kPaの圧が加わっていても散水できるようにしています．
- 火災が起こっても装置内部では自動散水はできません．

Q124 第2種治療装置に装備しなければいけない備品には，どのようなものがあるのでしょうか

　第1種，第2種に共通する備品は，治療前検査と救急時の対応品です．治療前検査では電子カルテを閲覧できるようにします．また，患者の血圧測定ができるようにします．絆創膏やガーゼなどもあると便利です．聴診器や輸液スタンドも用意しておきます．耳痛を訴える患者もいるので観察用に耳鏡もあるとよいでしょう．
　緊急時の対応では，自動体外式除細動器（AED）や用手換気器具なども揃えておきます．また，吸引ができるよう準備しておくことも必要です．これらは1年に1回も使用しないこともあるので定期点検だけは欠かさず行います．
　医療従事者の感染予防の基本は手指消毒です．速乾性手指消毒薬などの備品を揃えるのもよいですが，基本的には手指などは水道水で洗い流すことが感染予防策となるので，手洗設備が必要です．小物物品では器材用消毒薬，手指消毒薬は必須で，単回使用の手袋とエプロンも用意しておきます．
　第2種治療装置では6時間を超える治療もあるので，患者用簡易トイレもあるとよいでしょう．

3. 高気圧酸素療法装置　217

- 緊急事態の場合に医師の指示を受けなければなりませんが、構内電話で連絡がとれないことは頻繁にあります。そこで、必ず治療室に応援が駆けつけられるように集中治療室（ICU）などのナースステーションとインターホンで接続できるようにしておくと便利です。

Q125 治療中に使用する椅子・ストレッチャーなどに選択基準はありますか

　第1種治療装置に使用するストレッチャーは特殊な構造で、装置専用に製造され寝台部が分離する構造になっています。また、純酸素加圧方式では支燃性の酸素で装置内が満たされるため、点火源になる静電気の発生予防に、マットの材質は導電で不燃性素材によって製造されています。そのため、駆動部分の油性分はすべて取り除き、潤滑剤は不燃性のオイルを使用しています。このオイルは熱的、化学的に安定で潤滑やクリーン性、さらに水や薬品に溶解せずゴムやプラスチックに影響を与えないという特徴がある特殊な潤滑油です。
　第2種治療装置も同様にストレッチャー、車椅子、椅子など装置内部で使用するものには不燃対策が施されています。したがって、病棟で使用しているストレッチャーや車椅子を装置内部では使用できません。第2種治療装置内部で使用する他の椅子などは木製または金属製で可燃性オイルが使用されていなければ使用可能です。

- 第1種治療装置のストレッチャーは付属されたもの以外は使用しないようにします。
- 第2種治療装置も同様にメーカ指定のもの以外の使用は避けます。
- 保守点検時に安易に液体スプレー式のオイルなどを吹き付けてはいけません。

Q126 ペースメーカや植込み型除細動器（ICD）の植込み患者の治療は可能ですか

　植込みデバイスは高気圧環境下の検証がなされていないので安全保証はされていないのが現状です。治療患者にペースメーカが植込まれている場合には、ペースメーカ手帳をみせてもらい機種を確認して国内代理店に問い合わせることが確実です。しかし回答は、「検証していない」、「添付文書に書いてある」といわれます。実際にペースメーカ植込み患者

を治療している施設もあり，また異常が起こったなどの報告はされていません．このような施設には高気圧酸素治療専門医と高気圧酸素治療専門技士がいて綿密な打ち合わせのうえで安全と判断して行っていると思われます．

　植込みデバイスの代名詞ともいわれていたペースメーカでしたが，近年ペースメーカや植込み型除細動器（ICD）以外にも脳神経刺激，肛門括約筋刺激，脊椎刺激など数多くの植込み装置が開発され，患者に埋め込まれています．治療する診療科も広がり，植込みデバイスは心臓疾患以外で応用されていることを認識しておきましょう．患者からのヒヤリングも重要で，ペースメーカ以外の植込み刺激装置が埋め込まれていることが判明することもあります．

- 心臓外科，循環器内科以外の診療科でもペースメーカ同様の刺激装置が埋め込まれていることがあります．脳深部刺激装置，仙骨刺激装置，脊椎刺激装置，迷走神経刺激装置など，他に植込み型輸液ポンプ，植込み型心電用データレコーダなどがあげられます．

装置内で使用できるME機器について教えてください

　基本的には治療装置内で医療機器の使用はできません．心電図の観察のための電極とリード線，脳波電極とそのリード線が装置内で使用が認められています．心電図や脳波などを観察記録するための本体は，治療装置の外に設置することになります．また，心電図と非観血的血圧測定が1機種あります．使用するには治療装置の貫通孔に直径3ミリのホースと心電図リード線を通すことができればよいです．血圧は可能な圧力変動追従式オシロメトリック方式で装置の内圧変化に対しても影響がありません．第1種治療装置でも第2種治療装置でも使用可能ですが，治療装置の製造販売業者に確認をとりましょう．第1種・第2種治療装置内には医療用電源コンセントは設備することは認められていません．特に，第1種治療装置の酸素加圧方式には医療機器の持ち込みは絶対禁止事項です．

　では，第2種治療装置に輸液ポンプを持ち込む施設がありますが問題はないのでしょうか．添付文書には高気圧環境下での使用を想定していないので何ら保証はしていないのが現状です．それでも持ち込むのは，医師が患者と一緒に治療室内に入ることで，医療機器が誤動作を起こしても対応可能であるから問題はないと判断する医師がいるからです．

　第2種治療装置内に持ち込める条件は，バッテリ駆動であり，かつ圧変化の環境に対応できスパークが発生しないことです．電子回路が存在する以上，小さなスパークの発生は防ぐことは難しいです．今後，第2種治療装置内の医療機器の持ち込みは，該当する日本高気圧環境・潜水医学会の働きかけで改善を期待しましょう．

> • 各種の医療機器の添付文書または取扱説明書には使用禁止が明記されているので，現状では，医療機器本体を装置内部で使用することは保証されていません．

Q 128 治療中に装置の異常警報が出ました．対処方法を教えてください

　第1種治療装置の監視できるものは，内部圧力，内部温度，送気量，排気量，元圧力だけであり，これら監視装置には警報設定はありません．安全面では警報ではありませんが，治療装置内圧が一定圧以上になると安全弁が開き，急速に内部の空気が抜ける音が警報のかわりといえるでしょう．そもそも安全弁が開くような治療操作は，送気弁開放で装置から技士が離れない限り通常では起こりえません．

　温湿度制御も装置内部の面積が2 m²程度と円筒形構造で，そこに約100～200 L/分という大量の酸素または空気を送り込みます．その送り込まれる医療ガスに加温加湿が行えるような医療ガス設備は存在しません．したがって，唯一監視できるのは治療装置内部の環境温度だけです．内部環境温度は，加圧時には断熱圧縮効果により数度上昇します．治療圧に到達すると内部の温度は空気または純酸素が医療配管から供給されてくる温度になります．よって，高流量で治療装置内に送り込まれ，大量に排気されるため温度調整は不可能です．また，減圧時には断熱膨張により湿度が下がるので患者によっては寒気を訴えることもあります．これら断熱圧縮・膨張は時間をかければ多少は温度変動を抑えることが可能ですが現実的ではありません．

　第2種治療装置は，第1種治療装置と違い，設備規模が大きいです．よって，取り付けられている警報は，装置内部，駆動源などの警報が操作パネルに集約されています．

　一番重要な警報は治療装置内のガス環境に対してです．装置内部の酸素濃度と二酸化炭素濃度を常に監視し警報値も設定できるようになっています．高気圧酸素治療安全協会の「安全基準」では，酸素上限23％，二酸化炭素分圧3.68 mmHg（490 Pa・大気圧換算5,000 ppm）で設定されています．いずれかの警報が出たときの対応は治療装置への換気流量を増やし，一気に空気で装置内部を洗い流すようにします．しかし，コンプレッサ容量に左右されるので第1種治療装置のように短時間に空気の入れ換えはできません．

　空調ユニットが装置内に組み込まれているため，温度，湿度のコントロールができ，警報もあります．温度，湿度ともに上限設定ができます．警報が鳴ったときの対応は，設定温・湿度を下げるのと同時に換気量を一時的に増やし空気の入れ換えを行います．

　湿度，温度，酸素濃度，二酸化炭素濃度のコントロールは，換気量を増やし内部の空気を洗い流す要領で行う方法しかありません．言い換えれば，大量に送気されるガスが乾燥しているため，換気量を増やすことで速やかに湿度は下がります．二酸化炭素濃度も大量換気で洗い流す方法です．

- 操作パネルで装置の異常警報が出ても，即生命に危害を及ぼすことはほとんどありません．
- 警報に集中するのではなく，患者の状況監視を絶え間なく行います．
- 治療中の患者のしぐさや顔の表情変化を素早く察知し，患者に声がけをし，痛みや不安などを取り除くことが警報より重要な監視項目です．

4 在宅酸素療法用装置

 適応基準を教えてください

A 在宅酸素療法とは

在宅酸素療法（home oxygen therapy：HOT）は，病状が安定していても血中酸素飽和度が低いために長期入院で酸素吸入を行っていた患者に対して，患者の自宅に酸素供給装置を設置し，家族の患者受け入れ体制が整い担当医師の了解が得られた場合に，患者は24時間または必要時に酸素療法を受けながら充実した社会・家族生活を営むことができます．つまり，酸素療法を患者の自宅などの病院以外の場所で行いつつ，住み慣れた自宅で趣味や生活習慣，社会活動を維持し，患者の生活の質（QOL）を高めることを目的とした治療法です．この効果は，低酸素血症を持続的に改善すること，肺や心臓への負担を軽減し心不全への進行を防ぐことができること，生存率や運動耐容能，QOLを改善することなどがあげられます．また，在宅酸素療法は呼吸リハビリテーションの一環としても実施され，運動療法や栄養療法などと一緒に実施することで，治療効果の改善がより期待できます．酸素療法についてはQ99，Q100を参照してください．

B 在宅酸素療法の対象となる病気

在宅酸素療法の対象となる病気は，肺気腫，間質性肺炎，肺線維症，肺結核後遺症など，慢性呼吸器疾患が大半を占めますが，その他に心疾患，神経疾患など，さまざまな疾患が対象になります．

C 在宅酸素療法の保険適用基準

在宅酸素療法は，1984年に医学的な適応基準が日本胸部疾患学会（現日本呼吸器学会）からわが国で最初に発表されました．その後，1985年から健康保険が適用されています．健康保険の適用基準は，下記の条件を満たした場合に開始されます．対象疾患は以下のとおりです．

1．高度慢性呼吸不全例

ただし，動脈血酸素分圧（PaO_2）が55 mmHg以下の者，およびPaO_2 60 mmHg以下で睡眠時または運動負荷時に著しい低酸素血症をきたす者であって，医師が在宅酸素療法を必要であると認めた者が該当します．

2．肺高血圧症
3．慢性心不全の対象患者

ただし，医師の診断により，ニューヨーク心臓協会（New York Heart Association：NYHA）分類Ⅲ度以上であると認められ，睡眠時のチェーンストークス呼吸がみられ，無呼吸低呼吸指数（1時間あたりの無呼吸数および低呼吸数をいいます）が20以上であることが睡眠ポリグラフィー上で確認されている症例です．

4．チアノーゼ型先天性心疾患

チアノーゼ型先天性心疾患に対する在宅酸素療法とは，Fallot四徴症，大血管転位症，三尖弁閉鎖症，総動脈幹症，単心室症などのチアノーゼ型先天性心疾患患者のうち，発作的に低酸素または無酸素状態になる患者について，発作時に在宅で行われる救命的な酸素吸入療法をいいます．

- 在宅酸素療法の対象疾患は，高度慢性呼吸不全例，肺高血圧症，慢性心不全およびチアノーゼ型先天性心疾患です．
- 在宅酸素療法の治療効果として，低酸素血症の持続的な改善，生存率や運動耐容能，QOLの改善が報告されています．

Q130 在宅酸素療法での酸素供給装置について教えてください

在宅酸素療法を行うためには酸素供給装置が必要になります．供給装置は，酸素濃縮器と液体酸素供給装置の2種類に分けられますが，移動や旅行時などに便利なポータブルタイプの装置もあります．酸素吸入は，この供給装置に接続されたチューブとカニューラを介して鼻から酸素を吸入します．また，外出時は携帯用の酸素ボンベも使用されます．

A 酸素濃縮器

空気中の窒素を選択的に吸着する吸着剤に圧縮した空気を通過させて酸素を濃縮し，90％以上の濃度の酸素を供給する装置のことです．自宅の電源コンセントに接続して使用します．原理についてはQ132を参照してください．

B 液体酸素供給装置

家庭に液化酸素用の容器（親容器）を設置し，液体酸素を気化させて患者に直接酸素を供給できる装置です．また，親容器から子容器に液体酸素を充填し，携帯用としても使用することができます．親容器や子容器は完全な密閉構造ではないため，充填されている液体酸素の自然蒸発があり，1日あたり2〜3％程度の目減りがあります．液体酸素供給装置

表1 酸素濃縮器と液体酸素供給装置の比較

	メリット	デメリット
酸素濃縮器	・電源があれば簡単に使用できる ・操作が簡単である ・メンテナンスが比較的容易である	・停電時には使用できない ・高流量投与が難しい（酸素濃度低下の可能性がある）
液体酸素供給装置	・電源がなくても使用できる ・携帯用のボンベと併用できる ・高流量の酸素投与ができる	・定期的に親容器の交換が必要である ・設置場所の確保が必要である

の最大のメリットは，電気を使用しないため電気代がかからず，停電時にも使用できることです．また，患者の移動や旅行などに使用する子容器の携帯性があることもメリットです．デメリットは親容器の搬入や設置などで日本の住宅事情に合致しないこともあります（表1）．液体酸素供給装置の使用にあたっては，在宅酸素療法を開始する20日前までに，患者の居住する都道府県知事に「高圧ガス製造業届け」を提出する必要があります．

C 酸素ボンベ

軽金属性の軽量ボンベ（3 kg）で，ガス容量は360 Lです．キャスターに乗せて，旅行や移動の際の携帯用として用いられます．酸素ボンベについてはQ108，Q109，Q134を参照してください．

- 酸素供給装置は，酸素濃縮器と液体酸素装置の2種類に大別できます．
- 酸素は，酸素供給装置に接続されたチューブとカニューラを介して鼻から吸入します．

Q131 呼吸同調装置の役割は何ですか

A 呼吸同調装置の役割

呼吸同調装置（または呼吸同期式デマンドバルブ）は，患者の呼吸により生じる圧力（呼吸圧）を検知し，吸気の初期のタイミングに同調して酸素を患者に供給することを目的とした装置です．通常行われている酸素療法は，患者の吸気，呼気に関係なく酸素が流れていますが，この呼吸同調装置を使用することで吸気時のみに酸素が流れるため，酸素の節約で使用時間を延長（約2～最大3倍程度）することができます．ただし，呼吸に同調させるため，鼻でしっかり呼吸ができない，あるいは呼吸努力が極端に弱い患者はうまく同調できない場合があります．

B 呼吸同調装置の種類

　呼吸同調装置の原理から分けると2種類に分けられます．1つは1分間の酸素供給量が固定されており，呼吸の増加に伴って1吸気あたりの酸素供給量が少なくなるものです．もう一方は，呼吸数に関係なく1吸気あたりの酸素供給量が一定になるものがあります．また，電池式でマイコン制御するものと，酸素ボンベに直接接続して使用できる空圧式のものがあります．

> **POINT**
> ・呼吸同調装置は呼吸圧を検知し，吸気の初期のタイミングで酸素を供給する装置です．
> ・酸素の節約ができます．

Q132 酸素濃縮器の原理と構造・特徴について教えてください

　在宅酸素療法に使用する酸素供給装置の1つに酸素濃縮器があります．この酸素濃縮器は，空気中の酸素を濃縮して空気よりも高濃度の酸素ガスを作り出す医療機器で，oxygen enricher ともいいます．現在使用されている酸素濃縮器には，次のような2つのタイプがあります．

A 膜　型

　窒素よりも酸素に対する透過性がよい高分子膜を用い，膜の一側を減圧することにより減圧側に濃縮酸素ガスを作り出す酸素濃縮器をいいます（図1）．この機種では酸素ガス流量を得るために酸素の分離係数の低い膜が使われているため，40％以上の酸素ガスを得ることができません．空気内の水分か高分子膜を通過するために，吸着型と異なり酸素吸入時に加湿器が不要です．

B 吸着型

　窒素を選択的に吸着する吸着剤（アルミノ硅酸塩など）を内蔵した2つの吸着筒内に圧縮空気を送り，濃縮酸素ガスを作り出すものです．この工程は空気中の窒素を吸収し酸素を濃縮する吸着工程（A）と，吸着された窒素で飽和状態になった吸着剤の機能を再生する工程（B）を交互に繰り返すことで継続した酸素ガスの供給が可能になります（図2）．また，これにより90％までの高濃度の酸素ガスを得ることができます．膜型とは異なり，窒素を吸着する際に水分も同時に吸着されるために，得られる酸素ガスは乾燥していることから酸素吸入時には加湿器が必要になります．機器本体からの騒音が膜型より大きいといわれていましたが，最近の機種は膜型なみの低騒音になっています．

4. 在宅酸素療法用装置　225

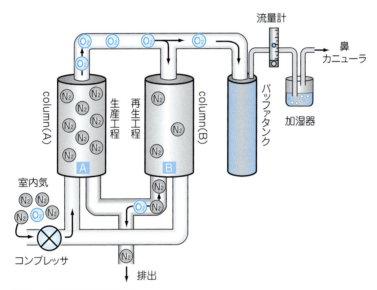

図1　膜型の作動原理
(石原照夫：酸素療法機器. ME機器保守管理マニュアル，厚生労働省医政局研究開発振興課医療技術情報推進室（監修），第2版，南江堂，東京，p172，1996 より引用)

図2　吸着型の作動原理
(石原照夫：酸素療法機器. ME機器保守管理マニュアル，厚生労働省医政局研究開発振興課医療技術情報推進室（監修），第2版，南江堂，東京，p171，1996 より引用)

- 酸素濃縮器は，空気中の酸素を濃縮して空気よりも高濃度の酸素ガスを作り出す医療機器です．
- 酸素濃縮器には膜型と吸着型があり，膜型では40％程度，吸着型では90％程度の酸素濃度が得られます．

酸素濃縮器のトラブル対策とメンテナンスについて教えてください

酸素濃縮器を安心して使用するためには適切に使用することはもちろんのことですが，停電時への対応やメンテナンス（日常点検や定期点検）が重要になります．

A 停電への対応

酸素濃縮器は電源を駆動源にしているため，停電時には停止します．特に，大災害時には停電が数日に及ぶ可能性がありますから，あらかじめ対策が必要になります．そのため酸素濃縮器を導入する際に，停電時に迅速に対応できるように患者や家族への指導と訓練（シミュレーション）が必要になります．対策としては，発電機を常備しておくこと，非常時に使用する予備用の酸素ボンベを増やすこと，患者や家族が安全に酸素ボンベを取り扱えるように指導することも重要です．また，酸素供給業者は非常時の酸素供給体制をマニュアル化しておくと同時に地域の医療ガス関連企業との連携体制を構築していることも重要です．医療側では，患者の急変時の受け入れ体制ができていることも重要です．

B 酸素濃縮器の点検

酸素濃縮器の機能を維持するためには，日常点検と定期点検を行うことが重要になります．

1．日常点検

日常点検は使用前，使用中，使用後に行います．点検項目は目視点検が中心になります．

(1) 毎日すること
- 加湿器を洗浄し，精製水を交換してください．

(2) 毎週（または必要に応じて）すること
- 空気取り入れ口のフィルタについたほこりを，掃除機などで除去してください．
- 空気取り入れ口を水洗いしてください．
- 水洗いしたフィルタは完全に乾いてから装置に取り付けてください．
- 鼻カニューラは汚れに応じて洗浄し，陰干しして十分乾かしてください（各社添付文書の仕様に従って使用してください）．
- 装置の表面を乾いた清潔な布で拭いてください．

2．定期点検

定期点検は，酸素濃縮器の稼働時間や使用期間を目安にした定期的な点検で，酸素濃縮器製造メーカが指定する期間で行います．一般には使用時間 5,000 時間，または 6 ヵ月ごと，ならびに使用者の変更ごとに行われています．詳しくは，酸素濃縮器の添付文書や取扱説明書を確認し，各酸素濃縮器製造メーカへ定期点検などについて問い合わせてください．

定期点検項目は以下のようなものがあります．

（1）部品の定期交換
　　チューブ，逆支弁などの経年変化しやすい基本部品を交換します．
（2）主要部品の定期点検
　　電磁弁，ポンプなどを点検します．
（3）酸素濃度，エア流量の点検
　　点検時に酸素濃度，エア流量のチェックを行います．
（4）消耗品類の点検
　　ネックセットなどの消耗品の点検を行います．
（5）総合チェック
　　上記の項目を含む総合チェックを行います．

- 停電時の対応や日常のメンテナンスが重要です．
- 患者，医療機関，関連会社の連携が大切です．

Q134 酸素ボンベの航空機への持ち込みはできますか

　酸素ボンベは航空手荷物では「危険物」となりますが，医療を目的として用いる場合のみ航空輸送が認められています．航空機内で酸素療法を行う場合，国内線や国際線のいずれも在宅酸素療法用機器の使用は可能ですが，持ち込める酸素ボンベのサイズや重量に制限が設けられています．航空機内へ持ち込むことができる酸素ガスはガス状のもののみで，液状のものは持ち込むことも預けることもできません．つまり，携帯用液化酸素供給装置は国内外とも航空機内への持ち込みはできません．一部の国際線などでは患者所有の酸素ボンベの機内への持ち込みを禁止している場合もあり，また航空機内への持ち込みへの対応は各国によって異なるため，詳細については事前に各航空会社に問い合わせることが必要です．

　航空機内で酸素ボンベを使用する場合には，搭乗日の14日以内に診断書（各航空会社の書式）を提出することが必要です．また，患者が酸素ボンベの操作を熟知しているか，熟知している付き添いが必要です．

　患者が所有する酸素ボンベについては，次の項目を満たしているかを確認してください．
①ボンベの高さ70 cm×直径10 cm程度，重量は1本あたり5 kg以下（航空法に基づき必須）であること
②証明済みマークの表示があること（容器証明済みであること）
③「O_2」の表示があること（医療用ガス状酸素であること）
④高圧ガス保安法による3年（一部は5年）ごとの耐用証明検査を受けていること

II．酸素療法用機器

　航空機内では前の座席の下に横に倒して収納するために，十分な長さのあるチューブを用意する必要があります．また，米国発着路線については，連邦航空局の規制に基づき酸素ボンベの航空機内への持ち込みや預け入れは禁止されていますから，航空会社からの貸し出し用の酸素ボンベを使用することになります．

- 酸素ボンベは航空機内に持ち込めますが，大きさの制限や条件を満たす必要があります．
- 持ち込むことができるのはガス状のもののみです．

III

吸入療法用機器

吸入療法の基礎

吸入療法の目的は何ですか

　吸入療法は気道内を加湿することにより，線毛運動を助ける少量の薬剤を微粒子にして吸入させることで気管支の奥まで効率よく薬剤を行き渡らせること，および気道内を加湿して線毛運動を助ける喀痰の粘稠度を下げ，喀痰喀出，吸引を円滑にし，気管支の拡張や去痰の促進をすることを目的としています．吸入療法の目的により，給湿（加湿）療法と薬剤吸入療法とに大別できます（表1）．人工呼吸器中にも給湿と薬剤の吸入が行われますが，吸入療法は人工呼吸器中ではなく，給湿と薬剤吸入のみを目的として，病棟だけではなく呼吸器科，耳鼻咽喉科などの外来などでも多く行われています．液体中に溶解した薬剤をエアロゾルとして気管支に吸入させるためには，ネブライザなどを使用します．吸入器にはジェットネブライザ，超音波ネブライザ，定量吸入器（metered dose inhaler：MDI），ドライパウダー吸入器（dry powder inhaler：DPI）の4種類があります．通常，肺の末梢まで均等に薬剤を到達させるためには，径0.5～3.0 μmの粒子が最適とされています．粒子の大きさはジェットネブライザよりも超音波ネブライザのほうが小さく，より末梢までエアロゾルを大量に送り込むことができます．しかし，超音波ネブライザは振動を与えエアロゾルを発生させるため，薬剤によっては使用できないものもあります．薬剤使用時には添付文書などを必ず確認してください．吸入療法によりエアロゾルとして薬物を吸入した場合の利点としては，全身投与（経口や注射）に比べて局所的に高濃度の薬液を急速に到達させることができる点にあります．しかも全身的な副作用も少なく速効性の面からみれば，吸入療法が最も優れています．適応としては軽度または中等度の喘息発作，鼻アレルギー，副鼻腔炎などがあげられます．

表1　吸入療法および吸入方法の分類

1．吸入療法の分類
　①給湿方法，②薬剤吸入療法
2．給湿方法の分類
　①ヒューミディファイア（加湿器）[*1]
　　主として「水蒸気」を発生させるもの
　　常温の加湿びん，加温加湿器，人工鼻
　②ネブライザ
　　主として「エアロゾル」を発生させるもの
　　ジェットネブライザ，超音波ネブライザ
3．薬剤吸入療法
　　主としてジェットネブライザを使用

[*1] Q28参照．

POINT
- 気道内を加湿することにより線毛運動を助け，気管支の奥まで薬剤などを局所的に到達させることにより，気管支の拡張や去痰の促進をすることを目的としています．
- 吸入療法の目的により，給湿（加湿）療法と薬剤吸入療法とに大別できます．
- 吸入療法は人工呼吸器中ではなく，給湿と薬剤吸入のみを目的としています．

Q 136 エアロゾルの大きさと沈着部位に関係はありますか

　吸入療法の臨床効果を十分発揮させるためには，吸入器より発生したエアロゾルが気道粘膜または肺にしっかりと沈着する必要があります．その規定因子としては，エアロゾル粒子の粒子径，比重，親水性，荷電などの他，吸入操作，呼吸機能の程度，気道閉塞の有無などがあります．粒子径に関しては図1に示すように，鼻腔には径30〜70 μmの粒子，咽頭には20〜30 μmの粒子，喉頭には径10〜20 μmの粒子，気管には径8〜10 μmの粒子，気管支には5〜8 μmの粒子，細気管支には3〜5 μmの粒子，肺胞には0.5〜3 μmの粒子が沈着します．これより小さな粒子になってしまうと，肺胞に到達しても沈着する前に呼気と一緒に排出されてしまいます．したがって，治療の目的や病変部位に応じて粒子の大きさを考慮しなければなりません．例えば，上気道の加湿や去痰を目的とするには径10〜30 μm程度のエアロゾル粒子が最適ですが，気管支拡張薬やステロイドの吸入を行うには，気管支以下の気道がターゲットになるため径3〜5 μm以下の小さな粒子がよいことがわかります．また，換気のパターンによっても粒子の沈着に影響が出てしまうため，重要な因子の1つになります．例えば，口呼吸の場合，上気道でのエアロゾル粒子の沈着部位は口腔，咽頭，喉頭になります．喉頭では声門の開口角が狭いほど粒子の局所沈着率は増加し

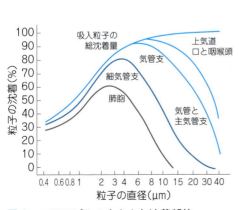 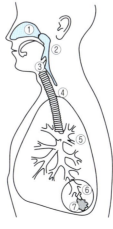

図1　エアロゾルの大きさと沈着部位

ます．また，浅い頻呼吸では吸気流速が増加しているため，気道内で乱流が生じ，粒子は咽頭までの上気道に沈着してしまいます．これに対し深くゆっくりとした呼吸では，粒子は肺胞まで均一に到達し沈着しやすくなります．また，呼気の終末に数秒間呼吸を止めると粒子沈着率は改善し，15秒間止めると径 0.5 μm の小さな粒子の呼出を防ぎ効果的に沈着します．

- 吸入器より発生したエアロゾルを気道粘膜または肺にしっかり沈着させることにより，薬剤の効果を効率よく得ることができます．
- 粒子径により沈着部位が異なるため，ターゲットに応じた粒子径を発生させる吸入器を選択する必要があります．

Q 137 給湿方法（方式）と使用する装置の原理構造を教えてください

吸入器にはジェットネブライザ，超音波ネブライザ，MDI，DPI の 4 種類があります．

A ジェットネブライザ

ジェットネブライザは，毛細管現象（ベルヌーイの定理）を利用して圧縮させた空気によるジェット気流から粒子を発生させ，球状のバッフルなどで小さい粒子のみを噴出させるものです（図1, 2）．ジェットネブライザによって噴出される薬剤粒子の大きさは径 1〜15 μm と大きさにばらつきがありますが，1 μm 前後の粒子が多いため，時間をかけてゆっくり吸入させる必要があります．実際には 1 mL 程度の薬剤を吸入させる場合，5〜10 分程度かけ吸入させるのがよいといわれています．ジェットネブライザは，ほとんどの薬剤に使用することが可能なため外来などでもよく用いられます．また，超音波ネブライザに比べて安価であり操作も簡単なため，患者が自宅でも使用することができます．

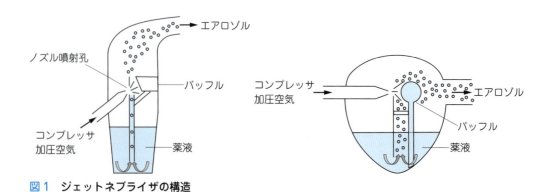

図1　ジェットネブライザの構造

1．吸入療法の基礎　　**233**

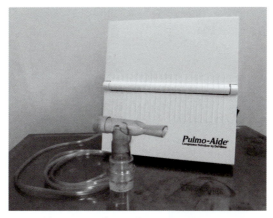

図2　ジェットネブライザ

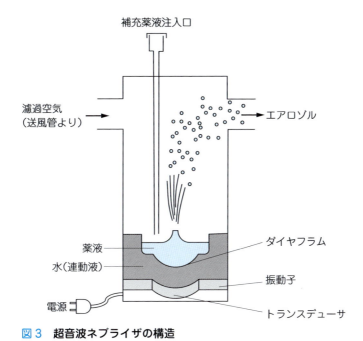

図3　超音波ネブライザの構造

B　超音波ネブライザ

　超音波ネブライザは，振動子により発生される超音波振動（1〜2 MHz）を利用し，水に分子運動を起こさせることにより粒子を作ります（図3，4）．この方法により，均一かつ密度の高い粒子が得られ，1分間に6 mLまでの一定量が噴霧され，得られる粒子径は1〜5 μmになります．そのため，肺の末梢部まで薬剤を到達させることができます．しかし，抗菌薬や去痰薬の一部に超音波振動により変性などを起こし，薬理活性が失われるものがあるので使用時には注意が必要です．

C　定量吸入器（metered dose inhaler：MDI）

　MDIは，高圧に充填されたガス（代替フロン）が噴出され急激に気化することでエアロ

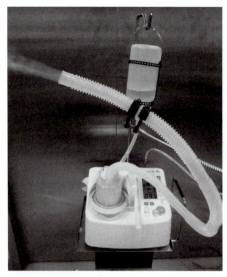

図4 超音波ネブライザ

ゾルを発生させる器具です．小型のため携帯性に優れ，MDIで発生する粒子は径3〜8 μm であり，1回に50〜80 μL の薬剤が噴霧されます．これは，気管支から細気管支領域まで広範囲に沈着します（Q136参照）．

D ドライパウダー吸入器（dry powder inhaler：DPI）

DPIは，吸気動作により起こるプロペラの回転により薬剤の微粉末を吸入する器具です．吸入に際してはMDIとは異なり，薬剤噴霧のために呼吸にあわせて噴霧する必要がなく，スペーサも不要です．ただし，薬剤をプロペラの回転により噴霧させるため，ある程度速い速度で吸入することが重要です．また，薬剤貯蔵庫から薬剤を取り出して吸入するため，通常は数段階の操作が必要になります．

- ジェットネブライザから噴出される薬剤粒子の大きさは径1〜15 μm と大きさにばらつきがあるため，時間をかけてゆっくり吸入させる必要があります．
- 超音波ネブライザにより得られる粒子径は1〜5 μm になるため，肺の末梢部まで薬剤を到達させることが可能です．

Q 138 使用される薬剤を教えてください

吸入療法で使用される薬剤には主に気管支拡張薬，去痰薬，副腎皮質ステロイド，抗ア

表1　吸入療法使用薬剤

	薬剤名	商品名	投与法
気管支拡張薬	イソプロテレノール サルブタモール サルメテロール フェノテロール	プロタノール ベネトリン セレベント ベロテック	ネブライザ MDI, ネブライザ DPI MDI
去痰薬	ブロムヘキシン アセチルシステイン	ビソルボン ムコフィリン	ネブライザ ネブライザ
副腎皮質ステロイド	フルチカゾン ブデソニド	フルタイド パルミコート	DPI DPI
抗アレルギー薬	クロモグリク酸ナトリウム	インタール	ネブライザ, DPI

レルギー薬などがあります．代表的な薬剤を**表1**に示します．

A　気管支拡張薬

　気管支拡張薬は，気管支平滑筋を弛緩させ，気道の拡張をもたらす薬剤です．β_2アドレナリン受容体刺激薬（β_2刺激薬），キサンチン誘導体，抗コリン薬などがあります．また，αアドレナリン受容体遮断薬やCa^{2+}拮抗薬にも気管支拡張作用が認められています．気管支拡張薬の最もよい適応は気管支喘息であり，その臨床所見の主体を占める気道収縮が改善されます．その他の呼吸器疾患では慢性閉塞性肺疾患（chronic obstructive pulmonary disease：COPD）で標準的に使用されています．肺結核後遺症，肺線維症などの疾患は一般に適応ではありませんが，気道内に分泌物があり，気管支平滑筋の攣縮により気道狭窄を起こしている可能性がある場合は用いることもあります．

B　去痰薬

　去痰薬とは，各種の呼吸器疾患では多量の気道内分泌物を伴い，これが気道内の気流障害を引き起こします．分泌物をできるだけ喀出すること（去痰）が換気不全の軽減に役立ちます．一般的に去痰薬とは，①気道内分泌物の粘稠度を低下させる，②粘液線毛輸送系を賦活する，③ムチン分泌を抑制するなどにより，痰を喀出しやすくすることを目的とする薬剤です．しかし，病状によってはあまり粘稠度を低下させるとかえって痰の切れがわるくなり，喀出しにくくなります．痰の物理化学的性状だけではなく，咳による喀出力，線毛の運動能力など生体の因子もあわせて改善しなければいけません．

C　副腎皮質ステロイド

　グルココルチコイド（糖質コルチコイド）は副腎皮質から分泌されるホルモンで，糖質，水分，電解質，心血管系，神経系，免疫系などの恒常性維持に極めて重要な役割があります．副腎皮質ホルモンはDNA鎖をほどく作用を抑制し，一方でDNA鎖をしまいこむ作用を促進することで抗炎症作用を示します．

D　抗アレルギー薬

　気管支喘息の病態において，アレルゲン刺激によって肺組織内の肥満細胞から，化学伝

達物質が産生・放出されることが重視され，この過程を阻害する薬剤が抗アレルギー薬になります．しかし，有効性は低く，その適応は限られています．

- 吸入療法で使用される薬剤は，気管支拡張薬，去痰薬，副腎皮質ステロイド，抗アレルギー薬などがよく使用されます．
- 超音波ネブライザを使用する場合，薬剤によっては超音波振動により変性などを起こすものがあるので使用時には注意する必要があります．

2 吸入療法装置

Q139 吸入療法に用いる装置の原理や構造を教えてください

　吸入療法に用いる装置には，ジェットネブライザ，超音波ネブライザ，メッシュ式ネブライザ，定量吸入器，ドライパウダー吸入器があります．

A　ジェットネブライザ

　毛細管現象（ベルヌーイの定理）を利用した装置（Q137参照）で，給湿の他に薬剤吸入にも使用できます．水溶性の薬剤であれば多くの種類の薬剤が使用できますが，発生粒子径は1〜15 μmと他の装置と比較すると大きく不均一であり，末梢気道や肺胞への沈着率は低く，肺内への沈着率は10％程度といわれています．使用時には作動音が大きく，薬液槽を傾けると噴霧されないなどの注意点もあります．人工呼吸器への取り付けも可能ですが，ジェット流が人工呼吸器の流量や換気量に影響を及ぼす場合があるため，注意が必要です．呼吸のタイミングを同調させる必要がないため，喘息発作に陥った場合や小児患者の場合には有効です．

B　超音波ネブライザ

　超音波振動を利用した装置で，給湿の他に薬剤吸入にも使用できます（Q137参照）．発生粒子径は1〜5 μmと小さく，末梢気道や肺胞への薬剤沈着率が高い反面，大量の粒子を発生させ，それが肺胞に到達することから，ガス交換障害を引き起こす危険性もあります．また，振動を加えることで薬剤が変性する可能性があるため，使用できない薬剤があります．

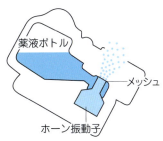

図1　メッシュ式ネブライザ
（オムロン社資料を参考に著者作成）

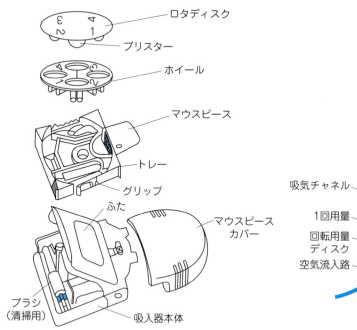

図2　ディスクヘイラーの構造
(3学会(日本胸部外科学会・日本呼吸器学会・日本麻酔科学会)合同呼吸療法認定士認定委員会：第19回3学会合同呼吸療法認定士認定講習会テキスト，p230より引用)

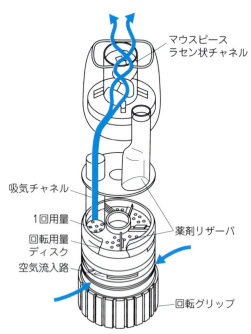

図3　タービュヘイラーの構造
(3学会(日本胸部外科学会・日本呼吸器学会・日本麻酔科学会)合同呼吸療法認定士認定委員会：第19回3学会合同呼吸療法認定士認定講習会テキスト，p230より引用)

C メッシュ式ネブライザ（図1）

　超音波ネブライザと同様に超音波振動を利用した装置です．超音波振動を薬剤に直接作用させ，薬剤が多数の微細孔をもつメッシュを通過することでエアロゾルを発生させます．発生粒子径は約5 μmといわれています．超音波ネブライザより小型で電池作動も可能であり，携帯性に優れていますが，メッシュが薬剤によって目詰まりを起こすと噴霧されなくなるなど，保守管理に手間がかかるという欠点もあります．

D 定量吸入器（metered dose inhaler：MDI）

　定量吸入器とはMDIとも呼ばれる装置です．ガスが充填された小さなボンベ式容器を用い，微粉末状の薬剤を噴霧させて吸入する装置です．発生粒子径は3〜8 μm，1回に0.05〜0.08 mLの薬剤が噴霧されます．装置は安価ですが，吸気と同調させて噴霧する必要があるなどの欠点もあります．ジェットネブライザや超音波ネブライザとは異なり，携帯性に優れています（Q137参照）．

E ドライパウダー吸入器（dry powder inhaler：DPI）［図2〜4］

　吸入することで装置の中のプロペラを回転させ，薬剤の微粉末を吸入する装置です．薬剤をプロペラで分散させるため，ある程度速い吸入速度（60〜90 L/分）が必要であり，このための吸入トレーニングを必要とします．正しく吸入できれば，肺内への沈着率は定量

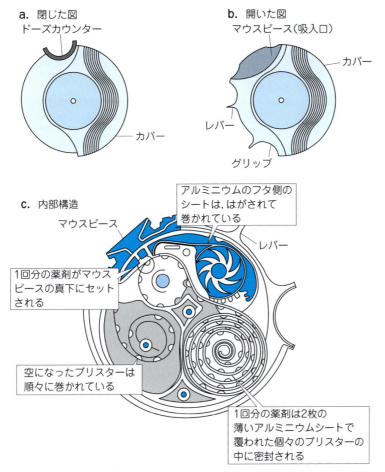

図4 ディスカスの構造
(3学会(日本胸部外科学会・日本呼吸器学会・日本麻酔科学会)合同呼吸療法認定士認定委員会:第19回3学会合同呼吸療法認定士認定講習会テキスト, p230 より引用)

吸入器と同等の10～30％程度といわれています．発生した粒子のうち大きな粒子は口腔内に沈着するため，吸入後はうがいが必要であり，自身で吸入できない小児患者や人工呼吸器使用中の患者には使用できません．また，薬剤が粉末で保存されているため，湿気には配慮して保存しなければなりません．

表1 ネブライザの特徴

	ジェット ネブライザ	超音波 ネブライザ	メッシュ式 ネブライザ	定量吸入器	ドライパウダー 吸入器
利点	・安価 ・薬剤の変性なし ・小児や人工呼吸器使用中でも使用できる	・発生粒子径が小さく均一 ・静音	・発生粒子径が小さく均一 ・携帯性に優れる	・発生粒子径が小さく均一 ・携帯性に優れる ・薬剤の変性なし ・人工呼吸器使用中に使用でき，換気量に影響しない	・安価 ・携帯性に優れる ・薬剤の変性なし
欠点	・発生粒子径が不均一 ・水溶性の薬剤しか使用できない ・ジェット流が人工呼吸器に影響を及ぼす可能性がある ・作動音が大きい	・高価 ・薬剤変性の可能性あり	・保守管理が大変	・高価 ・加湿効果がない	・小児や人工呼吸器使用中では使用できない ・加湿効果がない

- 吸入療法に用いられる装置には，給湿にも使用されるジェットネブライザ，超音波ネブライザの他に，携帯性に優れるメッシュ式ネブライザ，定量吸入器，ドライパウダー吸入器があります．
- 各装置の利点，欠点を理解し，適切な装置を選択する必要があります（表1）．

Q140 定量吸入器の仕組みと使用方法を教えてください

定量吸入器とはMDIとも呼ばれる装置です．高圧ガスが充填された小さなボンベ式容器を用い，高圧ガスを噴出させ急激に気化させることで，1回量の薬剤を噴霧させ吸入します（図1）．以前は高圧ガスにフロンガスを使用していましたが，現在は代替フロン（非特定フロン HFA）が用いられています．

A 薬剤充填方法

薬剤の充填方法によって，現在は懸濁タイプと溶液タイプがあります．

1．懸濁タイプ

薬剤は懸濁状態でボンベに充填され，代替フロンガスの気化と同時に薬剤が粒子として噴霧されます．懸濁タイプはボンベ底に薬剤が固まった状態であるため，使用前によく振る必要があります．発生粒子径は約3 μm といわれており，肺内への沈着率は10〜30％とされています．

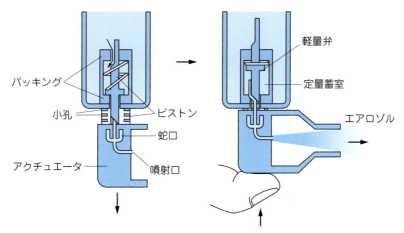

図1　MDIの構造
(3学会（日本胸部外科学会・日本呼吸器学会・日本麻酔科学会）合同呼吸療法認定士認定委員会：第19回3学会合同呼吸療法認定士認定講習会テキスト，p228 より引用)

2．溶液タイプ

　薬剤はエタノールを加え溶液状態でボンベに充填され，代替フロンガスの気化と同時に薬剤が粒子として噴霧されます．すでに溶液となっているため，使用前に振る必要はありません．懸濁タイプよりも小さい約 $1\,\mu m$ の粒子を発生させることが可能で，肺内への沈着率も 30～40% と高くなります．

B 吸入方法

　吸入方法にはオープンマウス法やクローズドマウス法と呼ばれる方法があります．オープンマウス法とは，口を開け，約4cm 離したところから噴霧させる方法で，クローズドマウス法は容器を直接口にくわえて噴霧させる方法です．定量吸入器で十分な効果を得るためには，装置操作と患者自身の吸入動作の同調（噴出と同時に吸入すること），深くゆっくりとした吸入（吸入流速は約 0.5～0.75 L/分），より多く肺内へ沈着させるために吸入直後5～10秒程度息をこらえることが必要であり，吸入にはトレーニングが必要です．吸入の後は口腔内に残った薬剤を除去，副作用を予防するためにうがいが必要です．

　間違った方法で吸入すると十分なネブライザの薬剤効果が得られないだけでなく，噴霧された薬剤の 80% 以上が口腔内に沈着していまい，嗄声や口腔内カンジダ症などの副作用が発症しやすくなります．

　正しい方法で吸入できない場合は，吸入補助具（スペーサ）の使用が推奨されています．吸入補助具を使用することで口腔内への沈着率が下がるだけでなく，装置の操作と吸入動作を同調させる必要がなくなり，自分の呼吸のタイミングで吸入することができるようになります．

- 定量吸入器とは，高圧ガスを噴出・気化させることで薬剤を噴霧させ吸入する装置です．
- 正しい吸入方法で吸入することが重要であり，間違った吸入方法では効果がなく，副作用発症の可能性が高まります．

Q141 超音波ネブライザの保守について教えてください

　超音波ネブライザの保守では他の装置と同じように日常点検，定期点検を行います．以下に日常点検について記載します．点検時に故障を発見した場合には，修理可能な場合は院内の機器管理部門で修理を行い，メーカから必要な教育を受ければ，振動子や浮子などのパーツ交換を行うことも可能です．

A　外観点検（図1～3）

　外装，操作パネル，電源コード，電源スイッチ，排水ホース，空気取り込み口のファンフィルタおよびファン，架台などに破損や汚れがないかを確認します．特に作用槽内の水位を感知する役割をもつ浮子がスムースに動くか，作用槽内のネジのゆるみがないか，振動子に破損がないことなどには注意して確認します．

B　作動点検

　作用槽および薬液カップに水を入れ，噴霧されるか，噴霧量が調整できるか，風量が調整できるか，作動中に異音がしないかなどを確認します．

C　警報点検

　作用槽から水を排水し，浮子が水位を感知して水位レベル警報装置が正常に作動，噴霧が停止することを確認します．

D　消　毒

　装置本体は水または水で薄めた中性洗剤もしくは消毒用エタノールなどを含ませた軟ら

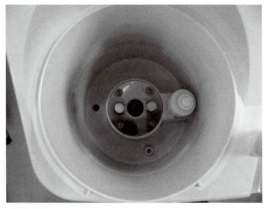

図1　作用槽内部

2. 吸入療法装置　　243

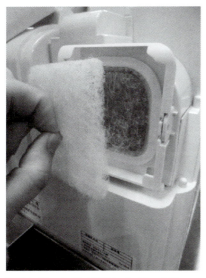

図2　ファンおよびファンフィルタ

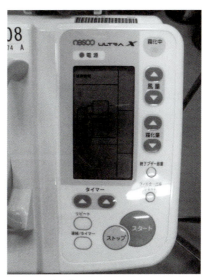

図3　操作パネル

かい布で清拭します．装置本体から取り外せる薬液カップや薬液カップホルダ，薬液槽カバーなどは，消毒用エタノールや次亜塩素酸ナトリウム，グルコン酸クロルヘキシジンなどの消毒薬につけ置き後十分に水洗いし，乾燥させたものと交換します．ファンフィルタは空気取り込み時にゴミやほこりを除去するためのものであり，汚れがある場合は交換します．使用できる消毒用薬剤は装置の取扱説明書を確認しましょう．

- 感染予防や機器故障予防のため，吸入装置は取扱説明書に従い，適切な消毒・清拭を行いましょう．
- 超音波振動を与える振動子や振動を伝える水の水位レベルを感知する浮子などの外観点検も重要です．

IV

麻酔器

Q142 麻酔器の使用目的は何ですか

手術や処置時に患者の痛みや不安を取り除くためには，鎮痛・意識の消失・自律神経の安定化が必要です．また，手術や処置を行いやすくするためには，筋弛緩による筋肉の収縮や緊張を抑え，筋肉を軟らかくする必要があります．麻酔器は，患者が手術や処置などを受ける際に呼吸を補助し，痛みを感じないようにするために使用される医療機器（吸入麻酔薬投与・呼吸補助機器）です．臨床において麻酔器は，全身麻酔のみならず静脈麻酔，脊椎麻酔，硬膜外麻酔時の呼吸補助や救急蘇生，分娩，歯科麻酔などにも用いられています（図1）．

麻酔による鎮痛や自律神経の安定化は手術や処置中に継続される必要があります．また，意識消失や筋弛緩による呼吸停止は，生命へのリスクが伴います．以上のことから，

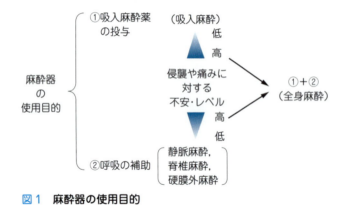

図1 麻酔器の使用目的

表1 麻酔器に必要な機能

機　能	目　的
1．酸素・麻酔ガス供給システム	継続的かつ正確な濃度の酸素や麻酔薬の投与
2．人工呼吸（手動・自動）システム	麻酔作用により弱まる呼吸の適切な呼吸補助
3．各種モニタリングシステム	各種設定および作動状況，患者状態の確認
4．各種アラーム機構　①機械側　　　　　　　　　　②患者側	故障，設定ミスなどの異常状態・不具合により生じる患者の生命危機を知らせる 換気量，気道内圧などが安全状態を逸した際に生じる患者の生命危機を知らせる
5．安全機構	誤接続や誤設定が起きにくいようにする（フェイルセーフやフールプルーフ機構）機器の機能が維持できなくなった場合に患者への影響が生じないようにする

麻酔器には，継続的に正確な濃度の麻酔薬を患者に吸入させ，酸素供給や二酸化炭素除去を行える(生命維持)機能とともに安全に使用できる機能が必要であるといえるでしょう．このため，麻酔器には必要量の酸素や麻酔ガスを供給する装置や，麻酔作用により弱まる呼吸を補助する人工呼吸装置，設定および作動状況を表示する各種モニタ，アラーム機能などが備えられています（表1）．また最近では，安全機構の向上のみならず，体格や年齢などの患者情報入力や麻酔薬選択・呼気量などからガスフローが自動調整されたり，麻酔器と生体情報モニタの情報統合により設定を支援する機能が備わったりしている麻酔器も販売されています．

- 麻酔器は，手術や処置時などの鎮痛および呼吸補助を行う医療機器です．
- 麻酔行為には生命リスクが伴うことから，麻酔器の正しい構造や安全機構について理解しておくことが重要です．

Q143 麻酔器の構造を教えてください

麻酔器の構造は，大きく分けて2つの機能部分に分類されています．

A ガス供給部

ガス供給部は，医療ガス配管端末（パイピング）またはボンベから供給された酸素および亜酸化窒素などを麻酔器に導き，麻酔に必要なガスを調整した後に患者に供給する機構が備えられています．ガス供給部では，麻酔ガス［亜酸化窒素（笑気ガス）］や酸素，治療用空気の圧力，および流量調整と，揮発性麻酔ガスの濃度調整が行われます．ガス供給部は，ホースアセンブリ，圧力調整器，低酸素防止装置，供給圧力計，流量調整器，気化器，酸素フラッシュなどより構成されています．パイピングまたはボンベから供給された酸素および亜酸化窒素，治療用空気（パイピングのみ）は圧力調整器により減圧され，それぞれのガスは麻酔器内部の配管を通り流量計を介して気化器（揮発性麻酔ガスの濃度調整器）に流れ，麻酔ガス供給最終部であるフレッシュガス出口部に導かれます（図1）．

1．ホースアセンブリ

ホースアセンブリは，医療ガス配管設備の端末と麻酔器をつなぐ耐圧管部分の名称で，供給ガスや機器内部の圧力に耐えうる強度をもっています．また，医療ガス配管設備の端末との接続にはピン方式あるいはシュレーダ方式の継手が用いられ，ガスの誤接続が起こらないようになっています（図2）．

2．圧力調整器

圧力調整器は，医療ガス配管設備の端末およびボンベからの高圧医療ガスの供給圧を調

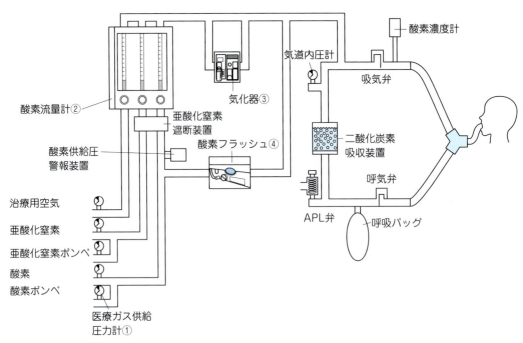

図1 麻酔器の構造

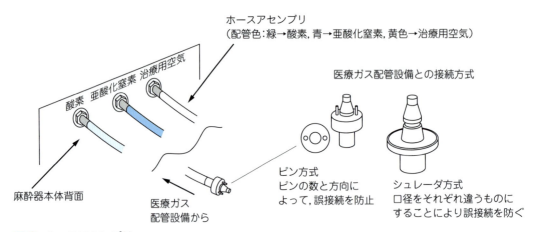

図2 ホースアセンブリ

整し，流量計部分へ安定したガスを供給するために用いられている装置です．

3．医療ガス供給圧力計

供給圧力計は，医療ガス配管設備の端末およびボンベからの医療ガスが常に適切に供給されているか監視している測定機器です（図1-①）．

4．流量調整器

流量調整器は，患者へ供給するガス供給量を規定する部分であるとともに酸素・亜酸化窒素あるいは酸素・空気の流量比調整により供給酸素濃度を規定する麻酔器の心臓部分で

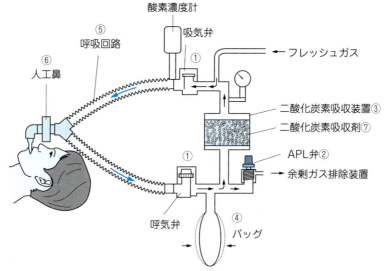

図3 麻酔呼吸回路部

す（図1-②）．

5．気化器

　気化器は，揮発性吸入麻酔薬を気化させ，患者に投与するための機器です．可変式バイパス気化器（後述）が多く用いられています（図1-③）．

6．酸素フラッシュ

　酸素フラッシュは，吸引時などに低下した患者の酸素濃度を回復する際や回路内・呼吸バッグ内の容量低下を補うために用いられる装置です（図1-④）．

B 麻酔呼吸回路部

　麻酔呼吸回路部は，麻酔器のガス供給最終部のフレッシュガス出口と患者に装着したマスクや気管チューブなどの気道確保器具類との間をつなぎ，吸気・呼気の流路を形成する部分（循環回路）であり，患者にガスを投与する機構が備えられています．この循環回路は，吸気弁，呼気弁，APL 弁，二酸化炭素吸収装置，気道内圧マノメータ，手動/機械換気切り替えスイッチ，余剰ガス排除装置などの麻酔器固有部分と呼吸回路（蛇管，Y ピース），バッグ，人工鼻，二酸化炭素吸収剤などユーザーが使用時に取り付け・交換する部分より構成されています（図3）．

1．麻酔器固有部分

(1) 吸気・呼気弁

　患者にガスを供給・排出させるためには，一定方向にガスが流れる必要があり，吸気・呼気弁は，ガス流を調整するために使用されています．吸気時には，吸気弁が開き呼気弁が閉じ患者にガスが供給され，呼気時には吸気弁が閉じ，呼気弁が開くことでガスが排出されます．多くの機種では，消毒，整備のしやすさなどの理由から構造がシンプルなディスクタイプの弁が用いられています（図3-①）．

(2) APL 弁（adjustable pressure limiting valve）

　APL 弁は，手動換気時に回路内圧を調整するために呼気ガスの一部を回路外に放出させ

る目的で使用します．圧開放の調整には，回転式ノブを操作し，内部スプリング，金属ステムを介したディスクにより圧閉度を調整することで排出量を調整します（完全開放状態 1〜3 cmH$_2$O，完全閉鎖状態 75 cmH$_2$O 程度）．人工呼吸換気時には，APL 弁は自動で閉鎖されるようになっています（図3-②）．

(3) 二酸化炭素吸収装置

二酸化炭素吸収装置は，再呼吸される呼気中の二酸化炭素を吸収（中和）するための装置で，キャニスタと呼ばれるケースの中に二酸化炭素吸収剤が収納されています．キャニスタ下部には，二酸化炭素を吸収した結果生じる水分や二酸化炭素吸収剤片のトラップ装置が取り付けられています（図3-③）．

(4) 余剰ガス排除装置

Q151 参照．

2．ユーザー使用時取り付け・交換部分

(1) 呼吸バッグ

呼吸バッグは回路内のガスを溜めておくために用いられ，形状は片手で保持しやすいように膨らむと楕円球状になっています．バッグの大きさは，1 回換気量の数倍以上のものが用いられます（図3-④）．

(2) 呼吸回路（蛇管・Y ピース）

呼吸回路は，吸気・呼気の流路となるつぶれを防止するため蛇管構造になっている 2 本の管に Y ピースが接続され，ガスを患者に供給・排出するために使用されます．また，回路は，コンプライアンスが低く，麻酔薬の吸収されにくいプラスチック製が用いられ，収縮自在なアコーディオン形状になっているものもあります（図3-⑤）．

(3) 人工鼻・細菌（バクテリア）フィルタ

人工鼻は，呼吸中に吸気ガスを加湿するための器具で，Y ピースと気道確保器具類（挿管チューブなど）との間に装着されます．人工鼻内部は，繊維紙やスポンジなどでできており，患者の呼気中の水分を吸収して，吸気時にその水分を再び患者に吸わせることにより，人間の鼻に近い加湿効果を得ることができます．細菌フィルタは，感染防止や麻酔器の環境汚染防止のために麻酔器の吸気または呼気接続口に接続して使用します（図3-⑥）．

(4) 二酸化炭素吸収剤

二酸化炭素吸収剤は，水酸化カルシウムが二酸化炭素を吸収し，炭酸カルシウムに変化する化学反応を利用して呼気中の二酸化炭素を選択的に吸収・除外する目的で使用されます．pH により変色する指示薬が含まれ，吸収によりアルカリ性が強くなる（材料が消耗する）と変色します（図3-⑦）．

- 麻酔器の構造はガス供給部および麻酔呼吸回路部からなり，患者に麻酔ガス供給や呼吸管理に必要となる機能部品，安全機構が備えられています．

循環方式の分類と違いを教えてください

144

　麻酔器の循環方式は，大きく分けると閉鎖方式と半閉鎖方式に分類されます．現在販売されている多くの麻酔器は，半閉鎖方式が用いられています．

A 閉鎖方式

　閉鎖方式は，APL 弁（排気弁）を完全に閉じて酸素を患者に必要な量だけ一定の流量で流しながら，これに吸入麻酔ガスを加える方法です．麻酔回路に全く漏れがなく，麻酔薬の使用量をセーブすることができます．呼気の CO_2 はソーダライムによって吸着されるので回路内のガスの容積は一定に保たれます（図1a）．

B 半閉鎖方式

　半閉鎖方式は，CO_2 吸着装置で呼気 CO_2 を除去した後の呼気ガスの一部が再循環するシステムです．呼気ガスの一部は APL 弁（排気弁）から外部に排出させ，CO_2 吸着装置により CO_2 を除去（吸収されなかった麻酔ガスが残ります）した麻酔ガスを含んだ呼気ガスの一部を吸気時にフレッシュガスとともに供給するという方法です．麻酔薬の使用量をセーブする割合は理論上閉鎖回路より劣りますが，機構がシンプルなため，多くの麻酔器でこの方式が採用されています（図1b）．

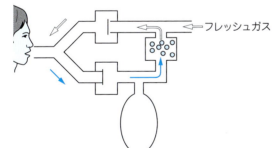
a. 閉鎖方式

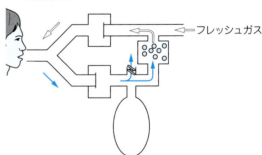
b. 半閉鎖方式

図1　循環方式の違い
a：排気弁を完全に閉じて酸素を患者に必要な量だけ一定の流量で流しながら，これに吸入麻酔ガスを加える方法．
b：CO_2 吸着装置で呼気 CO_2 を除去した後の呼気ガスの一部が再循環するシステム．呼気ガスの一部は排気弁（APL弁）から外部に排出させ，CO_2 吸着装置により CO_2 を除去した麻酔ガスを含んだ呼気ガスの一部を吸気時にフレッシュガスとともに供給するという方法．

- 麻酔器の循環方式は閉鎖方式と半閉鎖方式に分類され，多くの麻酔器では呼気 CO_2 を除去した呼気ガスの一部を再度患者に供給する半閉鎖システムが用いられています．

Q145 麻酔器に組み込まれている安全機構を教えてください

麻酔器で起こる最も危険な事故（アクシデント）は，酸素欠乏による低酸素血症です．このため，麻酔器には，使用中に酸素供給が低下（酸素欠乏）するような状況を防止するためのさまざまな安全機構が備えられています．

A 酸素流量計のノブ

1．ノブの位置

酸素の流量計のノブの位置は，日本工業規格（JIS）により一連の流量計の中で向かって最右端に，かつ突出するようにつけることになっています．これは人間工学の立場から麻酔科医が重要な操作を最も操作しやすい位置にすることで誤操作を防止するようにしています（図 1-①）．

2．ノブの形状

酸素流量計のノブの形状は，JIS により定められています．これは酸素の流量計の調節ノブを他の医療ガスの流量計の調節ノブと形状を区別することにより，麻酔科医に注意を喚起して流量計の誤操作による酸素欠乏事故を防止しています（図 1-②）．

B 低酸素防止装置

酸素と亜酸化窒素の混合ガスを用いる場合の安全機構として，酸素濃度が 25％以下にならないように連動ギアが備えられています．低酸素防止装置は万が一誤操作しても，フレッシュガスの酸素濃度が一定値以下にならない機能です．

低酸素防止装置付き流量計（亜酸化窒素供給防止流量計，低酸素防止流量計）は，麻酔中いかなる場合でも酸素濃度が 21％以上確保できるようになっている流量計で，以下のようなものがあります．

1．連動ギア方式

連動ギア方式は，酸素と亜酸化窒素の流量計の調節ノブがギアで連動されたもので，酸素流量計の調節ノブを一定以上回さないと亜酸化窒素の調節ノブが開かず，また酸素流量計の調節ノブを閉じると亜酸化窒素の供給が停止するようになっています（図 1-③）．

2．混合比設定方式

混合比設定方式は，酸素と亜酸化窒素の混合比を 1 つのノブで調節し，酸素濃度が 30％以下にならないようになっています．

C 酸素供給圧警報

酸素供給圧警報は，酸素の供給圧が低下した場合にアラームを発する可聴警報装置です．音圧は，55 dB で 2 dB 以上の音圧差をつけた音を 7 秒以上発し続けるようになっています（Q143 図 1 参照）．

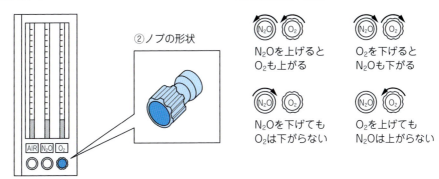

図 1　流量調整器の安全機構
酸素流量計ノブは，ⓐ向かって最右端に配置，ⓑ突出するように取り付け，ⓒ他の調節ノブと異なる形状にすることで誤操作による酸素欠乏事故を防止している．

D　酸素濃度計

酸素濃度計は，麻酔器の呼吸回路内に設けることにより，絶えず酸素濃度をモニタし，酸素濃度が一定値（多くの機器は 25％）以下になったら警報を発して酸素欠乏による事故を防いでいます（Q143 図 3 参照）．

E　酸素以外のガス遮断装置（亜酸化窒素遮断装置）

亜酸化窒素遮断装置は，酸素と亜酸化窒素を使用中に酸素供給が停止した場合に亜酸化窒素の供給を停止させ純亜酸化窒素投与による酸素欠乏事故を防ぐ装置です．酸素供給圧が下限を下回るとアラーム音の発生とともに亜酸化窒素が遮断されます（Q143 図 1 参照）．

F　気化器の安全機構

1．誤注入防止機構

揮発性麻酔薬は，その種類によって飽和蒸気圧が異なり，気化器はそれぞれの特徴にあわせて校正された専用の機種を用いる必要があります．このため，他の薬液の誤注入を防止するために薬液専用の注入アダプタを使用することで，誤って異なる薬液が接続できないようになっています（図 2-①）．

薬液を注入する際に入りにくい場合は，気化器と麻酔薬が異なる可能性がありますので無理に接続しないようにしましょう．

2．誤作動防止装置

気化器の誤操作防止装置は，2 台以上の揮発性麻酔器を装備している場合に麻酔ガスの過剰投与，混合汚染を防止するため，一方の気化器が使用されていると，もう一方の気化器にはロックがかかり操作ができない構造（インターロック機構）となっている安全機構です（図 2-②）．

気化器ダイヤルが硬い場合は，一方の気化器が設定されている可能性が高いため無理にロックをはずさないようにしましょう．

IV. 麻酔器

①気化器への誤注入防止機構

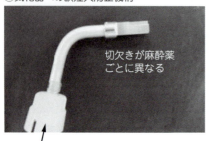

切欠きが麻酔薬ごとに異なる

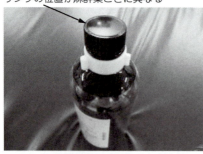

リングの位置が麻酔薬ごとに異なる

②誤作動防止策

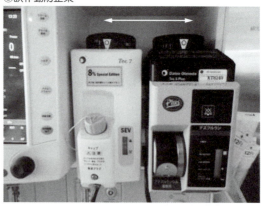

図2　気化器の安全機構
①気化器への薬液の誤注入を防止するため，気化器取り付け部は切欠きが麻酔薬ごとに異なり，薬液側はリングの位置が異なるように作られている．
②2台以上の揮発性麻酔器を装備している場合に一方の気化器が使用されていると，もう一方の気化器にはロックがかかり操作ができない構造になっている．

- 麻酔器で起こる最も危険な事故（アクシデント）は，酸素欠乏による低酸素血症です．このため，麻酔器には，使用中に低酸素血症が発生するような状況を防止するために多くの安全機構が備えられています．

Q146　気化器の原理と構造を教えてください

A　気化器の原理

　気化器は，揮発性麻酔薬を正確な濃度で投与するために重要な麻酔器構成パーツの1つです．多くの揮発性麻酔薬は室温，大気圧下では液体ですが，気化器はこれを蒸気（気体）にかえて，適正な濃度になるように調整します．国内で使用されている揮発性麻酔薬にはハロタン，イソフルラン，セボフルラン，デスフルランなどがあり，それぞれ沸点，飽和蒸気圧，最小肺胞内濃度（minimum alveolar concentration：MAC）などの特性が異なっ

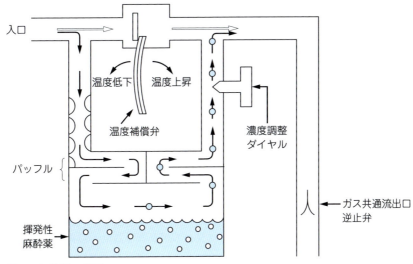

図1 気化器の構造

ています．気化器の密閉容器内では，液状の麻酔薬とその蒸気がある一定の圧（飽和蒸気圧）で平衡状態になっています．この飽和蒸気圧は前述のように揮発性麻酔薬の種類によって異なっているため，それぞれの麻酔薬に対応した気化器が必要です．また，飽和蒸気圧は温度に依存しており，温度が高くなると大きく（気化しやすく），温度が下がると小さく（気化しにくく）なります．したがって，温度の変化は麻酔ガス濃度に影響を受けるため，気化器は比熱の高い金属で作られ，内部温度の影響が最小限になるように設計されています．最近では，電気的に温度や圧力，流量などを測定しながら吸入濃度を電子制御する気化器や麻酔薬をネブライザのように霧状にして回路内で気化されるインジェクタータイプの気化器なども販売されています．

B 気化器の構造

　気化器の構造は，一般的な気化器である可変式バイパス気化器では，はじめに流量計を通過したガスが気化器に入り，キャリアガス（20％以下）とバイパスガス（80％以上）に分割され各流路を流れます．この分割比は，濃度調整ダイヤルによる可変抵抗あるいは温度により流路抵抗を変化させる温度補償弁により調整されます．濃度調整は，濃度ダイヤルが上部についているものはバイパスガスの流量を制御し，麻酔薬は，前述したように麻酔薬ごとの飽和蒸気圧が温度により異なります．外気温などの外部温度や気化熱などによる内部温度の変化は，飽和蒸気圧に変化を与え，濃度誤差の原因となります．このため，濃度調整は，麻酔薬の特徴にあわせた温度補償弁を用いてバイパスガス量を微調整しながら，キャリアガス側で設定した麻酔濃度が維持できるようになっています（図1）．

- 気化器は，揮発性麻酔薬を正確な濃度で投与するために麻酔器に重要な機能部品の1つで，麻酔薬にあわせて本体の精度が調整されています．

酸素フラッシュやAPL弁の役割は何ですか

A 酸素フラッシュ

　酸素フラッシュとは，大量の100%酸素を一定限度の流量で瞬時に呼吸回路に送るための装置です．JIS T 7201-1「第Ⅰ部 麻酔器（本体）」には，流量は35〜75 L/分と規定されています．また他にも，気化器を通らずに流れる回路になっていること，偶発的な作動または誤操作を防止するように酸素フラッシュのボタンを設計・設置すること，酸素フラッシュ弁は自動的に閉鎖することなどが規定されています．実際には，呼吸バッグを緊急的に膨らませたい場合に使用します．手動換気時，膨らんでいる呼吸バッグを押すことで呼吸バッグ内のガスを送気する仕組みになっているため，呼吸バッグが膨らんでいない場合には酸素フラッシュを使用して呼吸バッグ内のガスを溜めます．酸素フラッシュは気化器を通らないバイパス回路で，流量調節および酸素濃度・麻酔ガス濃度調節された混合ガスとガス共通流出口で一緒になります．そのため，酸素フラッシュを使用した場合は吸入麻酔ガス濃度が低下することに注意が必要です．

B APL弁

　APL弁とは，患者呼吸回路内を循環する麻酔ガスの一部を排出するための弁です．ポップオフバルブと呼ばれることもあります．JIS T 7201-5「第5部 麻酔用循環式呼吸回路」には，設定以上に呼吸回路内圧が上昇するとガスを回路外に逃がすように働く用手調節弁で，呼気弁とYピース間に設置するように規定されています．制限圧を回転させて調節するタイプが多く，時計回りに動かすと徐々に制限圧が増加します．ほぼ完全な開放状態から完全閉鎖状態まで調節できるようになっています．手動換気時には，APL弁の機能を使用して呼吸回路内圧を制限し，吸気圧を調節します．また自発呼吸下で麻酔器の呼吸回路を使用する場合は，APL弁を開放（ゼロ）に設定します．機械換気時にはAPL弁は完全に閉じておく必要がありますが，手動/機械換気切り替えスイッチのついている機種は，スイッチを機械換気へ切り替えると自動的にAPL弁操作が無効になります．

- 酸素フラッシュは大量の純酸素を瞬時に呼吸回路に送るスイッチです．
- APL弁とはポップオフバルブとも呼ばれ，設定圧以上になると圧を逃がします．

二酸化炭素吸収剤の効果と交換の目安を教えてください

A 二酸化炭素吸収剤の効果

二酸化炭素吸収剤は，呼気ガスを再び吸気ガスとして患者に送り込めるように，呼気ガス中に存在する二酸化炭素を吸収します．患者呼吸回路には，閉鎖式回路，半閉鎖式回路，非再呼吸式回路の3つのタイプがあります．集中治療室（ICU）などで使用されている人工呼吸器は非再呼吸回路ですが，麻酔器のほとんどが再呼吸回路です．閉鎖式回路は患者の呼気が完全に再呼吸され，半閉鎖式回路は患者の呼気に新鮮ガスが混合されていますが一部再呼吸されています．そのため，再呼吸式である麻酔器の場合は，二酸化炭素吸収剤を患者回路に入れる必要があります．

B 二酸化炭素吸収剤の成分

代表的な二酸化炭素吸収剤であるソーダライムの成分は，水酸化カルシウム[$Ca(OH)_2$]と水（H_2O）と水酸化ナトリウム（NaOH）です．強アルカリであるNaOHを含んでいるため二酸化炭素と吸収反応しやすくなっています．二酸化炭素の吸収反応は，まずH_2Oと反応して炭酸となり，NaOHによってNa_2CO_3となって，最後に$Ca(OH)_2$と反応して炭酸カルシウム（$CaCO_3$）になります．ソーダライムの問題点として，一般的に多く使用されている麻酔薬であるセボフルランと反応すると毒性のあるcompound Aという分解産物を生じることがいわれていますが，これによって生じる腎障害は動物実験でしか証明されていません．しかし，セボフルラン使用時は新鮮ガス流量を少なくする低流量麻酔は推奨されておらず，また腎機能低下患者へは使用しないほうがよいとされています．さらに，乾燥した二酸化炭素吸収剤とセボフルランを使用したときに異常発熱・発火した事例が欧米で報告されていますが，国内ではありません．セボフルランは強アルカリで特に分解されやすく，compound Aを発生します．異常発熱と発火は乾燥していて，特に水酸化カリウム（KOH）が多いもので起こりやすいです．最近は，原因とされる強アルカリのナトリウムやカリウムを減量した製品や，全く含まれない$Ca(OH)_2$ 80%以上とH_2O 13～18%に塩化カルシウムを配合した製品が発売されています．

C 二酸化炭素吸収剤の交換

二酸化炭素吸収剤はいずれの種類もpH変化により変色する指示薬が含まれています．したがって吸収剤の変色を確認し，全体の約70～80%程度の変色を交換の目安にしています．しかし，変色範囲に影響するガスの流れ方は麻酔器の構造の違いによるため，各メーカの麻酔器で異なります．また二酸化炭素吸収剤の種類によっても差があるので，一概に変色の割合で決めることは困難です．そのため，実際の吸気ガス中の二酸化炭素濃度を測定し，判断することが必要です．一般的には呼気終末二酸化炭素分圧測定の波形を用いま

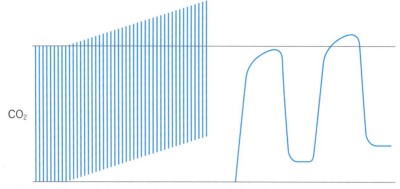

図1 二酸化炭素吸収剤交換時の呼気終末二酸化炭素分圧の波形

す．通常，吸気相の波形は基線，すなわちゼロです．吸収されない二酸化炭素が再度吸気として送気され，その吸収能力も徐々に低下すると，吸気相の波形がゼロから上昇し基線に戻らず，また，トレンド表示でも右上がりに徐々に上昇します（図1）．このような場合は，交換のタイミングであると考えられます．

- 二酸化炭素吸収剤は呼気ガス中に含まれる二酸化炭素を吸収します．
- 最近はソーダライム以外に，強アルカリのナトリウムやカリウムを減量した製品や，全く含まれない製品も発売されています．
- 二酸化炭素吸収剤にはpH変化で変色する指示薬が入っているため，吸収剤の変色が交換の目安になります．

麻酔器の日常点検の方法を教えてください

麻酔器を適切に管理することは，安全な麻酔のための重要な役割です．したがって，日常点検として，始業点検，使用中点検，終業点検が担う役割は極めて大きいです．そのため，それぞれの点検手順を明示しておくことも重要です．特に始業点検については，日本麻酔科学会のガイドライン「麻酔器の始業点検」(2016年3月改訂) に沿う形式で説明します．

A 始業点検

1．補助ボンベ内容量および流量計
　①緊急用自己膨張式バッグ(バッグバルブマスクなど)を備えていることを確認します．

②補助酸素ボンベの栓を開けて残量を確認します．酸素ボンベは充填時最高 14.7 MPa（150 kgf/cm²）を示し，使用とともに直線的に低下します．ボンベ内圧が 5 MPa（50.9 kgf/cm²）未満の場合は交換を行います．

③酸素流量を設定，または酸素フラッシュを行って酸素が流れることを確認します．また，ボンベ内圧が低下しないことを確認します．同時に，ノブの動きおよびガス流量の表示を確認します．

④低酸素防止装置付き流量計が作動することを確認するため，酸素の流量を次第に絞っていき，一定限度の流量以下になると亜酸化窒素の流量も低下を始め，酸素流量がゼロとなり亜酸化窒素流量もゼロとなることを確認します．

2．補助ボンベによる酸素供給圧低下時の亜酸化窒素遮断機構およびアラームの点検

①酸素および亜酸化窒素の流量を 5 L/分に設定します．

②酸素ボンベの栓を閉じてボンベ内圧が低下し，アラームが発生し亜酸化窒素の供給が遮断されることを確認します．

③酸素ボンベの栓を閉じて，ボンベ内圧がゼロに戻っていることを確認します．一般的には中央配管のガス供給が優先されますが，何らかの原因により補助酸素ボンベからのガス供給が優先され，意図しないボンベ残量低下を防ぐために点検後は必ずボンベの栓を閉じます．

3．医療ガス配管設備（中央配管）によるガス供給

①酸素・空気・亜酸化窒素・余剰麻酔ガスのホースアセンブリを医療ガス配管設備の配管端末器（アウトレット）に正しく接続し，少し引っ張って抜けないこと，また漏れのないことを確認します．各ガスのアウトレットは誤接続を防止するため，ガス別特定コネクタ（ピン方式，シュレーダ方式）と，識別色が規定されています．接続チェック時は，ガス別特定コネクタが破損・故障していないことも確認します．

②各ガス供給圧を確認し，酸素供給圧は 400 ± 40 kPa，亜酸化窒素および空気はそれよりも 30 kPa 低くいことを確認します．余剰麻酔ガス排除装置のバルブが開いていることを確認し，吸引圧が 1 kPa 以上 2 kPa 未満の範囲内，または吸引流量が 25～50 L/分の範囲内であることを確認します．

③各ガスの流量を設定し，ガスが流れることを確認します．同時に，ノブの動きおよびガス流量の表示を確認します．通常，亜酸化窒素と空気は同時に使用できないため，切り替えスイッチなどによって選択します．

④低酸素防止装置付き流量計が作動することを確認するため，酸素の流量を次第に絞っていき，一定限度の流量以下になると亜酸化窒素の流量も低下を始め，酸素流量がゼロとなり亜酸化窒素流量もゼロとなることを確認します．

⑤酸素と亜酸化窒素を流した後に酸素のホースアセンブリをはずすと，アラームが発生し亜酸化窒素の供給が遮断されることを確認します．

4．気化器

①使用する麻酔ガスの気化器の内容量を確認し，栓をしっかり閉めます．

②気化器が OFF の状態で酸素を流し，においのないことを確認します．

③気化器の濃度を設定し作動するか確認します．

④気化器の設定がゼロであることを確認します.

5. 酸素濃度計

21%較正を行い，酸素を流して酸素濃度計の表示が100%になることを確認します.

6. 二酸化炭素吸収装置

①二酸化炭素吸収剤が変色していないか，量は適正であるか，一様に詰まっているかを確認します.

②キャニスタがしっかり接続されていることを確認します.

③水抜き装置はしっかり閉まっていることを確認します.

7. 患者呼吸回路の組み立て

患者呼吸回路の構成品が，正しく，しっかりと組み立てられているかどうかを確認します. 患者呼吸回路の接続部はほとんど円錐接続が用いられていて，口径は22 mm または15 mm のオス・メスです. 円錐接続は接続しやすいですがはずれやすくもあるので，組み立て時は十分注意し，押し込みながら回転を加えるなどの必要があります. また，使用中も常に注意する必要があります. さらに，素材の組み合わせにより，①プラスチックとプラスチックの接続（はずれ），②プラスチックと金属の接続（プラスチック破損または摩耗），③金属と金属の接続（変形による接合不適合・リーク），④プラスチック・ゴムの接続部分（弾性低下・亀裂によるはずれ・リーク）などに問題が起こる可能性があります.

8. 患者呼吸回路，麻酔器内配管のリークテストおよび酸素フラッシュ機能

Q150 参照.

9. 用手換気時の動作確認

①テスト肺をつけ，酸素流量を5 L/分に設定し，呼吸バッグを膨らました後，バッグを押してテスト肺が膨らみ，しぼむことを確認します.

②呼吸バッグの動きにあわせて吸気弁と呼気弁の動きも確認します.

10. 人工呼吸器

①換気設定を自動（人工呼吸器）へ切り替え，テスト肺の動きを確認します.

②低圧アラーム・高圧アラームの作動確認をします.

B 使用中点検

①酸素・治療用空気・亜酸化窒素・余剰ガスのホースアセンブリと医療ガス配管設備のアウトレットの接続を目視確認し，少し押してから引っ張って抜けないことを確認します.

②余剰ガス排除装置のバルブが開いていることを確認し，吸引流量が25〜50 L/分の範囲内であることを確認します.

③二酸化炭素吸収剤が変色していないことを確認します.

④酸素濃度計または麻酔ガスモジュールの酸素濃度測定値が酸素濃度設定値と比べてずれていないことを確認します.

⑤麻酔ガスモジュールの麻酔ガス濃度測定値が麻酔ガス濃度設定値と比べてずれていないことを確認します.

⑥呼気終末二酸化炭素分圧の波形・数値が正しく表示されていることを確認します.

⑦呼気終末二酸化炭素分圧の波形で吸気時に基線に戻っていることを確認します.

⑧使用している気化器の残量を確認します．

C 終業点検

①外観の破損・故障がないことを確認します．
②電源コード・各医療ガスのホースアセンブリに破損・亀裂がないことを確認します．
③各麻酔器本体に緊急用自己膨張式バッグ（バッグバルブマスクなど）が備えつけられていることを確認します．
④気化器へ麻酔薬を注入するためのアダプタが備えつけられていることを確認します．
⑤カフ圧計が備えつけられていることを確認します．
⑥麻酔器本体の患者回路接続部に使用後の部品がついていないか確認します．
⑦二酸化炭素吸収剤が変色していないか確認します．変色している場合は交換します．

- 始業点検は使用する前に必ず行う必要があります．
- 補助酸素ボンベの残量確認を忘れないように行います．
- 緊急用自己膨張式バッグ（バッグバルブマスクなど）が備えられているか確認します．

Q150 呼吸回路のリークテストの方法を教えてください

A 加圧テストのリークテスト

1．一般的方法（図1）
①麻酔回路が正しい位置にしっかり接続されていることを確認します．
②APL弁が閉まっていることを確認します．
③患者呼吸回路先端（Yピース）を閉塞し，酸素を5 L/分流して，圧が30 cmH$_2$Oになったところで酸素を止めます．ガス供給のない状態で30秒間維持し，圧低下が5 cmH$_2$O以内であることを確認します．
④呼吸バッグを何回か押して，圧が40〜50 cmH$_2$Oになること，回路の接続部がはずれないこと，吸気弁・呼気弁が動いていていることを確認します．
⑤APL弁を開けて圧が下がっていくことを確認します．

2．低圧回路系のリークテスト
この試験によりニードル弁から呼吸回路すべてにおけるリークは少なくとも30 cmH$_2$Oの圧までは0.1 L/分以下であると判断できます．ただし，呼吸バッグ自体・呼吸バッグと呼吸バッグ接続口間のリークはこの方法のみでは判断できないため前述の一般的方法も行うようにします．

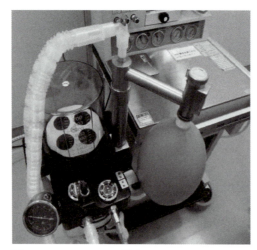

図1　リークテストの様子

①麻酔回路が正しい位置にしっかり接続されていることを確認します．
②APL 弁が閉まっていること確認します．
③酸素を 0.1 L/分程度流します．
④呼吸バッグをはずし，呼吸バッグ接続口と Y ピースを両手で閉じるか，あるいは別の蛇管などで接続します．
⑤圧が 30 cmH$_2$O 以上になることを確認します．圧が上昇しすぎないうちに酸素流量をゼロに戻します．

B　麻酔器の自動リークテスト

　各メーカの麻酔器には独自の自動リークテスト機構が備わっているものがあります．その場合はそれぞれの自動リークテストの手順に従って行います．テストの前に，麻酔回路が正しい位置にしっかり接続されていること，使用する気化器の薬液残量を確認し，必要時には補充してから麻酔器に接続されていることを確認します．

C　二酸化炭素吸収剤交換時のリークテスト

　二酸化炭素吸収剤交換時はキャニスタの取り付けが不十分でリークを起こすことが多くあります．麻酔器に取り付ける際は，キャニスタがしっかり接続されているか，パッキンの紛失・破損はないか，二酸化炭素吸収剤の粒が挟まっていて密閉性が失われていないかを確認することが重要です．交換後は必ず，前述の「A．加圧テストのリークテスト」を行うことで交換時のリークを発見できます．したがって，交換時のリスクを軽減させるためにも使用中の交換はできるだけ避け，使用前・使用後に交換し点検できるように交換するタイミングを考慮する必要があります．

- リークテストは使用する回路や気化器をすべて接続してから行います．
- 自動リークテスト機構が備わっている場合でも手動リークテストの方法は覚えおきましょう．

Q 151 麻酔ガス排除システムの必要性と仕組みについて教えてください

A 麻酔ガス排除システムの必要性

　麻酔ガス排除システムは麻酔器より排出された余剰麻酔ガスを100%捕集し，手術室外へ運び出すためのシステムです．麻酔ガスとは，亜酸化窒素，揮発性麻酔薬および酸素を含む混合ガスのことです．余剰麻酔ガスとは，患者が呼吸した後の麻酔ガスのことで，余剰麻酔ガスの組成は麻酔ガスの組成に近く，揮発性麻酔薬，高濃度の亜酸化窒素および酸素を含んでいます．1970年代後半に余剰麻酔ガスが手術室勤務者に悪影響を与え，健康上の危険性が報告されたことによって，麻酔ガス排除システムが広く手術室に普及されるようになっています．このとき，手術室内での麻酔薬の汚染は，流産，肝障害，腎障害，子の先天異常のリスクが高いという報告がなされています．また，1999年には米国麻酔科学会により，麻酔を施行するすべての場所に余剰麻酔ガス排除システムを備え，余剰麻酔ガスは室外へ排出するように勧告されています．さらに，麻酔ガス濃度を測定するために使用される麻酔ガスモニタは，微量ではありますが実際のガスをサンプリングして測定しているため，その排気ガスも麻酔ガス排除システムに接続することが望ましいです．

B 麻酔ガス排除システムの仕組み（図1）

1．麻酔器ガス収集部分
　患者から呼出された余剰麻酔ガスは，主に麻酔器のAPL弁と人工呼吸回路から排出されます．

2．余剰麻酔ガス排除ホース
　中央配管設備の麻酔ガス排除システムへガスを導くホースです．

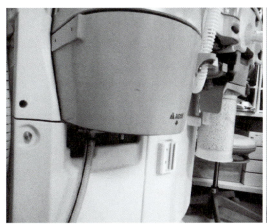
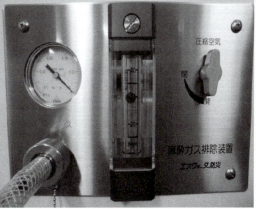

図1　麻酔ガス排除システム

3．麻酔ガス排除システム

　中央配管設備である麻酔ガス排除システムは主に以下の2方式があります．それぞれの方式とも最終的に大気中に排出しています．大気汚染の観点から，吸入麻酔薬，特に亜酸化窒素はオゾン層破壊作用など，地球温暖化の温室効果ガス物質ではありますが，産業・工業の排出ガスと比較して少量のため法的な規制や制度はないのが現状です．

(1) 治療用空気を使用し陰圧を作り出す方式

　治療用空気コンプレッサから発生する治療用空気を使用しベンチュリ方式で微吸引圧力と吸引流量を発生させ排出します．

(2) ブロワポンプにより吸引する方式

　専用のダイヤフラムポンプを使用します．運転時の音を考慮し，手術室外に設置することが望ましいです．

- 麻酔ガス排除システムは手術室勤務者の労働環境を守るために必要です．
- 麻酔ガス排除システム稼働時は壁取付式配管端末器の開閉コックを必ず開けているか確認しましょう．

V

医療ガス

Q152 医療ガス配管端末器の供給圧や供給流量はどの程度ですか

A JIS T 7101「医療ガス配管設備」

医療ガスは医薬品医療機器等法（旧薬事法）に規定されるガス性医薬品であり，酸素，亜酸化窒素（笑気），治療用空気，窒素，二酸化炭素，ヘリウム，酸化エチレンなどがあります．この医療ガスの供給設備に関する構造，設計，検査などの最低基準は，JIS T 7101「医療ガス配管設備」で規定されています．

B 供給圧や供給流量

医療ガスの送気配管設備では，標準圧力の範囲内で標準最大流量を配管端末器（アウトレット）まで供給するように送気配管内圧力を維持制御しています（表1）．手術機器駆動用の窒素と治療用空気以外の医療ガスの標準送気圧力は，すべて 400±40 kPa に設定されています．ただし，酸素は静止圧状態において，治療用空気，亜酸化窒素または二酸化炭素よりも 30 kPa 程度高くして，ガス系に短絡などの異常のある医療機器を介しての酸素配管への異種ガスの逆流混入による低酸素の危険性を防止しています．

表1 医療ガス配管設備の送気圧と最大流量

	酸素	亜酸化窒素	治療用空気	吸引	二酸化炭素	手術機器駆動用窒素	手術機器駆動用空気	非治療用空気	余剰麻酔ガス排除
標準送気圧力（kPa）	400±40	400±40	400±40	−40〜−70	400±40	900±135	900±135	300±30	—
配管端末器最大流量（NL/分）	≧60	≧40	≧60	≧40	≧40	≧350	≧350	—	≧30

NL/分は1気圧0℃でのガス量．
（JIS T 7101-2014「医療ガス配管設備」，p13，表1-医療ガス配管設備諸元素を参考に著者作成）

- 酸素の供給圧は 400±40 kPa です．ただし，酸素の供給圧が他のガスよりも高く設定されています．

医療ガスに関連する警報装置を教えてください

　医療ガス供給に関する異常（ガスの未補充，装置の異常や圧力の異常な低下など）の際には，関連職員に知らせる可視と可聴による4つの異なる警報区分（運転警報，緊急運転警報，緊急臨床警報，情報信号）があります．この警報区分のうち，臨床現場に設置されている警報装置から発する警報は「緊急臨床警報」です．

　この緊急臨床警報は，標準送気圧力からのずれが±20％を超えたときや，また吸引では送気圧力が－34 kPa以上に上昇したことを示しており，設備管理関係者や医療従事者の緊急対応が必要な場合に発生します．この警報は可視可聴信号で，色は赤色で点滅表示になります．この警報が発生した場合には，人工呼吸管理中の場合はバッグバルブマスクやジャクソンリース回路での換気の維持，酸素療法中の場合は酸素ボンベからの酸素投与に変更するなど迅速な対応が必要です．

- 臨床現場での警報（緊急臨床警報）発生時は迅速な対応が重要です．

配管端末器のピン方式について教えてください

　配管端末器（アウトレット）のガス取り出し口や配管のソケットの接続部では，異なる種類のガス，異なる圧力または異なる用途間での誤接続を防止するためにガス別特定コネクタ（一対のソケットとアダプタプラグ）が使用されます．このガス別特定コネクタの中で，配管端末器にはピン方式が多くの施設で使用されています．

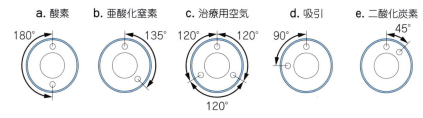

図1　ピン方式ソケットの挿し込み方向からみたピン穴配置角度

医療ガスは配管端末器（ソケット）の中央の口から供給されますが，その周囲に2ないし3の小さな孔があります．医療ガスの種類により，この小さな孔の数と配列角度を規定しているために，異なっているアダプタプラグが誤接続できないような構造になっています（図1）．その他には，シュレーダ方式，DISS，NIST，カプラ方式などがあります．

DISS：diameter-index safety system connector. ガス種別ごとに異なる直径のはめ合いになっている接続具のこと．

NIST：non-interchangable screw-threaded connector. ガス種別ごとに異なる直径および左ねじ，または右ねじのはめ合いになっている接続具のこと．

- 配管端末器には誤接続防止のためにガス別特定コネクタが採用されています．

Q155 医療ガス配管の識別色を教えてください

医療ガス配管（送気配管）は，医療ガス供給源から遮断弁を経て，末端にある配管端末器まで医療ガスを供給するための配管のことです．この配管は敷設時や増設工事の際の他の配管との誤接続を防止するために，配管の表面にはガス名や識別色で表示することがJIS T 7101「医療ガス配管設備」で規定されています（表1）．ただし，高圧容器（ボンベ）もガス別に塗色区分がありますが，同種のガスでも配管の識別色とボンベの塗色が異なっていますから，それぞれを取り扱う際には十分注意をしてください．酸素ボンベの取り扱いについてはQ108，ボンベの塗色についてはQ156を参照してください．

表1　配管の識別色と表示

ガスの種類	識別色	ガス名	記号
酸素	緑	酸素	O_2
亜酸化窒素	青	笑気	N_2O
治療用空気	黄	空気	AIR
吸引	黒	吸引	VAC
二酸化炭素	橙	炭酸ガス	CO_2
窒素	灰	窒素	N_2
駆動用空気	褐	駆動空気	STA
非治療用空気	うす黄	非治療用空気	LA
麻酔ガス排除	マゼンタ	排ガス	AGS

269

- 医療ガス配管はガスの種別によって色分けされています.
- 医療ガス配管の色とボンベの色は異なります.

Q156 ボンベの塗色区分と検査について教えてください

A ボンベの塗色区分

ボンベの色表示は高圧ガス保安法の関連法規である「容器保安規則」によって, 充填する高圧ガスの種類に応じた塗色がされ, ボンベ外面のみやすい箇所でボンベの表面積の1/2以上について塗色が行われています (表1). しかし, ボンベの塗色区分は国によって異なるので取り扱う際には十分注意が必要です. 可燃性ガスまたは毒性ガスの場合は, その性質を示す文字 (「燃」または「毒」) が明示されています.

B ボンベの検査

複合ボンベは3年, その他のボンベは5年ごとに再検査 (耐圧試験) を受け, これに合格したものでなければ再度高圧ガスを充填することができません. また, その容器に装置されている附属品 (バルブ, 安全弁など) についても同様です. 長期間未使用のボンベがある場合は, ボンベ供給会社へ返却し検査を受ける必要があります.

表1 高圧ガス容器の塗色区分

ガスの種類	塗色の区分
酸素	黒色
水素	赤色
液化二酸化炭素	緑色
液化アンモニア	白色
液化塩素	黄色
アセチレン	褐色
その他のガス	ねずみ色

- 酸素ボンベの塗色は「黒」です.
- 酸素ボンベも定期点検が必要です.

医療ガス安全管理委員会について教えてください

　病院および診療所での医療ガス設備や医療ガスの使用に関する安全管理のために，平成29年9月6日に厚生労働省医政局長通知（医政発0906第3号）として，「医療ガスの安全管理について」が出されました．この通知では，「医療ガス安全管理委員会」の設置と業務内容，「医療ガス設備の保守点検指針」，「医療ガス設備の工事施工管理指針」，「医療ガスに係る安全管理のための職員研修指針」，「医療ガスボンベの保安管理に関する留意点」について指導しています．この通知により，昭和63年7月15日に通知があった「診療の用に供するガス設備の保安管理について」（健政発第410号）は廃止されました．

A 医療ガス安全管理委員会の内容

1．委員会の目的および委員の構成

　委員会は，病院や有床診療所での医療ガスに係る安全管理を図り，患者の安全確保を目的としています．この委員会は，原則として医師または歯科医師，薬剤師，看護師，臨床工学技士，医療ガス設備の管理業務に従事する職員，および麻酔・集中治療室（ICU）などの担当麻酔科医（常勤の場合）などから構成されます．委員長は，病院などにおける医療安全管理についての知識を有し，医療ガスに関する知識と技術を有する者と規定されています．

2．業務など

　委員会は，医療ガスに係る安全確保について周知徹底を図り，危害を防止するために以下の項目に関する業務を行います．
　①工事の施工管理業務を行う実施責任者の選任（委員に含める）
　②構成員名簿の設置
　③委員会の開催（年1回定期的に，および必要に応じて適宜開催）
　④実施責任者の保守点検業務の実施と保守点検業務記録の作成（2年間保存）
　⑤工事等の旨周知徹底と「医療ガス設備の工事施工監理指針」に基づく確認
　⑥「医療ガスに係る安全管理のための職員研修指針」に基づく知識の普及と啓発
　⑦その他，医療ガスに係る安全管理に関する事項　など

- 各医療機関には医療ガスに関する安全確保を目的とした「医療ガス安全管理委員会」が必ず存在します．

索　引

記号・数字

%VC（％肺活量）　5
100％酸素　27
1回換気量　5, 63, 71, 78, 82
1秒率　5
1秒量　5

和文

ア

アウトレット　266, 267
アシストコントロール　61
アシデミア　21
アシドーシス　21
圧外傷　145
圧規定（換気）　63, 124
圧支持換気　67
圧トリガ　48
圧-量曲線　126
圧力調整器　200, 247
アニオンギャップ　21
アラーム　58
　――設定の目安　82
　回路内圧下限――　83
　回路内圧上限――　83
　ガス供給――　59
　換気回数――　59
　換気量――　59, 82
　気道内圧――　58
　呼吸回数上限――　83
　電源――　59
　無呼吸――　83
アルカレミア　21
アルカローシス　21
安全　247
安全機構　252
安全弁　206, 219

イ

異常警報　219
医療ガス　266, 267
　――設備　270
　――の安全管理　270
医療ガス配管　268
　――設備　59, 198, 266
　――端末器　266
　――の識別色　268

ウ

ウィーニング　108
植込み型除細動器　218
ウォータトラップ　39, 57
運動療法　94

エ

エアロゾル　230, 231
液体酸素供給装置　222
塩基　20
炎症性肺傷害　145

オ

温湿度制御　215

カ

加圧時間　210
加圧治療装置　205
外観点検　169, 242
外呼吸　3
回路内コンプライアンス　128
回路内定常流方式　50
回路内の温度　84
回路内の湿度　84
加温加湿異常　137
加温加湿器　39, 50, 52, 54
　――設定　84
拡散　7
　――障害　8
加湿チャンバ　57
加湿不良　151
加湿量　55
加湿療法　230
ガス運搬　24
ガス供給部　247
ガス交換　33
　――の仕組み　7
片肺換気　151
カテーテルマウント　57
カニューラ　195
カフ　104
カフ圧　104
　――計　105
　――の管理　104
カプノグラム　90
カプノメータ　89
　――の原理　89
　――の構造　89
換気　3, 10, 33
　――の仕組み　3
　――のメカニズム　3

換気回数　78
　――アラーム　59
換気血流比　10, 45
換気血流分布　45
換気条件　42, 76
換気制御　215
換気不均等の是正　104
換気方式　61
換気モード　61, 73
換気力学　116, 123
換気量　79
　――アラーム　59, 82
　――異常　136
　――下限　136
　――曲線　123, 125
　――上限　137

キ

気圧障害　212
気化器　249, 254
　――の原理　254
　――の構造　255
気管吸引　153
　――の注意点　155
　――の適応　153
　――の方法　154
気管支拡張薬　235
気管支透亮像　28
気管支の拡張　230
気管切開　44, 152
　――の合併症　153
　――の適応　152
気管切開下陽圧換気　112
気管挿管　44
　――に伴う合併症　150
気管チューブ　104, 106
気胸　95
気道抵抗　15, 121, 122
　――値　117
気道内圧　41, 78, 118, 122
　――アラーム　58
　――異常　134
　――下限　135
　――曲線　123, 124
　――上限　134
　――開放換気　69
気道内陽圧換気法　33, 40
気道内陽圧装置　4
機能的残気量　6
機能点検　170
吸気　3
　――時間　78

272 索 引

吸気呼気比逆転換気　70
吸気終末休止　65, 103
　　──の効果　103
吸気相陽圧　68
吸気努力の検知　48
吸気フィルタ　167
吸気弁　249
救急蘇生　246
給湿方法　232
給湿療法　230
吸収性無気肺　26, 188
急性換気不全　13, 75
　　──の切迫状態　13, 75
急性呼吸促迫症候群　11, 29, 58,
　145, 147, 178
急性呼吸不全　80
吸着型　224
吸入酸素濃度　9, 47
吸入療法　230
　　──装置　237
　　──で使用される薬剤　234
　　──の目的　230
胸郭外陰圧法　33, 39
供給圧力計　248
胸腔内圧　41, 43, 118
胸腔内陰圧　15
胸部X線像の見方　27
去痰の促進　230
去痰薬　235
筋萎縮性側索硬化症　112
緊急遮断弁　214
緊急臨床警報　267
筋ジストロフィー　112

ク

空気感染防止策　143
駆動系のトラブル　130
グラフィック波形　123
グラフィックモニタ　123, 126
クロージングボリューム　6

ケ

経皮的ガス分圧モニタ　91
　　──の原理　92
　　──の構造　92
　　──の注意点　92
経鼻補助換気　158
警報装置　267
警報点検　242
ゲージ圧　209
血液ガス分析　16
血流　10
減圧時間　210

コ

高圧ガス　240
恒圧式　185
抗アレルギー薬　235
高気圧酸素治療　183, 202
　　──の安全基準　208
拘束性換気障害　5, 78
喉頭障害　150
高度慢性呼吸不全　221
高二酸化炭素血症　26
高二酸化炭素性呼吸不全　75
高濃度酸素による合併症　26
高頻度換気　71
高頻度振動換気　58, 148
高流量システム　191, 195
高レベル消毒　174
呼気　3
呼気終末二酸化炭素分圧　257
呼気終末陽圧　44, 49, 62, 64, 80, 97,
　101
　　──の効果　101
　　──の弊害　102
呼気相陽圧　68
　　──の効果　101, 102
呼気フィルタ　168
呼気弁　249
呼吸　3
　　外──　3
　　──状態　15
　　正常な──　15
　　内──　3
　　──の目的　2, 33
　　──パターン　15
呼吸回数　3, 15, 71, 76, 79
　　──上限アラーム　83
呼吸回路　38, 250
　　──内損失分　129
　　──の交換　175
　　──の特徴　57
　　──フィルタ　57
呼吸器系への影響　44
呼吸仕事量の軽減　34
呼吸同期式デマンドバルブ　223
呼吸同調装置　223
呼吸バッグ　250
呼吸不全　11, 14
　　──の定義　12
呼吸補助　246
呼吸療法サポートチーム　140
　　──の目的　140
誤作動防止装置　253
誤注入防止機構　253
混合静脈血酸素飽和度　12
混合性換気障害　5

コ

コンスタントフロー方式　50
コンダクタンス　121
コンプライアンス　117, 118
　　静的──　119
　　動的──　119
　　肺胸郭──　118
コンプレッション・ボリューム
　129

サ

サーファクタント　160
細菌フィルタ　250
在宅酸素療法　181, 221
　　──の保険適用基準　221
在宅人工呼吸療法　111
　　──の社会制度　112
　　──の種類　111
　　──の注意点　114
　　──の適応　112
サイドストリーム方式　89
作動点検　170, 242
酸　20
酸塩基平衡　20, 46
残気量　6
機能的残気量　6
酸素　2, 8
　　──の運搬　24
酸素化　77, 97
　　──障害の改善　34
　　──の改善　103
　　──ヘモグロビン　87
酸素解離曲線　23, 46
酸素加湿システム　197
酸素含量　18
酸素供給　247
酸素供給圧警報　252
酸素供給装置　222
酸素供給量　12, 19
酸素欠乏　252
酸素消費量　12, 19
酸素中毒　47, 212
　　──症　212
酸素毒性　26, 77, 187
酸素濃縮器　222
　　──の原理　224
　　──の点検　226
　　──のトラブル対策　226
酸素濃度計　253
酸素濃度調節　46, 194
　　──器　38
　　──機構　47
酸素フラッシュ　249, 256
酸素ブレンダ　38, 47
酸素分圧　92
酸素飽和度　86

酸素ボンベ　223, 227
酸素流量計　185, 252
酸素療法　182
　　——の合併症　187
　　——の適応　181
　　——の方法　182
　　——の目的　181
酸素療法用機器　195

シ

ジェットネブライザ　230, 232, 237
耳下腺炎　152
始業点検　258
死腔換気　100
事故抜管　151
自己抜管　151
持続気道陽圧　61, 65
　　——モード　73
耳痛　212
自動カフ圧調整器　105
自発覚醒トライアル　110
自発呼吸　41
自発呼吸トライアル　93, 108
ジャクソンリース回路　138, 140
重症酸素化障害　13, 75
手動換気時の注意点　139
受動的加温加湿器　52
循環系への影響　43
循環方式　251
循環抑制　43
上気道閉塞　150
消毒　174, 213, 242
小児用の人工呼吸器　57
消費電流　172
静脈還流　43
自律神経の安定化　246
シルエットサイン陽性　28
神経筋疾患　112
人工呼吸　13, 42
　　——管理中の感染防止策　143
　　——の適応　13
人工呼吸関連肺炎予防バンドル
　　108, 144
人工呼吸器　3, 33, 106
　　——からの送気の方式　35
　　——装着時の注意点　93
　　——装着中の観察のポイント　95
　　——との同調性　124
　　——の基本構成　37
　　——の原理　33
　　——の使用環境　36
　　——の使用目的　34
　　——の初期設定　78
　　——の選択　80
　　——の動作原理　39

　　——のトラブルと対処法　130
　　——の用途別分類　35
人工呼吸器関連肺炎　144, 151
人工呼吸器関連肺傷害　146, 147
人工呼吸器離脱に関する3学会合同
　　プロトコル　108
人工呼吸療法　33, 59
　　——の開始基準　75
　　——の適応　75
人工鼻　39, 52, 55, 167
　　——フィルタ　250
新生児期の nasal CPAP　160
新生児遷延性肺高血圧症　58
腎臓　20
　　——機能　43
　　——と肺の関係　20
心拍出量　12
診療報酬　203

ス

水素イオン　20
睡眠時無呼吸症候群　158
スパイロメトリー　5
すりガラス陰影　28

セ

正常な呼吸　15
生体計測装置　207
生体情報モニタ　37
静的コンプライアンス　119
脊髄後側彎症　112
接触感染防止策　143
接触電流　171
絶対気圧　209
絶対湿度　50, 53, 84
接地線抵抗　172
接地漏れ電流　172
セミクリティカル器材　174
全肺気量　5
せん妄　94

ソ

早期離床　94
操作ミス　132
相対湿度　50, 53, 84
蘇生用具　37

タ

第1種治療装置　206, 215, 217
第2種治療装置　207, 215, 216, 217
　　——の消火設備　216
体位変換　106
体外式膜型人工肺　99
大気圧式　185
ダイヤル式流量計　185

多臓器障害　30
脱酸素化ヘモグロビン　87
弾性収縮力　118
弾性抵抗　116, 118

チ

チアノーゼ型先天性心疾患　222
中レベル消毒　174
チューブ位置不適切　95
チューブ閉塞　95
超音波ネブライザ　230, 233, 237,
　　242
調節機械換気　48, 61
鎮痛　246

ツ

通話装置　207

テ

低圧酸素療法　182, 190
定期点検　168
　　——に必要な測定器　172
低酸素血症　9, 11, 178, 181, 252
　　——の機序　178
　　——の評価方法　178
低酸素性呼吸不全　76
低酸素性肺血管収縮　27
低酸素防止装置　252
定常流　58
停電　226
低流量システム　190
定量吸入器　230, 233, 238, 240
デブリーフィング　107
デマンドバルブ方式　50
デマンドフロー　58
デリクルートメント　149
電気設備　59
電源アラーム　59

ト

透過性亢進型肺水腫　30
同期式間欠的強制換気　50, 61, 66
動的コンプライアンス　119
動脈血酸素含量　12
動脈血酸素分圧　8, 12, 17
動脈血酸素飽和度　12, 18
動脈血二酸化炭素分圧　3, 18, 76, 99
　　——の目標値　99
動脈血溶解酸素濃度　214
ドライパウダー吸入器　230, 234,
　　238
トリガ　48
トリガウインドウ　61
努力肺活量　5

ナ

内呼吸　3

ニ

二酸化炭素　2, 8
　　——産生量　18
　　——除去　247
　　——の運搬　25
　　——分圧　92
二酸化炭素吸収剤　250
　　——の効果　257
　　——の交換　257
　　——の成分　257
二酸化炭素吸収装置　250
二相性陽圧換気　68
日常点検　163

ネ

ネブライザ　39
　　ジェット——　237
　　超音波——　237
　　メッシュ式——　238
粘性抵抗　116
粘膜の線毛運動　45

ノ

脳灌流圧　43
能動的加温加湿器　52
ノンクリティカル器材　174

ハ

バイアスフロー　171
肺活量　5
　　%——　5
　　努力——　5
配管端末器　267
肺気腫　11
肺胸郭コンプライアンス　15, 118
肺気量分画　5
肺結核後後遺症　112
肺血栓塞栓症　11
肺血流量　10
肺高血圧症　222
肺サーファクタント　7
肺損傷　144
肺内パーカッションベンチレータ
　　161
肺内パーカッション療法　160
肺の換気モデル　116
ハイフローセラピー　184
肺胞　7
　　——換気量　10, 18, 34
肺胞気酸素分圧　8
肺胞気-動脈血酸素分圧較差　9, 178

肺胞気二酸化炭素分圧　34
肺保護戦略　146, 150
肺容量　5
肺リクルートメント法　149
バクテリアフィルタ　39, 250
橋渡しの治療　14
バッグバルブマスク　134, 138, 139,
　　258
鼻カニューラ　182, 184, 190, 198
パルスオキシメータ　86
　　——の原理　86
　　——の構造　87
半閉鎖式回路　257
半閉鎖方式　251

ヒ

ピーク流量　79
ヒータワイヤ　85
鼻カニューラ　182, 184, 190, 198
光の透過度　88, 89
非再呼吸式　41
非侵襲的陽圧換気　36, 71, 73, 81,
　　111
非同調　155
　　——の原因　156
　　——の対処方法　156
皮膚トラブル　87
びまん性肺胞傷害　30
標準圧力　266
標準最大流量　266
標準予防策　143
ピン方式　267

フ

フィルタ交換　167
副腎皮質ステロイド　235
プラトー圧　79
ブリーフィング　107
ブリッジ　14
フロート式流量計　185
フローボリューム曲線　5
分時換気量　82
分時肺胞換気量　34
　　——の維持　34
分離肺換気　70

ヘ

平均気道内圧　97
閉鎖方式　251
閉塞性換気障害　5, 77
ベースフロー　171
ペースメーカ　217
ヘモグロビン　87
　　酸素化——　87
　　脱酸素化——　87

ベルヌーイの定理　232
ベルリン定義　30
ベンチュリ効果　193
ベンチュリマスク　193, 198

ホ

飽和水蒸気量　53
ホースアセンブリ　247
補助換気　48
ボンベ　269
　　——の検査　269
　　——の塗色　198, 269
　　——の保管方法　198

マ

膜型　224
摩擦抵抗　116
麻酔ガス排除システム
　　——の仕組み　263
　　——の必要性　263
麻酔ガスモニタ　263
麻酔器　246
　　——の構造　247
　　——の日常点検　258
麻酔呼吸回路部　249
マスク　72, 182, 190, 195, 214
末梢気道閉塞　31
マルチパラメータ測定器　173
慢性呼吸不全　81
慢性心不全　222
慢性閉塞性肺疾患　30, 112

ミ

耳抜き　213

ム

無気肺性肺傷害　145
無呼吸　13, 75
　　——アラーム　83

メ

メインストリーム方式　89
滅菌　174
メッシュ式ネブライザ　238
メディカルロック　214

モ

モード　78

ヤ

薬剤吸入療法　230

ユ

融合像　28
輸血関連急性肺障害　29

ヨ

陽圧換気　39, 42, 44
　　——の利点　45
用手式人工呼吸器　134
余剰ガス排除装置　250

リ

リークテスト　261
リクルートメント　149
リザーバシステム　192
リザーバ付き酸素マスク　192, 196
流入波形　79
流量-換気量曲線　128
流量曲線　123, 125
流量センサ　38
流量調整器　248
流量トリガ　48
量外傷　145
量規定（換気）　63, 65, 124

ル

ループ波形　126

レ

連動ギア方式　252

欧文

A

A–aDO$_2$　9, 178
ABCDE バンドル　93
above PEEP　49
absolute humidity（AH）　53
acute respiratory distress syndrome（ARDS）　11, 29, 58, 145, 147, 178
adjustable pressure limiting（APL）弁　249, 256
air bronchogram　28
airway pressure release ventilation（APRV）　69, 148
ALS　112
assist/control（A/C）　61

B

bilevel positive airway pressure（BIPAP）　68
bioenergics　2

C

CaO$_2$　12, 18
chronic obstructive pulmonary disease（COPD）　30, 112
closing volume（CV）　6
CO　12, 25
CO$_2$ナルコーシス　26, 188
conductance　121
Confusion Assessment Method for the Intensive Care Unit（CAM-ICU）　94
consolidation　28
continuous positive airway pressure（CPAP）　61, 65
　　——モード　73
controlled mechanical ventilation（CMV）　48, 61

D

differential lung ventilation（DLV）　70
diffuse alveolar damage（DAD）　30
$\dot{D}O_2$　12, 19, 25
DOPE アプローチ　95
dry powder inhaler（DPI）　230, 234, 238

E

end inspiratory pause（EIP）　65, 103
　　——の効果　103

ETCO$_2$　90
expiratory positive airway pressure（EPAP）　68
extracorporeal membrane oxygenation（ECMO）　99, 148

F

FEV$_1$　5
FEV$_1$%　5
FIO$_2$　9, 47, 80, 97, 190
flow generator　35
FRC　6
FVC　5

H

H$^+$　20
Hb　25
HCO$_3^-$　20
heat and moisture exchanger（HME）　39, 52, 55, 167
Henderson-Hasselbalch の式　20
high frequency oscillation（HFO）　58, 148
high frequency ventilation（HFV）　71
home mechanical ventilation（HMV）　111
　　——の社会制度　112
　　——の種類　111
　　——の注意点　114
　　——の適応　112
home oxygen therapy（HOT）　181, 221
　　——の保険適用基準　221
hyperbalic oxygen therapy（HBO）　183, 202
　　——の安全基準　208
hypoxic pulmonary vasoconstriction（HPV）　27

I

ICD　218
inspiratory positive airway pressure（IPAP）　68
intrapulmonary percussive ventilator（IPV）　161
inversed ratio ventilation（IRV）　70

L

lower inflection point　147

M

metered dose inhaler（MDI）　230, 233, 238, 240

multiple organ dysfunction syndo-
　rome（MODS）　30

N

nasal CPAP　158
　新生児期の——　160
negative extra thoracic pressure
　ventilation（NETPV）　33, 39
noninvasive positive pressure
　ventilation（NPPV）　36, 71, 73,
　81, 111

O

ON/OFF 法　108

P

P_{50}　23
$PaCO_2$　3, 18, 76, 99
　——の目標値　99
PAO_2　8
PaO_2　8, 12, 17, 23, 97, 181
　——の目標値　97
patient trigger ventilation（PTV）
　48
pH　20
　——正常化　76
positive airway pressure ventilation
　（PAPV）　33, 40

positive end expiratory pressure
　（PEEP）　44, 49, 62, 64, 80, 97, 101
　——の効果　101
　——の弊害　102
pressure generator　35
pressure support ventilation（PSV）
　63, 67

R

relative humidity（RH）　53
residual volume（RV）　6
respiratory support team（RST）
　140
　——の目的　140

S

S/T モード　73
SaO_2　12, 18, 23, 25, 181
SpO_2　86, 87
spontaneous awakening trial（SAT）
　110
spontaneous breathing trial（SBT）
　93, 108
spontaneous（S）モード　73
$S\bar{v}O_2$　12, 19
synchronized intermittent manda-
　tory ventilation（SIMV）　50, 61,
　66
S 状曲線　23

T

timed（T）モード　73
$tcCO_2$　92
tcO_2　92
total lung capacity（TLC）　5
tracheostomy positive pressure ven-
　tilation（TPPV）　112
transfusion-related acute lung
　injury（TRALI）　29
TV　5

U

upper inflection point　147

V

VC　5
　%——　5
ventilator associated lung injury
　（VALI）　147
ventilator associated pneumonia
　（VAP）　144, 151
　——バンドル　108, 144
ventilator induced lung injury
　（VILI）　146
$\dot{V}O_2$　12, 19

Y

Y ピース　39

新 ME 早わかり Q & A

3. 呼吸療法装置

2018 年 10 月 5 日　発行	編集者 「新 ME 早わかり Q&A」編集委員会
	発行者 小立鉦彦
	発行所 株式会社 南 江 堂
	〒113-8410 東京都文京区本郷三丁目 42 番 6 号
	☎ (出版) 03-3811-7236 (営業) 03-3811-7239
	ホームページ http://www.nankodo.co.jp/
	印刷 三報社印刷／製本 ブックアート
	装丁 アートライン

New Medical Engineering Q & A —3.　Respiratory Therapeutic Apparatus
© Nankodo Co., Ltd., 2018

定価は表紙に表示してあります.　　　　　　　　　　　　Printed and Bound in Japan
落丁・乱丁の場合はお取り替えいたします.　　　　　　　ISBN978-4-524-26691-3
ご意見・お問い合わせはホームページまでお寄せください.

本書の無断複写を禁じます.

JCOPY 〈(社) 出版者著作権管理機構 委託出版物〉

本書の無断複写は,著作権法上での例外を除き,禁じられています.複写される場合は,そのつど事前に,
(社)出版者著作権管理機構(TEL 03-3513-6969,FAX 03-3513-6979,e-mail: info@jcopy.or.jp)の
許諾を得てください.

本書をスキャン,デジタルデータ化するなどの複製を無許諾で行う行為は,著作権法上での限られた例外
(「私的使用のための複製」など) を除き禁じられています.大学,病院,企業などにおいて,内部的に業
務上使用する目的で上記の行為を行うことは私的使用には該当せず違法です.また私的使用のためであっ
ても,代行業者等の第三者に依頼して上記の行為を行うことは違法です.

〈関連図書のご案内〉

新ME早わかりQ&A 1 血液浄化装置

編集 「新ME早わかりQ&A」編集委員会
編集担当 峰島 三千男

各種血液浄化法について，その原理・構成から取扱い・保守管理の実際までを 190 の Q&A にまとめた．

主要目次

I．血液透析
1．原理・基礎
2．システムの構成要素
3．治療の実際
4．トラブルシューティング
5．適正透析

II．血液透析濾過・血液濾過
III．腹膜透析
IV．持続的血液浄化法
V．アフェレシス療法
1．吸着療法
2．血漿交換療法
3．腹水濾過・濃縮再静注法

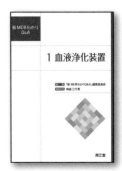

■B5 判・434 頁　2015.12．定価（本体 4,800 円＋税）　ISBN978-4-524-26693-7

新ME早わかりQ&A 2 人工心肺・補助循環装置

編集 「新ME早わかりQ&A」編集委員会
編集担当 見目 恭一

年々高度な進歩を重ねる人工心肺・補助循環装置について，原理・構成から操作・トラブル対処法・保守管理の実際までを 143 の Q&A にまとめた

主要目次

I．人工心肺
1．人工心肺とは
2．血液ポンプ
3．人工肺
4．貯血槽，動脈フィルタ，熱交換器，限外濾過器
5．人工心肺回路と生体との接続法
6．人工心肺とモニタリング
　人工心肺側モニタリング／生体側モニタリング
7．循環動態
8．体外循環の病態生理
9．心筋保護
10．人工心肺操作の実際
11．特殊体外循環
12．人工心肺の安全管理

II．補助循環
1．IABP
2．PCPS
3．V.A バイパス，ECMO
4．VAD

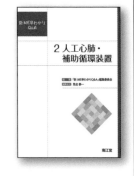

■B5 判・314 頁　2017.6．定価（本体 4,200 円＋税）　ISBN978-4-524-26692-0

MEの基礎知識と安全管理（改訂第6版）
● 監修　日本生体医工学会 ME 技術教育委員会
● 編集　ME 技術講習会テキスト編集委員会

■B5 判・524 頁　2014.4．ISBN978-4-524-26959-4　定価（本体 5,800 円＋税）

ME機器保守管理マニュアル
臨床工学技士の業務を中心として（改訂第3版）
● 監修　（財）医療機器センター
● 編集　渡辺 敏・小野哲章・峰島三千男

■B5 判・422 頁　2009.7．ISBN978-4-524-24208-5　定価（本体 4,200 円＋税）

CE技術シリーズ 呼吸療法
● 編集　渡辺 敏・宮川哲夫

機器の原理や起こりやすいトラブルなどを紹介．

■B5 判・330 頁　2005.6．ISBN978-4-524-22405-0　定価（本体 5,200 円＋税）

CE技術シリーズ 人工心肺
● 編集　四津良平・平林則行

病態生理や人工心肺機器の扱い方など，臨床現場で求められる知識を網羅．

■B5 判・290 頁　2015.10．ISBN978-4-524-22407-4　定価（本体 5,300 円＋税）